지체 부자유 동작법

지체 부자유 동작법

나루세 고사쿠 편 | 이근희 옮김

도서출판 대학서림

講座・臨床動作学 ②

肢體不自由動作法

成瀬悟策 編

学苑社

■ 머리말

강좌・임상동작학의 제2권은 지체 부자유 동작법이다. 「지체 부자유」라고 하는 말은 본문에 소개되어 있는 바와 같이 뇌성마비 환자의 문제점을 말로 표현하기 위한 타카키 켄지 씨의 고심에서 태어난 걸작이다. 신체를 움직일 수 없다면 확실하게 「불능」이라던가 「부동」이라고 하면 좋겠지만 실제로는 전혀 움직이지 않는 것은 아니다. 또 지체의 어떤 부위가 갖추어지지 않거나 결여되어 있거나 하는가 하면 그것도 아니다. 단지 몸을 능숙하게 움직일 수 없어서 당사자에게 있어서는 분명 부자유스럽기는 하지만, 그것을 타인에게 부자유라는 등의 소리를 들을 이유는 없다. 전적으로 당사자 자신의 마음을 표현하는 것으로서 명명된 것이다. 의학이나 의료의 분야에서는 의사의 입장에서 바라본 명칭이 일반적이기 때문에 이런 틀에서 벗어난 용어가 쓰였다는 것은 타카키 씨의 인품이 반영된 측면이 큰 것은 틀림없지만, 그와 동시에 이것이 종래의 생리학이나 의료만으로는 감당할 수 없는 지극히 특이한 장애를 지니고 있다는 것을 알아차리셨기 때문일 것이다. 만약 살아계실 적에 직접 만나 뵐 수 있는 기회가 있었더라면, 거기에 심리적인 요인이 크다는 것을 차분히 교시해 주시지 않았을까 하며 지금에서야 아쉬워한다.

뇌성마비 환자의 부자유의 원인은 뇌에 있어서의 병변이다. 이 병변은 유전 등에 의한 생득적인 것이 아니라 생후 4주간 정도 동안에 어떠한 원인에 의해 발생한 것이라 여겨진다. 설령 뇌에 병변이 있다고 하여도 지체를 움직이는 근육・골격계와 그것을 움직이는 신경계에는 이렇다 할 결손은 없다. 실제로 강렬한 긴장이나 움직임을 보이고 있기 때문에 몸 그 자체가 움직이지 않기는커녕 너무 과도하게 움직이는 것이 실체이다. 그것을 어찌 잘못 보았는지 이 사람들의 신체는 움직이지 않는다고 치부하여 그것을 전제로 대책을 생각했던 점에 종래의 기본적인 오류가 있었다. 당사자의 의사와는 관계없이 일어나는 신경·근육계의 기능에 있어서의 반사운동의 결과라고 해서, 종래에는 이 반사를 억제하기 위한 생리적인 기능 훈련이 제창되어 왔다. 이에 대해, 신생아기에 활발하게 일어나는 원시반사운동은 물론이고 슬개건 반사와 같은 이른바 반사운동마저도 그것이 뇌·신경계를 활동하게 만드는 당사자 자신의 주체적인 의사에 의해 억제되거나 강화되거나 한다는 것이 우리들의 동료에 의한 몇몇 실험에 의해 검증되었다. 더구나 이러한 긴장이나 운동은 설령 주체의 의사에 의한 것이라고는 해도 당사자가 의식하고 있는 경우와 의식되지 않고 있는 상태인 경우가 있으며 대부분은 의식되지 않은 채로, 게다가 당사자 자신이 스스로 그와 같이 잘못된 노력을 하고 있다는 것도 알게 되었다. 또 이른바 신전반사에서 볼 수 있는 비활성적인 부당(不当) 긴장을 보이는 강직형(rigid) 근전도인 아이가 이완이 진행됨에 따라서 활성적인 경직형(spastic) 부당 긴장으로 변하고, 그것이 점점 작아져 미약하게 되어 결국에는 반사적인 근활동이 완전히 없어져서 부당 긴장이 사라진다는 사실로부터 이 뇌·신경활동의 방식이 기계적인 것이 아니라 주체에 의한 버튼을 누르는 방법의 변화, 즉 자기 스스로 자신의 긴장을 이완시키는 등의 주체의 자기활동의 양식 변화에 의한 것이 해명되기에 이르렀다.

이러한 실험적인 연구의 축적에 의해 뇌성마비라 불리는 이 아이들의 지체 부자유의 본질이 점점 명확해져 왔다. 즉, 이 아이들의 지체는 움직이지 않는 것이 아니라 과도할 정도로 움직임에도 불구하고 당사자가 스스로 생각하는 대로는 움직일 수 없다는 것이다. 팔을 뻗으려고 노력하고 있음에도 불구하고 의도와는 달리 자신의 팔은 구부러져 버리며, 초조해져서 뻗으려고 더욱 노력을 하면 할수록 한층 더 심하게 구부러지게 된다. 더구나 그럴 때에 구부러져 버리는 것은 실은 자기 스스로가 그렇게 되도록 구부리고 있는 것이다. 그럼에도 불구하고 그 구부리고 있는 자신의 노력에 대해서는 그것이 무의식적이기 때문에 당사자 자신의 의식 속에서는 인지되지 않고 있다는 번거로운 과정을 형성하고 있다.

이렇게 해서 우리들의 연구가 시작되고 10년간에 걸쳐 알게 된 것은 이 아이들은 몸을 움직이는 방법이 능숙하지 않기 때문에 자신이 생각하는 대로 몸을 움직일 수 있는 방법을 익히면 된다는 것이었다. 그 동안 우리들이 가장 중심적으로 숙고해서 검토한 것은 자기 스스로 자기 몸을 이완시키는 자기이완 훈련이었다. 무의식적으로 들어가고 마는 긴장이나 움직임의 힘을 스스로 이완시킨다는 것은 말처럼 그리 간단한 것이 아니기는 하나 그것이 조금이라도 가능하게 되면 그때까지 억눌리고 있던 움직임이 해방되어 움직임을 취하기가 쉬워지기 때문에 그것만으로도 놀랄 만한 진보를 보이는 아이도 적지 않았다.

그런데 같은 아동을 10년이나 대하다 보면 이완으로 좋아지는 움직임은 대부분 할 수 있게 되지만 그 이상의 진보에 한계가 보이기 시작했다. 「역시나 여기까진가」하며 체념하는 분위기가 조성되기 시작했던 즈음부터 새로운 전개가 시작되었다. 이완시키는 것뿐만 아니라 거기에 새로운 움직임을 새로 익혀가는 것이다. 이 아이들은 일상생활에 필요한 움직임 중에 태어나서 지금까지 한 번도 움직인 적이 없는 것이 적지 않아서 그 때문에 어떻게 움직이면 좋을지 몰라 난처해하고 있다. 그 하나하나에 초점을 맞춰서는 끝이 없기 때문에 그러한 것들에 공통되는 움직임으로, 게다가 긴장이나 움직임의 기초가 될 수 있는 것을 몸에 익힌다면 그것들을 기반으로 해서 구체적인 움직임을 스스로 개발할 수 있다는 것을 알았기 때문이다. 손·팔과 다리·발의 움직임의 기본 패턴을 새롭게 훈련항목에 추가함으로 해서 그 지체는 눈에 보일 정도로 진보하게 되었다.

그러한 움직임의 훈련 중에 누워서만 지내는 아이를 위해 기본중의 기본으로 삼고 있던 것은 어떻게든 앉기가 가능하도록 하는 것이었다. 그런데 이 앉기라는 것이 일상생활에 편리한 자세이기 때문이라는 실용적인 목적보다도 훨씬 더 중요한 과제라는 것을 알게 되었다. 중력에 대응해서 자신의 신체를 대지 위에 수직으로 세우는 것이다. 이것이 가능하게 되면 그때까지 수동적이고 나약한 느낌이었던 아이가 급속도로 늠름해져서, 적극·능동적인 아이로 변모하는 경우가 계속해서 나타났기 때문이다. 이것을 계기로 앉기뿐만이 아니라 무릎으로 서기에서 선 자세, 더 나아가서는 보행과 같이 움직임이 지구환경에 공존해서 살아가는 생리적·물리적인 존재로서의 인체를 지닌 인간에 있어서 지극히 중요한 과제라는 것을 알게 되었다. 이 수직으로 선다는 것이 가능해짐과 동시에 그때까지 딱히 훈련을 하지 않았던 지체의 긴장이나 움직임의 제어가 스스로 가능해진다는 새로운 사실도 분명해졌다. 수직으로 설 수 있게 됨에 따라 머리끝에서 동체를 지나 발치에 이르기까지, 전신을 관통해서 지나가는 이른바 중심봉과 같은 것이 탄탄해진다. 이것은 생리적으로도 물리적으로도 그 존재는 확인할 수 없지만, 그러나 그때까지 흔들거리거나 여기저기서 금세 무너지기 쉬웠던 체간부나 허리·무릎 등이 주체의 노력에 의해 수직인 힘으로 집약되게 된 결과로서, 이것을 심리적인 신체축으로서 확인할 수 있게 되었다. 이 신체축은 단지 완고하게 올곧기만 하면 되는 것이 아니라 그 어떤 부위에서라도 전후좌우로 구부러지면서도 다시 원상태로 돌아갈 수도 있는 유연하고도 강인한 것이 될수록 지체는 자유롭고도 확실한 것이 된다. 동시에 이 축이 수직으로 곧은 것에서 벗어나 구부러지거나 휘어진 형태로 정착되게 되면 그만큼 지체의 움직임도 부적절하고 부자유스럽게 된다는 것이 확인되었다.

이리하여 당사자 자신에 의한 이완에서부터 지체를 움직여서 수직으로 서고, 더 나아가서 신체축에 이르기까지, 훈련에 필요한 과제를 속속들이 알게 됨에 따라 그것을 위한 훈련법이 제각각 개발되어서, 그때까지는 상상도 할 수 없었을 훈련 성과가 얻어지게 된 것이다.

여기서 주의해두고 싶은 것은 지금까지 서술한 것은 근육의 긴장이나 신체의 움직임에 관한 것이었기 때문에 그러한 것들이 목적이라고 생각되기 쉽지만 실은 그러한 긴장의 처리나 움직임은 말하자면 방법 내지는 수단일 뿐이고 진짜 목적은 그러한 것들이 가능하도록 당사자 자신의 주체활동의 양식이 변화하는 것이다. 그때까지의 동작의 양식으로 생활해 온 삶의 방식 그 자체가 이러한 과제가 가능한 주체 활동의 양식으로 변화해가는 것이다. 그것을 위해서는 그러한 과제가 가능하기 위한 체감의 방법, 체험의 방식이 변하지 않으면 안 된다. 팔을 뻗기 위해서는 그때까지 구부리고 말았던 노력의 방식을 버리고 정말로 팔을 뻗기 위한 노력의 방식, 그것을 위해 신체가 느끼는 방법, 움직임의 제어 방식을 전혀 새롭게 스스로의 체험으로서 익혀가지 않으면 안 된다.

자신의 지금까지의 과거를 버린다는 것은 말하자면 자기부정이므로 용이한 것은 아니다. 또한 백지로 돌아가서 새로운 방식을 시도하거나 수용하거나, 그것을 배우고 익숙해지며 숙련시켜 간다는 것은 그것에 의해 지금부터 자신이 어떻게 변해 갈지 알 수 없는 미지로의 대모험을 의미할 것이다. 그럼에도 부자유로부터 빠져 나와 새로운 자유와 건강을 추구하고, 굳이 훈련을 받고자 하는 사람들을 도와주기 위해서는 단순한 근육이완이나 신체운동의 문제가 아니라 주체의 마음가짐, 체험의 방식에 대해서 게다가 그것을 위해서는 인생의 대전환마저도 지탱해줄 수 있을 정도로 공감적인 도움이 아니면 안 된다는 것을 명심하는 것이 중요하다. 이러한 사정을 충분하게 읽어주었으면 하는 것을 간절히 염원하며 제2권의 머리말로 삼겠다.

2001년 봄, 현해의 석양에 채워지며
나루세 고사쿠

■ 옮긴이 글

뇌성마비를 포함한 지체부자유아와 성인들은 자신의 신체 움직임을 자기 의사를 일부 반영하거나 전혀 반영하지 못함으로 인해 스스로를 통제하지 못하는 상황까지 이어지고 있다. 전혀 사용하지 못한 신체의 긴장과 동작들로 인해 자기 스스로 터득하기 쉬운 동작들을 사용함으로써 일반인들의 동작과는 벗어나는 형태 일명 비정상적 동작을 행하게 된다.

일반적으로 뇌성마비라고 하면 지능이 떨어지고 스스로 생각하는 능력의 결여와 그로 인한 부적절한 행동으로 이어진다고 생각한다. 이 말이 틀린 내용은 아니나 맞는 내용도 아니다. 일반적으로 생각하는 지적 능력이 아주 우수하거나 평균의 수준을 갖춘 아동들도 많이 있다. 단지 정상적인 동작을 행하기 위한 패턴과 근긴장 등을 사용하지 못함으로써 어떠한 행동을 취하고자 할 때 과도한 동작을 하거나 생각하는 대로 움직일 수가 없게 된다.

이 책의 저자인 나루세 고사쿠 선생님의 말을 빌리면 정상 긴장에서 벗어난 경우에 자기 이완법을 통해 긴장을 조절함으로써 통제가 가능한 몸으로 만들고 거기에 새로운 움직임을 익혀가도록 한다는 것이 기본 개념인데 이 또한 쉬운 방법은 아니나 10여 년간 적용시켜보니 눈에 보일 정도로 진보되었다고 한다.

인간의 움직임은 콘 모양처럼 발달해간다. 특히 수직으로 발달이 진행될수록 고도의 균형과 평형 및 정상적 근긴장이 요구되는데 인체는 수직으로 발달이 진행될

수록 많은 관절의 영향을 받기에 그에 따른 복잡한 운동복합체가 되어 버린다. 이러한 이유에 뇌성마비와 같은 지체부자유인들은 바로누운자세에서 앉은 자세, 앉은 자세에서 일어나기 자세를 취하기에 많은 어려움을 겪게 되며 설사 그러한 동작을 취하더라도 비정상적인 패턴과 형태로 변해버리게 된다.

역자인 경우 20년간 뇌성마비 아동을 치료하면서 나이별, 타입별 문제점에 대해 많은 경우를 보아왔다. 특히 특정 치료법으로 사용되는 방법의 모순도 많이 알게 되어 그러한 방법의 모순을 줄여줄 수 있는 방법들에 많은 관심을 가져 왔다. 인간이 이동을 하기 위한 가장 효율적인 방법은 직립보행이다. 그러기 위해서는 크게 뒤집기와 네발기기, 서기를 거쳐야 걷기가 가능하게 된다. 걷기 위한 항중력근과 균형과 평형에 대한 학습을 실행함으로써 직립보행이 가능하게 되는데 자신의 신체 위치에 의해서 불필요한 근긴장력이 개선되는 것을 치료하면서 많이 경험하였다. 그 내용은 5년 동안 정리하고 있는 책 3권이 발행될 때 많은 사람들이 간접 경험을 할 것으로 생각된다. 이 책을 역서하여 발간하는 가장 큰 이유는 뇌손상 지체부자유인들이 부자연스러운 동작이지만 스스로 조절할 수 있게 되는 자기 이완법을 터득하게 되면 더 자연스러운 동작과 가능하지 못하던 동작(가능하지 못하다고 미리 단정 되어진 동작 등)이 가능한 동작으로 바뀌게 될 것이다. 물론 모든 사람들에게 적용되는 것은 아니다. 구축이 심한 나이 많은 소아나 성인의 경우에는 정형외과적 한계가 있다. 그러기에 이와 같은 신체 상태가 되기 전에 많은 방법을 터득하여 그 시기에 가장 좋은 방법들을 순열로써 사용하거나 조합하여 사용하는 것이 가장 좋다고 생각하기에 이 책을 비롯한 여러 권의 책을 2011년도에 발행하게 되었다.

공포 영화를 보면 열쇠를 가지고 있으나 막상 문을 열어야 될 때 평상시는 금방 열지만 공포스러운 마음이 극대화가 될 때는 잘 열지 못하는 경우가 있다. 불안정한 심리적 요인 때문이다. 마찬가지로 뇌성마비를 포함한 지체부자유인들의 심리 또한 불안한 상태가 지속되면 긍정적인 신체 발달에 있어 지장을 주게 된다. 이러한 불안정한 심리적 요소를 자기이완법을 통해 제거해줌으로써 일상생활동작들이 좀 더 자유스러워 질 것이다.

항상 장애아를 둔 부모들은 자식보다 하루 더 살다 죽는 것이 소원이라고 한다. 간절한 소망이다. 사는 게 사는 것이 아니라는 말을 많이 듣는다. 이렇게 말을 하시는 모든 분들께 희망이라는 것을 드리고 싶어 역자가 다 드리지 못하는 것들을 이 책을 보시는 분들이 나누어 주셨음 하는 바람이다.

이 책은 물리치료사들이 희망을 받아야 할 분들에게 다른 사람의 지도 없이 언제나 실행할 수 있도록 하기 위해 노력하시다 운명하신 故 박래준 교수님께 헌정합니다.

끝으로 이 책이 나오기까지 도움주신 대학서림 사장님과 임직원 여러분께 진심으로 감사의 마음을 전합니다.

■ 차례

4장 그 밖의 지체부자유자로의 적용

지체 부자유란 무엇인가? 01

01 지체 부자유 개설

지체 부자유라고 하는 용어

최근에 눈이 불편한 사람, 귀가 불편한 사람과 같이 지체 부자유의 영역뿐만이 아니라 다른 장애아 · 장애인의 영역에도 부자유라고 하는 용어가 즐겨 쓰이고 있다. 이 부자유라고 하는 용어는 차별적인 의미도 없어서 일반인들에게도 받아들여지기 쉽기 때문이라고 생각된다.

지체 부자유라고 하는 용어는 일본의 지체 부자유 아동의 요육의 개척자 중 한명인 타카기 켄지高木憲次가 쇼와(일본의 연호, 서기로는 1926~1989년) 초기에 출안 · 제창한 것이다. 그때까지 「기형불구」라던가 「片輪(카타와 かたわ: 외짝 바퀴)」라는 용어가 쓰이고 있었다. 또 불구의 특수한 형태에 대해서는 跛(칭바 ちんば, 빅코 びっこ), 蹇(아시나에 あしなえ), 脚痺(아시나에 あしなえ), 躄(이자리 いざり), 背虫(세무시 せむし), 頚曲(쿠비마가리 くびまがり), 手棒(템보 てんぼ) 등으로 불리고 있었다(삼정보은사, 1937년, p.2).

이러한 것들은 모두가 모멸적인 명칭이라 하여 독일어의 Krüppel, 영어의 Cripple의 번역으로서 지체 부자유라고 하는 용어를 제안한 것이다.

「지체 부자유」라고 하는 명칭의 유래에 대해 타카기 켄지는 다음과 같은 말을 하고 있다.

학령기를 투병에만 소진하고 취학을 하지는 못했지만 두뇌명석하고 점차 나음에 검정을 통해 자격을 획득하여 일교·대학의 난관을 가볍게 돌파하여 마침내 국회의원·장관으로서 활약하고 계시는 모 명사가 환자였을 당시 나의 질문에 답하여 말하기를 새로운 명칭에 대해 딱히 방안은 없다. 단지 명칭 선정에 대해 의견은 있다. "나는 딱히 불구라느니 혹은 어딘가 모자란다느니 하는 비판을 듣고 싶지 않다. 특히 모습이나 동작·형태를 비판하여 표현하는 식의 명칭으로 불리고 싶지 않다. 나는 단지 자기 자신이 불편하다고(不自由) 느끼고 있을 뿐이지 그 이상 타인으로부터 괜한 비판을 당하지 않으면 안 되는 아무런 책무도 빚도 없을 터이다. 따라서 명칭에 대해서도 일체 타인으로부터 비판을 당하는 듯한 명칭은 참을 수 없다"라고 하는 분명한 의견을 밝혔다. 이에 힌트를 얻어…(중략)…타가기는 「부자유」라고 하는 명칭을 출안·제창하기로 하였다. 때는 1928년 11월 28일 및 1929년 2월 7일의 일이었다(나가시마永島, 1972년, pp.3~33).

타카기의 지체부자유의 정의는 다음과 같은 것이다.

「크류펠」이라는 것은 「사지 및 체간의 주된 운동기구에 현저하고 지속적인 장애가 있을 뿐으로 그 지능은 건전한 것」이다.

따라서 「정형외과적 치료를 실시하고 또한 이것을 적당하게 교도(敎導)할 때에는 생산적으로 국가 사회에 진력할 수 있는 것」이다.

이 정의는 1950년 일본정형외과 학회에서 타카기안으로서 다음과 같이 채택되었다.

> 지체의 기능에 부자유스런 부분이 있고 그 상태로는 장래에 생업을 영위함에 있어서 지장을 초래할 위험성이 있는 것을 지체 부자유아동으로 본다(단지 현저한 지능저하자는 제외한다) (타카기, 1954년, p.257).

이 정의는 타카기가 생각하고 있는 의료, 교육 및 직업 훈련을 동시에 행하는 시설로서의 크류펠하임의 대상이 되는 지체부자유자라고 하는 것이다.

교육에 있어서의 지체 부자유의 정의

일본에서는 1953년 6월 2일부로 문부사무차관통달「교육상 특별한 취급을 필요로 하는 아동 학생의 판별기준에 대해」로 문부성이 처음으로 판별기준을 마련했을 때에 타카기안의 지체부자유의 정의부터「현저한 지능 저하자를 제외」한다는 규정을 삭제하고「지체(체간과 사지)에 부자유스러운 부분이 있고 그 상태로는 장래에 생업을 영위함에 있어서 지장을 초래할 위험성이 있는 것을 지체 부자유자라고 한다」(문부성, 1953년, p.17)고 정의했다.

지체라는 것은 사지와 체간을 말함이며 전자는 상지(어깨관절에서 손가락에 이르는 부분)와 하지(고관절에서 발가락에 이르는 부분)로 이루어지며, 후자는 척추를 중심축으로 하는 상반신 및 경부를 포함한 지주부분을 가리킨다(단지 내장기관은 포함되지 않는다). 부자유라고 하는 것은 뼈・관절・근육 및 신경 등의 기질적 내지, 기능적인 장애 때문에 정상적인 지지・운동기능이 항구적으로 방해를 받고 있는 상태를 이른다. 따라서 형태의 비정상보다도 기능의 장애에 중점을 둔 표현이다.

이 통달은 1962년에 학교교육법 시행 조례의 일부 개정에 의해 특수 교육에 관련된 여러 학교의 대상자의 심신의 장애의 정도가 제시됨과 함께 이 정의는 법령상 실효를 상실했지만, 그 이후 종래의 정의를 대신하는 새로운 정의가 제시되지 않았던 것도 있어서 상술한 정의를 관용적으로 이용하는 경우가 있다.

이 정의에 포함되는 대상자는 지체의 기능에 부자유스러운 점이 있는 사람 모두를 포괄하고 있는 것이 아니다. 즉, 지체에 부자유스런 부분이 있는 사람을 더욱 한정해서 「그 상태로는 장래에 생업을 영위함에 있어서 지장을 초래할 위험성이 있는 자」만을 지체부자유자라고 하고 있다. 따라서 이 정의로는 지체에 부자유스러운 부분이 있더라도 「장래에 생업을 영위함에 지장」이 없을 것 같은 경도의 지체부자유자와 그 반면 「지극히 장시간에 걸친 병상이 지속되거나 또는 때때로 재발을 반복하는 사람 및 평생 치료가 불가능하고 기능장애가 높은 사람」, 이른바 「장래에 생업을 영위하는」 것이 불가능하다고 예상될 수 있는 중도 지체 부자유자는 모두 다 제외의 대상이 된다.

초창기의 지체 부자유 교육에서는 지체 부자유자 전체 중에 의료와 교육의 효과가 있다고 기대되는 이른바 요육효과가 있을 법한 사람들만을 선발해서 교육대상으로 삼는 상태에 있었던 시대적인 배경이라고 생각된다.

더욱이 지체부자유의 원인이 되는 기인질환의 내용에 있어서도 큰 변화가 보이는데 그 당시 대부분을 차지하고 있던 폴리오나 결핵성 뼈·관절 질환 등에 의한 지체부자유아동이 폴리오 백신의 투여나 결핵예방의 결과 격감해서 그를 대신하여 뇌성마비 등의 뇌성질환에 의한 지체부자유아동이 점하는 비율이 증가해 왔다.

또한 모든 장애 아동의 의무교육이 실시되게 된 현재에는 이러한 협의로 한정된 지체부자유의 파악은 현상과 맞지 않게 되었으며 보다 포괄적인 정의가 필요하다.

현재 관용적으로 사용되고 있는 정의를 지체부자유자 전체가 포괄될 수 있도록 확충해서 개정할 때에 시사할 수 있는 것으로서 1967년 문부성에 의해 실시된 「아동 · 학생의 심신장애에 관한 조사」 중에서 제시된 것을 들 수 있다. 여기서는 「지체 부자유 아동 · 학생이라는 것은 손 · 발 · 목 · 척주 등이 외형상, 보통의 아동 · 학생과 다른 것은 물론입니다만, 형태가 정연하더라도 움직이는 모습이 이상하거나 또는 실제로 몸의 어느 부위를 움직일 수 없는 등의 보통의 아동 · 학생과는 다른 점이 있어서 많든 적든 일상생활에 부자유를 초래하고 있으며 그와 같은 부자유가 장래에도 지속되는 아동 · 학생을 말합니다」라는 취지의 분류기준이 있다(문부성, 1968년). 이것은 지체부자유 아동의 개념을 넓게 규정하고 있으며 지체의 기능장애 때문에 많든 적든 일상생활에 부자유를 초래하고 있는 사실만이 거론되고 있다.

또한 「그와 같은 부자유가 장래에도 지속된다」는 규정은 장애의 영속성을 말하는 것으로, 골절 등에 의한 일시적인 지체의 기능장애는 여기에 포함되지 않는다. 단지 장애의 영속이라고 하는 것은 반드시 장애가 변화하지 않는다는 것을 의미하지는 것은 아니다. 이것은 교육이나 의료의 효과에 의해 장애의 상태는 변화할 수 있다는 뜻이다.

지체부자유의 분류

지체부자유라고 하는 것은 지체의 기능에 있어서 부자유의 종류와 부위가 다양하게 존재하는 것뿐만 아니라 그 원인이나 증상도 복잡하다. 그 분류는 다음과 같은 것이다.

① 지체부자유를 유발하는 원인이 되는 질환인 기인질환에 기준을 두는 것

② 상지 절단, 상지 기능장애, 하지 절단, 하지 기능장애, 체간 기능장애와

같이 장애 정도에 기준을 두는 것

③ 신체장애인 복지법 실행 규칙의 별표 제5호의 신체장애인 정도 등급표에서 볼 수 있는 것과 같이 장애 정도에 기준을 두는 것

④ 뇌손상성 지체부자유와 비뇌손상성 지체 부자유라는 식으로 뇌손상의 유무에 기준을 두는 것

학교교육에 있어서는 기인질환에 의한 분류가 이용되고 있다. 기인질환에 의한 분류는 꼭 반드시 통일되어 있는 것은 아니지만 **표 1**과 **표 2**는 전국 지체부자유 양호학교장회에서 매년 실시되고 있는 「아동학생원인별조사」(전국 지체부자유 양호학교장해, 2000)에서 사용된 분류이다.

이에 의하면 뇌성마비 · 뇌외상 후유증 · 뇌수종 등의 뇌손상에 의한 뇌성질환이 77.7%로 기인질환 중에서 가장 큰 비율을 점하고 있다. 또한 그 중에 뇌성마비가 모든 지체부자유의 58.4%로 약 반수를 점하고 있다. 그리고 한때 큰 비율을 점하고 있던 폴리오 · 골관절질환은 예방이나 조기치료의 보급에 의해 격감하고 있다. 그 밖의 기인질환으로는 진행성 근육 디스트로피와 이분척추의 비율이 비교적 높다. 또 과거 10년의 병인별 비율의 추이를 살펴보면 뇌성질환의 비율은 큰 변동은 없고, 척추 · 척수질환과 골관절질환이 약간 감소경향에 있다고 할 수 있다.

장애의 부위나 정도에 기준을 둔 분류로서는 신체장애인 장애정도 등급표(**표 3**)나 교육상 특별한 취급을 필요로 하는 아동 · 학생의 교육적 조치(**표 4**)가 있다. 그러나 이러한 기준은 지체부자유 아동의 실태의 변화, 교육실천의 진보 등에 의해 재검토하지 않으면 안 되는 점도 발생하고 있다.

뇌손상의 유무에 기준을 두는 분류에서는 뇌성마비와 같이 뇌손상에 기인하는 것과 척수질환, 골질환, 관절질환 등 뇌손상에 기인하지 않는 것으로 대별된다. 뇌손상성의 지체부자유 아동은 주증상인 운동장애 외에 지능장애 · 언어

[표 1] 기인질환의 비율

뇌성질환(13,013명) (77.7%)	뇌성마비(58.4%), 뇌외상후유증(1.6%), 뇌수종(0.9%), 그 밖의 뇌성질환(29.8%) 등
척추척수질환(638명) (3.8%)	척추측만증(0.2%), 이분척수(2.6%), 척수손상(0.2%) 등
근원성 질환(859명) (5.1%)	진행성 이완형(2.9%), 그 밖의 근질환(2.2%) 등
골계통질환(195명) (1.2%)	선천성 골형성부전증(0.5%), 태아성 연골이영양증(0.1%)
대사성질환(182명) (1.1%)	비타민D결핍증(1명), 가고리즈무(0.1%) 등
이완성마비질환(30명) (0.2%)	이완성소아마비(폴리오), 분만마비(0.1%) 등
사지의변형등(89명) (0.5%)	상지데스메리(1명), 하지데스메리(1명) 등
골관절 질환(290명) (1.7%)	류마티스 관절염(0.1%), 선천성고관절탈구(0.1%), 페르테스병(0.9%) 등
기타(1,456명) (8.7%)	

출전: 전국 지체부자유 양호학교장회편 2000「아동학생 병인별조사」
『1999년도 전국 지체부자유양호학교』

장애・지각장애・간질발작・잘 쓰는 쪽 손의 장애 등의 수반장애를 같이 지니는 경우가 많다. 한편 비뇌손상성 지체부자유 아동에게는 이러한 수반장애는 거의 보이지 않는다.

[표 2] 과거 10년간의 병인별 비율의 추이 (숫자%)

분류 \ 년도	1990	1991	1992	1993	1994	1995	1996	1997	1998	1999
뇌성질환	74.7	74.0	73.1	76.2	75.6	76.1	74.3	78.1	75.7	77.7
척추척수질환	4.7	4.6	4.5	4.2	4.0	4.3	3.9	3.7	3.6	3.8
근원성질환	6.0	5.1	5.0	5.0	5.0	4.7	4.8	5.1	5.0	5.1
골계통질환	1.5	1.5	1.5	1.4	1.4	1.3	1.3	1.4	1.2	1.2
대사성질환	0.9	0.8	0.9	1.0	1.1	0.9	1.1	1.0	1.0	1.1
이완성마비	0.2	0.2	0.1	0.3	0.2	0.3	0.2	0.3	0.3	0.2
사지의 변형 등	0.5	0.4	0.4	0.4	0.4	0.5	0.4	0.4	0.4	0.5
골관절질환	3.1	2.8	2.6	2.9	2.7	2.8	2.4	2.0	2.2	1.7
기타	9.4	10.0	11.7	8.0	9.0	9.2	11.6	8.0	10.6	8.7
폴리오(명)	(5)	(4)	(7)	(7)	(3)	(2)	(2)	(2)	(5)	(1)
재적아동수	17,801	17,583	17,539	17,291	17,069	16,768	17,039	15,520	16,871	16,752
학교수	175	175	178	179	180	181	184	188	188	190

출전: 전국지체부자유 양호학교장회편 2000 「아동학생병인별 조사」 『1999년도 전국 지체부자유 양호학교』

[표 3] 신체장애인 장애정도 등급표

급 별		1급	2급	3급
시각장애		양 눈의 시력(만국식 시시력표에 의해 측정된 것을 말하며 굴곡 이상이 없는 사람에 대해서는 교정시력에 대해 측정한 것을 말한다. 이하 같음)의 합이 0.01이하인 자	양 눈의 시력의 합이 0.02 이상 0.04 이하인 자	양 눈의 시력의 합이 0.05 이상 0.08 이하인 자
청각 또는 평형 기능의 장애	청각장애		양쪽 귀의 청력손실이 각각 90데시벨 이상인 자(양쪽 귀 완전 농아)	양쪽 귀의 청력손실이 80데시벨 이상인 것 (귀에 대고 말하지 않으면 큰 소리를 이해할 수 없는 자)
	평형기능장애			평형기능의 지극히 현저한 장애
음성기능 또는 언어기능의 장애				음성기능 또는 언어기능의 소실
지체부자유	상지	1. 양상지의 기능을 전폐한 자 2. 양 상지가 손목관절 위로 결여된 자	1. 양 상지의 기능에 현저한 장애 2. 양 상지의 모든 손가락을 잃은 자 3. 한 상지를 상완의 절반 이상을 잃은 자 4. 한 상지의 기능을 전폐한 자	1. 양 상지의 엄지 및 검지를 잃은 자 2. 양 상지의 엄지 및 검지의 기능을 전폐한 자 3. 한 상지의 기능에 현저한 장애 4. 한 상지의 모든 손가락을 잃은 자 5. 한 상지의 모든 손가락의 기능을 전폐한 자

급 별		4급	5급	6급	7급
시각장애		1. 양 눈의 시력의 합이 0.09 이상 0/12 이하인 자 2. 양 눈의 시야가 각각 5도 이내인 자	1. 양 눈의 시력의 합이 0.13 이상 0.2 이하인 자 2. 양 눈의 시야가 각각 10도 이내인 자 3. 양 눈에 의한 시야의 2분의 1 이상이 결여되어 있는 자	한 눈의 시력이 0.02 이하 다른 쪽 시력이 0.6 이하인 자로 양 눈의 시력의 합이 0.2를 넘는 자	

청각 또는 평형기능의 장애	청각장애	1. 양쪽 귀의 청력손실이 70데시벨 이상인 자(귀에 대고 말하지 않으면 말소리를 이해할 수 없는 자) 2. 양 귀에 의한 보통 화성의 최량 어음 명료도가 50% 이하인 자		1. 양쪽 귀의 청력 손실이 60데시벨 이상인 자 (40센티 이상의 거리에서 발성된 회화어를 이해할 수 없는 자) 2. 한쪽 귀의 청력 손실이 80데시벨 이상 다른 쪽 귀의 청력손실이 40데시벨 이상인 자	
	평형기능장애		평형기능의 현저한 장애		
음성기능 또는 언어기능의 장애		음성기능 또는 언어기능의 현저한 장애			
지체부자유	상지	1. 양 상지의 엄지를 잃은 자 2. 양 상지의 엄지의 기능을 전폐한 자 3. 한 상지의 견관절, 팔꿈치 관절 또는 손목관절 주 어느 하나가 기능을 전폐한 자 4. 한 상지의 엄지 및 검지를 잃은 자 5. 한 상지의 엄지 및 검지의 기능을 전폐한 자 6. 엄지 또는 검지를 포함한 한 상지의 세 손가락을 잃은 자 7. 엄지 또는 검지를 포함해서 한 상지의 세 손가락의 기능을 전폐한 자 8. 엄지 또는 검지를 포함해서 한 상지의 네 손가락의 기능에 현저한 장애	1. 양 상지의 엄지의 기능에 현저한 장애 2. 한 상지의 견관절, 팔꿈치 관절 또는 손목관절 중 어느 하나의 기능에 현저한 장애 3. 한 상지의 엄지를 잃은 자 4. 한 상지의 엄지의 기능을 전폐한 자 5. 한 상지의 엄지 및 검지의 기능에 현저한 장애 6. 엄지 또는 검지를 포함한 한 상지의 세 손가락 기능에 현저한 장애	1. 한 상지의 엄지 기능에 현저한 장애 2. 검지를 포함한 상지의 두 손가락이 결여된 자 3. 검지를 포함한 한 상지의 두 손가락 기능을 전폐한 자	1. 양 하지의 모든 발가락을 잃은 자 2. 양 하지의 모든 발가락의 기능을 전폐한 자 3. 한 하지를 하퇴 2분의 1 이상 잃은 자 4. 한 하지의 기능에 현저한 장애 5. 한 하지의 고관절 또는 무릎관절의 기능을 전폐한 자 6. 한 하지가 건쪽에 비해 10센티 이상 또는 건쪽의 길이의 15분의 1 이상 짧은 자

1. 양 하지의 모든 발가락을 잃은 자 2. 양 하지의 모든 발가락의 기능을 전폐한 자 3. 한 하지를 하퇴 2분의 1이상 잃은 자 4. 한 하지의 기능에 현저한 장애 5. 한 하지의 고관절 또는 무릎관절의 기능을 전폐한 자 6. 한 하지가 건쪽에 비해 10센티 이상 또는 건쪽의 길이의 15분의 1이상 짧은 자	1. 한 하지의 고관절 또는 슬관절의 기능에 현저한 장애 2. 한 하지의 발목관절 기능을 전폐한 자 3. 한 하지가 건쪽에 비해 5센티 이상 또는 건쪽의 길이의 15분의 1 이상 짧은 자	1. 한 하지를 리스프란 관절 위로 잃은 자 2. 한 하지의 발목관절의 기능에 현저한 장애	1. 양 하지 모든 발가락의 기능에 현저한 장애 2. 한 하지의 기능에 경도 장애 3. 한 하지의 고관절, 슬관절, 또는 발목관절 중 어느 한 관절의 기능에 경도의 장애 4. 한 하지의 모든 발가락을 읽은 자 5. 한 하지의 모든 발가락의 기능을 전폐한 자 6. 한 하지가 건쪽에 비해 3센티 이상 또는 건쪽의 길이가 20분의 1이상 짧은 자
	체간의 기능에 현저한 장애		
심장 기능의 장애에 의해 사회에서의 일상생활 활동에 현저한 제한을 받는 자			
신장의 기능 장애에 의해 사회에서의 일상생활 활동에 현저한 제한을 받는 자			
호흡기의 기능 장애에 의해 회사에서의 일상생활활동에 현저한 제한을 받는 자			

5. 「손가락의 기능장애」란 중지절 관절 이하의 장애를 말하며 엄지에 대해서는 대항운동장애를 포함하는 것으로 한다.
6. 상지 또는 하지 결손의 부분의 길이는 실용장(상지에 있어서 액와부터 대퇴에 있어서는 좌골결절의 높이부터 측정한 것)을 가지고 측정한 것을 말한다.
7. 하지의 길이는 전장골극에서 안쪽 복사뼈 아래끝까지를 측정한 것을 말한다.
8. 양 상지의 검지가 없는 자는 6급에 해당된다.

출전: 「신체장애인장애정도 등급표」 신체장애인 복지법 시행규칙 별표 제5호(1949년)

[표 4] 교육상 특별한 취급을 필요로 하는 아동·학생의 교육조치에 대해

장애	장애의 정도	구분	교육조치
맹자 및 약시자	1. 양 눈의 교정시력 0.1미만		맹학교
	2. 양눈의 교정시력 0.1 이상 0.3 미만 3. 시야협소 등의 시력이외의 시기능 장애	점자에 의한 교육을 필요로 하는 자, 또는 장래 점자에 의한 교육을 필요로 하게 될 것이라 인정되는 자	맹학교
		그 밖	약시특수학급 또는 통상 학급에서 유의하여 지도
농아 및 난청자	1. 양 귀의 청력손실 100데시벨 이상		농아학교
	2. 양 귀의 청력손실 100데시벨 미만 60데시벨 이상 또는 현저하게 곤란한 자	보청기의 사용에 의해서도 통상의 말소리를 이해하는 것이 불가능	농아학교
		보청기를 사용하면 통상의 말소리를 이해하는데에 현저한 어려움을 느끼지 않는 자	난청특수학급 또는 통상의 학급에서 유의하여 지도
	3. 양 귀의 청력손실 60데시벨 미만	보청기를 사용해도 통상 말소리를 이해하는 것이 곤란한 자	난청특수학급 또는 통상의 학급에서 유의하여 지도
정신박약자	1. 중도重度 2. 중도中度		정신박약 양호학교
	3. 경 도	사회적 적응성이 특히 결여된 자	정신박약 양호학교
		그 밖	정신박약 특수학급
지체부자유자	1. 자세유지·필기·보행 등이 불가능 또는 곤란한 자 및 이것들과 같은 정도의 장애를 지닌자		지체부자유 양호학교
	2. 상기의 정도에 달하지 않는 자	6개월 이상 의학적 관찰지도를 필요로 하는 자	지체부자유 양호학교
		그 밖	통상의 학급에서 유의해서 지도 또는 필요에 응해서 지체부자유 특수학급
병약자 및 신체허약자	1. 만성·흉부 심장·신장질환 등의 병약자	6개월 이상의 의료 또는 생활규제를 필요로 하는 자	병약양호학교
		6개월 미만의 의료를 필요로 하는 자	요양에 전념 / 통상의 학급에서 유의하여 지도 / 병약특수학급(병원내)
		6개월 미만의 생활규제를 필요로 하는 자	병약·신체허약 특수학급에서 통상 유념하여 지도
	2. 신체허약자	6개월 이상의 생활규제를 필요로 하는 자	병약양호학교
		6개월 미만의 생활규제를 필요로 하는 자	병약·신체허약 특수학급에서 통상 유념하여 지도
언어장애인	1. 농어·난청·뇌성마비 정신박약 등에 수반되는 자		장애의 성질·정도에 따라 농아·양호학교 또는 난청·지체부자유·정신박약특수학급
	2. 그 밖		언어장애 특수 학급 또는 통상의 학급에서 유념해서 지도
정서장애인	1. 정신박약·병약 등에 수반되는 자		장애의 상태·태도 등에 응해서 양호학교 또는 정신박약·병약특수학급
	2. 그 밖		정서장애 특수학급 또는 통상의 학급에서 유의해서 지도

출전: 학교교육실행령 제 22-3 (1978년 10월 6일) 문발특제309호통달

1 _ 뇌성마비

뇌성마비는 뇌의 운동중추부 등의 장애가 원인이 되어 일어나는 지체부자유이며 그 원인으로는 여러 가지가 추정되지만 원인의 작용시기에 따라 출생 전 · 주생기 · 출생 후로 나눠서 기술하는 것이 일반적이다.

① 출생 전

임신 중의 모태의 감염(풍진, 바이러스, 토키소프라즈마 등), 태내기 무산소증(태반기능부전, 일산화탄소 중독 등), 모체의 임신 중독증이나 당뇨병 등.

② 주생기(출산주변기)

무산소증(가사분만 등), 외상 및 출혈(겸자분만, 지연분만 등), 저혈당증, 고빌리빈 등.

③ 출생 후

뇌염, 수막염 등의 감염, 두부외상(사고 등), 저산소증(질식이나 익수 등), 중독(납, 비소, 일산화탄소 등), 뇌혈관의 색전, 혈전 등.

이러한 원인들 중 주생기에 기인하는 것이 가장 많다.

뇌성마비의 지체부자유의 정도는 다양해서 어떻게든 보행이 가능한 사람부터 누워서만 지내는 사람까지 있다. 그 대표적인 유형은 경직형, 무정위형, 실조형이다.

① 경직형

지체가 강하게 신전되는 것이 특징이다. 스스로 생각하는 대로 움직일 수 없을 뿐만 아니라 타인이 그 사람의 손발을 움직이고자 해도 저항이 일어나 움직이기 어렵다. 양 하지가 안쪽으로 교차되어 좌우로 벌리기 힘들고 보행은 용수철이 튀어 오르는 듯한 보행법을 보인다. 관절 구축도 가장 일어나기 쉽다.

② 무정위형

불수의운동형이라고 하며, 지체가 끊임없이 흔들리는 것이 특징인데 그것은 당사자의 의사와는 관계없는 것으로 이를 멈추고자 하면 오히려 이와 같은 운동이 일어난다. 사람과 대화를 할 때에 안면을 찌푸리거나 정면을 향하지 않고 옆을 보거나 한다.

③ 실조형

목적하는 곳으로 올바르게 손이나 발을 움직이는 것이 불가능하다. 평형감각이 둔하고 신체의 균형을 잡기가 어려워서 보행을 할 적에 비틀거리거나 위태롭게 넘어지거나 한다.

2 _ 이분척추

척추의 후부가 형성되지 않아서 좌우로 이분된 상태에 있고 이 해방부로부터 척수막, 척수신경과 척수막 등이 후방으로 탈출되어 종류(腫瘤)가 생긴 상태이다. 태어난 후 곧바로 수술에 의해 종류는 적출되는 경우가 많기 때문에 학령기에는 수술의 흔적이 반흔(瘢痕)으로서 남아있는 것에 불과하다. 증상으로서는 주로 양 하지의 운동성·감각성마비가 있고, 방광장애 등을 동반한다. 또한 때로는 뇌척수액압의 비정상에 의해 수두증을 합병증으로 가지며 지적장애를 보이는 경우가 있다.

운동성·감각성마비의 범위는 이분척추의 부위에 따라 다르지만 요천추부에 많이 발생하기 때문에 양 하지 마비가 많다. 따라서 혼자서 서거나 보행하는 것은 어렵다. 또 감각마비 때문에 화상을 입기 쉬우며 지속적 압박을 받는 부위, 즉 좌골결절 등에 욕창이 생기기 쉽다.

직장방광장애는 그것들을 지배하는 신경이 침범 당한 결과로서 방광은 수축되기 어려워지고 괄약근을 조절할 수 없기 때문에 실금에 가까운 상태가 된다. 더구나 방광 내에는 잔뇨가 있어서 그것이 세균감염을 초래해서 방광염을 일으키기 쉬운 상태가 된다. 방광염은 만성화되고 그 영향은 신장(腎臟)으로 파급되어 생명의 위기를 불러오는 경우도 있다.

3 _ 척수손상

척수의 만곡부 즉 경추하부 및 흉추요추이행부는 외상을 받기 쉽고 척추의 골절·탈구는 그 속에 있는 척수신경을 손상시키는 경우가 많다. 척수가 침범당하면 그 부위에 따라 다르기는 하나 운동장애를 일으킨다. 경수손상으로는 양 상지·체간·양 하지의 사지마비가 일어나고 흉요수손상으로는 양 하지마비가 된다. 어느 것이나 직장방광장애를 동반하며 경수손상에서는 가끔씩 자율신경실조증상이 나타나는 일도 있다. 그러나 소아에서 척수손상은 그다지 많지 않다.

4 _ 골형성부전증

선천적으로 장관골(상지·하지의 뼈)이 골절되기 쉽고 안구의 백안의 부분이 푸르며[청협공막(青夾鞏膜)] 난청을 동반하는 계통적 질환이다.

골절은 지극히 작은 외력에 의해 일어나나 골절부의 유합은 늦지 않다. 그러나 여러 번 골절을 반복하여 치유를 위해 골절부를 고정(깁스붕대)하기 때문에 근육은 위축이 일어나 약해지기 쉽다. 이 쉽게 일어나는 성질은 청년기에 이르면 개선되지만 유아에서 학령기에 걸쳐 빈번하게 골절을 반복하기 때문에 그 사이 심신의 장애는 커다란 문제가 된다.

5 _ 페르테스병

대퇴골의 골두가 괴사에 의해 변형된다. 대개는 4~12세, 특히 7세 전후에 발병하고 남성에게 압도적으로 많다. 임상적으로는 처음에는 하지의 피로나 허벅지·무릎관절의 동통을 호소하는 경우가 많으나 경도이다. 이어서 고관절의 운동, 특히 외전이나 회선의 제한이 일어난다. 동통과 관절운동제한 때문에 파행(跛行)이 일어난다. 그러나 치료에 의해 약 3년 가량으로 거의 치료되고 후유증은 보이지 않는다. 치료로는 환부쪽 대퇴골 골두에 체중이 걸리지 않도록 면하보장구(免荷裝具)에 의한 고정이 행해진다.

6 _ 선천성 고관절 탈구

지체부자유 기인질환으로서 한때는 큰 비중을 점하고 있었지만 조기발견·조기치료의 보급에 의해 지체부자유가 되는 사람은 감소하고 현재문제가 되는 것은 난치성인 것이거나 이차적으로 발생한 후유증이다.

선천적인 요인에 근거하는 질환으로 여성에게 많고 고관절의 지붕에 해당하는 관골구개의 형성부전이 있어서 대퇴골의 골두가 탈골되어 있다. 임상증상으로서 어설픈 보행법, 보행에 의한 피로, 보행시 동통 등이 있다.

7 _ 진행성 근디스트로피

근디스트로피란 근육의 위축을 주된 증상으로 하는 질환으로 근육 자체에 병변의 원인이 있는 근원성(筋原性)인 것과 척수에서 나오는 운동성 신경의 병변에 의해 이차적으로 근육에 위축이 발생하는 신경원성인 것이 있다.

근원성 근위축성 질환으로는 진행성 근디스트로피증(듀센형, 안면견갑상완형, 지대형)이나 선천성 근디스트로피증(후쿠야마형福山型) 등이 있고 이들 중 가장 많은 것은 진행성 근디스트로피증인 듀센형이다.

이 듀센형의 발병은 일반적으로 3~4세 무렵이며 위축은 하지의 근위(허리 주변의 근육)에서부터 시작되어 점차로 하지의 원위(체간에서 멀리 떨어진 하지의 부위)에 이르고 그 후 상지의 근위(체간에 가까운 어깨 등의 부위)에 이른다. 증상진행은 다른 두 개의 형에 비해 빠르다. 어깨를 좌우로 흔들고 발끝으로 서서 걷는 모습과 장딴지 근육의 화성비대(근섬유 사이에 지방 등이 증가하여 장딴지가 굵어지는 상태)가 발견하는 계기가 된다.

7~11세 무렵이 되면 계단을 오를 수 없게 되고 넘어지기 쉬워진다. 8~12세 무렵에는 보행이 불가능해 지고 14~15세 무렵에는 돌아눕기도 곤란해진다. 더욱이 16~18세 무렵에는 자력으로 앉아 있을 수 없게 되는데, 휠체어 등에 기대고 있으면 앉은 자세를 유지하는 것은 가능하다. 손끝을 이용한 운동 기능, 예를 들자면 그리기, 젓가락 사용, 스위치 및 열쇠의 조작 등은 장애가 상당히 진행되더라도 가능하다.

8 _ 지체부자유 아동의 심리적 특성

지체부자유 아동의 심리적 특성에 대해서는 뇌성마비 등의 중추 신경계의 장애를 가지고 있는 지체부자유 아동과 비중추신경계의 장애를 가지고 있는 것과는 크게 성질을 달리한다.

즉 비중추신경계의 장애를 지니는 지체부자유 아동에게는 운동장애를 제외하고는 지각 · 추상적 사고 · 지능 · 언어 등의 고차원적인 정신기능의 장애는 보이지 않는다.

그러나 중추신경계의 장애를 지니고 있는 지체부자유 아동에게는 지체부자유라고 하는 신체적 장애나 그것에 수반되는 다른 장애가 있고 그러한 것들이 그들의 정서적 · 사회적 적응을 저해하는 경우가 있을 수 있다. 지체부자유 아동의 적응을 방해하는 작용을 하는 조건으로는 다음과 같은 것을 들 수 있다.

① 신체적 행동이 뜻대로 되지 않음. 이것이 여러 가지 욕구불만을 유발하거나 비현실적 세계로의 도피를 강요하도록 작용한다.
② 신체의 모습이나 보행 그 밖의 동작의 비정상이나 추악. 이것도 지체부자유 아동의 인격성이나 적응성을 좌우하는 조건이 된다.
③ 부모 · 형제의 거부나 과보호. 이것은 지체부자유 아동의 인격이나 적응을 고려할 경우, 지극히 중요한 조건이 된다.
④ 환경의 호기심이나 냉담함.
⑤ 정형수술, 마사지 등의 의료에 대한 공포.
⑥ 특히 뇌성마비 아동의 경우 지능장애나 언어장애나 감각상의 결함이 있는 경우.

물론 이러한 것들은 일반론이고 물리적 · 객관적으로 이와 같은 악조건이 존재한다고 해서 그러한 조건들을 지닌 아이가 모두가 매한가지로 인격적인 문제나 부적응을 일으킨다고는 할 수 없다. 이러한 조건들이 아이의 행동에 영향을 주는 방식은 개인에 따라 차이가 있고 또한 발달단계나 연령에 따라서도 다르며, 폴리오, 뇌성마비 등 지체부자유의 기인질환에 따라서도 달라진다. 일정한 신체적 결함이나 비정상은 시간, 공간을 초월해서 항상 부적응의 원인이 된다는 것도 아니다. 그것은 사회나 문화와의 관계에서 결정되는 것이며 또한 각 개인이 느끼는 방식이나 태도에 따라서도 바뀌는 것이다.

그러나 일반적으로 신체적 결함 및 그것에 수반하는 악조건의 존재는 욕구불만을 일으키기 쉽고 또한 문제행동을 유발하기 쉽다고 할 수 있다.

뇌성마비와 뇌성마비아 · 인

임상동작학의 발상의 기원인 뇌성마비아 · 인에 대한 동작법에 관해서는 연구의 단서가 된 뇌성마비의 최면에 의한 연구로부터 시작되어 동작이론이라는 지극히 독특한 심리학적 정의에 근거하는 운동연구로 발전되어 온 그 근간을 이루는 것이다.

이 경위에 대해서는 본강좌 · 제1권의 1~8페이지에 자세히 설명을 하였기에 참조해 주었으면 하나, 여기서 「뇌성마비아 · 인」이라는 것은 말할 것도 없이 「뇌성마비」라고 하는 의학적 진단을 중핵으로 지니고 살아가고 있는 아이나 성인을 뜻한다.

뇌성마비라고 하는 의학적 진단명이 나타내는 바는 여러 정의를 종합하자면 「발달의 조기에 있어서 어떠한 원인에 의한 비가역적이고 비진행성의 뇌손상에 의해 나타나는 자세와 운동의 장애를 보이는 증후군」이라고 정리할 수 있다.

미성숙, 미발달인 뇌의 일부가 받게 된 무언가의 손상이 미성숙한 뇌의 활동에 작용해서 자세나 운동의 기능뿐만이 아니라 지능이나 감각 등 다른 여러 기능에도 영향을 끼치는 경우도 많다. 따라서 뇌성마비라고 진단된 아이는 기본적으로는 운동장애를 발달상에 있어서 보이게 되지만 손상된 부위나 범위에 따라서는 지적장애나 자폐성 장애, 언어장애나 시각・청각장애 등을 수반하는 경우도 있다.

뇌손상을 초래한 원인은 불특정하고 광범위에 걸쳐있는데, 태생기에는 모체의 감염이나 중독증, 태아의 무산소증이나 핵황달 등. 주생기 즉 분만의 전후에는 가사분만이나 지연분만 시, 산소결핍이 일어나 뇌세포의 손상을 받게 되는 등. 또 출생후의 신생아기에 있어서의 두부외상이나 감염증, 혈관계 장애 등을 들 수 있다. 이렇게 받게 된 뇌손상 그 자체는 비가역성, 즉 다시 회복되는 일은 없지만 그러나 그 이상 진행되는 것도 아니다. 따라서 뇌성마비는 뇌에 발생한 어떠한 종류의 손상(뇌장애)이 주로 자세와 운동의 장애(지체부자유) 및 각종 수반적 중복장애를 초래하는 것이다. 그 손상 자체는 일차적 장애로서 의학적 치료는 불가능하지만 이에 대해 자세와 운동의 장애(지체부자유) 및 그 밖의 장애는 성장・발달에 수반되어 변화하는 이차적 장애라고 할 수 있다.

이러한 이유로 뇌성마비 그 자체가 문제인 것이 아니라 뇌성마비아・인으로서 성장하여 발달하는 과정에서 이차적 장애로서 발생하는 자세와 운동의 장애(지체부자유)를 발달상 바람직한 방향으로 변화를 촉진하는 도움으로서의 심리학적・교육학적 그리고 사회적 지원이 불가결하다. 뇌손상 그 자체는 진행되지 않기 때문에 평생발달촉진적인 교육・훈련・요육의 중요성이 주목되는 부분이다.

그러나 뇌성마비의 본태가 자세와 운동의 장애에 있기 때문에 뇌성마비아・인에 대한 보조는 자세와 운동 장애 개선에 초점을 맞추는 경향이 있다. 그럴 때에 운동생리학적・신체운동역학적 시점에서 자세와 운동개선의 보조(물리치료, 기능훈련)가 행해지는 일이 일반적으로 많다. 그런 입장에서는 뇌성마비는 신체 움직임의 물리적・근골격적인 움직임에 대한 장애이며 그 신체의 움직임의 개선에 주목하고 있다.

거기에는 뇌성마비를 지니고 발달하고, 생활하며 사람으로서 살아가는 것에 대한 시점, 심리학적 측면은 거의 주목받지 못하고 있다고 하여도 의욕(치료의욕・운동학습의욕)이 신체의 움직임을 보조한다는 정도의 인식밖에 없다. 그런 의미에서는 그야말로 지체의 부자유스러움 그 자체에 시선을 주고 있다고 할 수 있다.

그런데 지체부자유라는 것은 운동기능의 장애를 가리키는 것으로 지체에 부자유스러운 부분이 있어서 그 상태로는 생활이 곤란한 상태를 말한다.

이러한 지체부자유를 초래하는 것으로는 앞서 말한 동작법 개발의 원점이 되는 뇌성마비 아동・환자, 뇌혈관장애후유증이나 교통사고 등 외상성 뇌기질 장애에 의한 후유증에 기인하는 것 등등 다양하다.

이와 같이 지체부자유를 초래하는 장애의 종류의 차이는 있지만 어떠한 장애이든지, 이 장애는 동작법이 적절하지 못하다고 할 만한 것은 없다. 동작법에 있어서의 「동작」은 주체의 의도에서 생겨나는 노력의 결과로서의 신체운동에 다다르는 자기 제어계의 모든 과정을 가리키는 개념이다(나루세, 1995, p.36). 뇌성마비아동으로 대표되는 발달장애아동의 지체부자유는 그 발달의 과정에서 동작의 획득이 미숙이나 미발달(미학습)되거나 또는 부적절하게 행해진 결과(오학습)라고 생각된다. 설령 척추손상에 의한 결과로서의 신체운동과 연관시키기는 어려울지 몰라도 의도-계획-노력-신체운동-의도(조합과 수정의 반복을 포함)로 이어지는 자기 제어계의 전 과정을 통해서 그 동안의 주체활동의 활성화를 촉진한다는 의미에서, 임상동작법으로 발전시켜온 부분에서의 심리원조가 기대되며, 말하자면 생리・생물과제와 주체・심리과제의 문제이기도 할 것이다(나루세, 앞서 게재한 책, p.192).

따라서 여기에서는 뇌성마비아・인의 동작법이라고 하는 주제를 달고는 있지만 지체부자유 내지는 운동장애라고 하는 분류에 집착하지 않고 지체부자유를 지니고 살아가고 있는 사람 및 운동장애를 지니고 살아가고 있는 사람에 대해 보다 나은 삶으로의 지원방법이 될 수 있는 동작법이라고 하는 커다란 틀을 전제로 해서 살펴가기로 한다.

동작법과 운동훈련

뇌성마비아·인이 보이는 지체부자유에 대한 운동법은 동작학 연구의 원점이며 본디 「동작훈련」이라고 불리고 있던 것이다. 「동작훈련」이라고 하는 용어는 의료계 용어인 「기능훈련」과의 대치를 통해 명확하게 심리·교육용어로서의 위치부여를 가지며, 교육계에 커다란 효과를 가져온 것이기는 하지만 그렇기 때문에 더더욱 일종의 오해와 반발을 낳은 경위가 있는 것도 또 하나의 사실이다.

훈련이라고 하는 어감이 교육에 있어서는 익숙하지 않다는 감정적인 반발이나 또는 동작훈련의 개발 직후에 전국의 지체부자유 양호학교에 불이 번지듯이 적용되어 가거나 전국 각지에서의 보호자 주체의 훈련회나 훈련캠프의 개최가 성행해짐에 따른 지도자 부족이나 또는 미숙한 지도자가 동작훈련의 본질로부터 떨어진 신체학적인 근골격계의 움직임이나 신장을 행하는 바람에 그것이 아이를 구속해서 육체적으로도 정신적으로도 힘든 방법이라던가, 극단적으로는 동작훈련은 아이를 울리는 것으로 긴장을 풀게 하는 방법이라는 식의 평가가 행해진 적도 있음 또한 사실이다.

그러나 또한 동작훈련이라고 하는 용어는 자율훈련법을 염두에 두고 명명된 것이라 생각되고, 오늘날의 심리임상법으로서의 임상동작법의 근간을 이루고 있는 것이며, 본래는 매우 깊은 의미가 담겨 있는 것이지만 협의로서는 뇌성마비아·인을 비롯하는 지체부자유아·인의 동작 개선을 목표로 하는 이론과 방법 내지 과정을 지향한다고 파악된다.

그렇다고는 하나 뇌성마비아·인 본인 또는 그 양육자의 최대의 그리고 절실한 요구는 조금씩이라고 할지라도 당사자가 지금 현재의 상태보다도 자립할 수 있기 위한 보다 좋은 상태로 나아갈 수 있는 지체부자유 내지 운동장애의 개선일 것이다.

뇌성마비아인의 지체부자유로에 대한 동작법은 따라서 병상에서 누워서만 지내는 아이가 조금씩이라도 자신의 신체를 움직일 수 있도록 되는 것이나 앉거나 서거나 또는 걷거나 하는 기본 동작을 비롯해서 팔을 올리고 내리기, 굽히고 펴기 등과 같은 단위동작, 손을 쥐거나 펴기, 공이나 젓가락을 쥐거나 쓰거나 글자를 쓰거나 하는 등의 미세성, 작업성이 높은 글쓰기 동작, 호흡이나 연하 등을 포함하는 발성발어동작에 이르는 광범위한 동작의 개선을 목표에 포함한 것이다.

그러나 재차 확인해 두고 싶은 것은 동작훈련으로는 지체부자유를 낳게 하고 있는 근육의 부적절한 긴장을 이완시키는 것이 목적이 아니며 또한 구부러진 발목이나 팔, 뒤틀린 자세를 바로잡는 것이 목표가 아니라, 그러한 근긴장을 "스스로 이완시킬 수 있다"는 자기제어과정, 뒤틀린 자세를 "스스로 바로잡을 수 있다"는 자기제어과정을 중요하게 여긴다. 이것은 앞서 말한 주체·심리과제의 문제이긴 하지만 뇌성마비아·인의 지체부자유의 개선 즉 동작의 개선경우는 결과적으로 생리·물리과제에 그것이 잘 반영되는 것이 다른 장애에 있어서의 동작법이나 신경증 등으로의 임상동작법과 비교했을 때 보다 강하게 요구된다고 할 수 있다. 그러나 그 동작의 개선에 너무 집착하게 되면 신체적인 트레이닝에 불과하게 될 위험성이 있다. 트레이너(지도자·원조자)의 입장에서는 어디까지나 주체·심리과제를 트레이니(피원조자)에게 제시하고 그 과제를 함께 실현해 가는 원조를 행하는 시점이 중요하며 그렇지 않다면 신장

훈련과 다를 바 없는 것이 될 가능성이 있다는 것을 재차 강조해 두고 싶다.

뇌성마비아 · 인에 대한 동작법(동작훈련)을 진행하는 방법

1 _ 이완 훈련과 수직계 훈련

뇌성마비아인의 지체부자유의 동작훈련은 초기에는 이완 훈련을 누운 자세로 충분하게 행한 후에 선 자세나 보행훈련으로 이행하는 것이 주류였다. 당시는 지체부자유라고 하더라도 오늘날에서 보자면 경도 장애인 것이 많았고 대부분의 트레이니(도움 받는 사람)는 앉거나 서거나 하는 것이 어떻게든 가능한 상태인 아이가 많았으며 현재와 같이 거의 누워서만 지내며 앉거나 서거나 하는 등의 수직 자세를 취한 경험이 없는 중도 장애인은 없었다.

그와 같은 상황에서는 어떤 의미로는 자세나 동작의 뒤틀림을 초래하고 있는 부당 긴장이나 만성 긴장을 트레이니가 알아차릴 수 있도록 원조자가 원조하며 그러한 지체부자유를 유발하고 있는 긴장을 트레이니 스스로가 충분하게 이완시킬 수가 있다면 걸을 수 없었던 아이가 그것만으로도 걸을 수 있게 되는 경우를 많이 볼 수 있었기 때문에 우선 이완 훈련을 충분하게 행하는 것이 중시되었고 또한 효과적이었다.

그러나 오늘날과 같이 장애가 중도화되고 중복화되어서 이른바 순수한 뇌성마비의 정의에 의한 지체부자유아동은 장애아학교가 아닌 보통학교에 취학하는 경우가 많아지면서 스스로 자신의 신체를 부적절하게라도 지구환경에 대해 수직으로 유지하는 경험을 가지지 않는 중도 장애인 아이가 늘어나기 시작했다. 이러한 상황 속에서 오히려 자신의 신체를 수직으로 유지할 수밖에 없는 신체 조작활동 그 자체를 훈련 과제로 삼는 것이 유효하다는 것을 알게 되었다.

누운 자세에서의 이완 훈련은 자신의 신체의 긴장을 발견하고 그것을 자기 이완시킨다는 자기-자체관계의 이차원적 활동과제였던 것이 자기-자체-환경 관계라고 하는 삼차원 공간에서의 동작과제가 중요시되게 되었다.

이것이 수직계 훈련이다.

수직계 훈련에는 크게 다음과 같은 4개의 자세가 이용된다.

① 앉은 자세(책상다리), ② 무릎으로 선 자세(한쪽 무릎으로 서기도 포함), ③ 선 자세, ④ 보행 자세이다.

이러한 4개의 자세는 지구중력에 대해 자신의 신체를 땅에 옆으로 눕히는 일 없이 유지하는 자세이며 단순하게 중력에 대항하는 자세가 아니라 변화하는 중력환경에 대해서도 자신의 자세를 계속해서 제어하며 대응하고 있다는 의미로 중력대응자세 또는 항중력자세라고 불리고 있는 것이다.

옆으로 눕지 않고 중력에 대응해가기 위해서는 자신의 신체를 땅에 대해 삼차원적으로 「수직」으로 위치시키게 됨으로 수직자세라고 불리고 있다.

앞서 적은 바와 같이 초기의 동작훈련에서는 동작훈련, 즉 이완 훈련과 같이 받아들여지고 또한 본래의 자기이완이 원조자에 의한 타자(他者)이완이 되어버리거나 하는 등의 폐해도 보였지만 최근의 동작법에 있어서의 수직계 동작훈련에서는 충분하게 이완을 행하는 것이 첫 번째 목적이 아니라 트레이니가 주체적으로 수직 자세를 유지하거나 획득하는 데에 필요한 만큼의 이완 훈련이 실현된다면 그걸로 충분하다고 여겨져 그러한 수직 동작과제 속에서의 이완 훈련은 동시진행적으로 포함되게 되었다. 수직 자세를 취함에 있어서 원조자의 최소한의 원조를 가지고도 수직 자세의 유지가 곤란할 정도로 반-굴(이른바 수평방향)긴장이 강한 경우에 한해서 누운 자세나 그 밖의 자세에서의 신체 각 부위의 이완 훈련을 행하면 된다고 여겨진다.

2 _ 동작특징의 파악(자세와 긴장의 감별)

뇌성마비아·인에 대한 동작훈련을 진행해 감에 있어서는 먼저 그 사람(트레이니)의 긴장이 어떠한 동작부자유나 자세의 뒤틀림을 초래하고 있는가를 살피는 것이 중요하다.

그것을 위해서는 지도자(트레이너)는 트레이니가 어떠한 동작특징을 보이고 있는가 하는 만성적·정형적인 자세나 긴장의 파악, 또한 특정 동작이나 자세에 수반해서 강조되는 동작특징에는 어떠한 것이 있는가 하는 수반적·비정형적인 자세나 긴장을 파악하는 것이 중요하다.

특히 수직계 훈련에서는 수직으로 자신의 신체를 유지할 수 없는 것은 그 트레이니가 어떤 식으로 수직 유지를 방해하는 힘을 주고 긴장을 하고 있는가, 또는 수직에 대해 직접적으로 힘을 줄 수 없는 것인가 하는 시점이 중요하며 신체 각 부분의 긴장(원조자에게는 딱딱함으로 느껴진다) 전부에 대해 대처하지 않으면 안 되는 것이 아니다. 그런 의미에서 수직 동작과제를 달성하지 못하고 있는 그 동작특징에 근거해서 트레이니에 대해 당면한 동작과제를 결정해 가는 것이 감별에 포함된다.

동작훈련을 진행해 감에 있어서 필요한 것은 동작특징의 파악뿐만이 아니다.

트레이니의 지금까지의 간결한 성장사나 훈련이력·동작발달이력 등, 또한 트레이니의 성격·훈련에 대한 자세·대인태도 등, 사전에 본인이나 또는 보호자를 통해서 가능한 한 정보를 모아두지 않으면 안 된다. 특히 뇌성마비아·인의 지체부자유 개선을 위한 동작법 실시에 있어서는 탈구·발작·약복용의 유무 등, 동작훈련을 진행함에 있어서 운동생리학상·근골격상·의학상 주의해두어야 할 점을 충분하게 파악해 두지 않으면 안 된다. 심리 재활훈련 연구소 주체의 심리 재활훈련 연구회에서 사용되고 있는 훈련기록은 초진

면접 시에 적절한 감별이 행해질 수 있도록 동작특징의 파악과 감별을 위한 시트를 작성함에 앞서, 페이스 시트(표 5)가 작성되고 그러한 정보를 초진 면접 시에 얻어질 수 있도록 하고 있다.

또한 동작특징을 파악함에 있어서는 Schema of Body Dynamics (그림 1), S-G(Standing-Gait) Scale (표 6)를 이용해서 트레이니의 자세와 동작특징을 파악할 수 있도록 하고 있다. Schema of Body Dynamics는 트레이니가 보이는 선 자세에서의 정형적인 자세를 선으로 그려서 나타내게 되어 있는데 자세나 긴장의 형태를 파악하기 쉽도록 몸의 움직임을 나타내기 쉬운 관절부위 혹은 정형성이 드러나기 쉬운 부위에 번호가 붙여져 있다. 경부의 1번부터 시작해서 2번은 견갑골부위, 흉부위가 3번, 배부위가 4번, 요부가 5번이다. 6번은 고관절부위, 7번은 슬부위 8번이 발목부위, 9번은 발가락부위, 10번 어깨, 11번 팔꿈치, 12번 손목, 13번의 손바닥까지 이어진다.

[표 5] 페이스 시트

<table>
<tr><td>No.</td><td colspan="2">초진일</td><td>년 월 일</td><td>동작훈련
담당자</td><td></td><td>특별
고문</td><td></td></tr>
<tr><td>성 명</td><td colspan="3"></td><td>성별</td><td>남・녀</td><td>생년월일
년령</td><td>년 월 일생
(세 개월)</td></tr>
<tr><td>주 소</td><td colspan="7"></td></tr>
<tr><td>보호자</td><td colspan="3"></td><td colspan="2">보호자의 주소</td><td colspan="2"></td></tr>
<tr><td>가족
구성</td><td colspan="7">부 (세)
모 (세)</td></tr>
<tr><td rowspan="6">출생시의상황</td><td rowspan="2">임신중</td><td colspan="2">영양 : 양호 ・ 불량</td><td colspan="4">병 : 유・무 ( )</td></tr>
<tr><td colspan="3">유산의 징후 : 유・무 (회)</td><td colspan="3"></td></tr>
<tr><td rowspan="2">출산시</td><td colspan="2">만산・조산(개월)</td><td colspan="4">체 중 : g</td></tr>
<tr><td colspan="6">이상사태 :</td></tr>
<tr><td rowspan="2">신생아기</td><td colspan="2">영양 : 양호 ・ 불량</td><td colspan="4">병 : 유・무 ( )</td></tr>
<tr><td colspan="4">보육기의 사용 : 유・무 (개월)</td><td colspan="2">그 밖</td></tr>
<tr><td rowspan="6">병력</td><td rowspan="2">기왕력</td><td>병명</td><td>( )세</td><td>( )세</td><td>( )세</td><td colspan="2">( )세</td></tr>
<tr><td>처치</td><td></td><td></td><td></td><td colspan="2"></td></tr>
<tr><td rowspan="2">발작</td><td>유무</td><td colspan="2">뇌파의 이상 : 유・무</td><td colspan="3">복약 : 유・무</td></tr>
<tr><td colspan="3">* 도 :</td><td colspan="3">증상・정도 :</td></tr>
<tr><td rowspan="2">탈구</td><td>유무</td><td colspan="2">고관절 (좌・우)</td><td colspan="3">시기 : ( )세</td></tr>
<tr><td colspan="3">그 밖의 부위 :</td><td colspan="3">수술 : ( )세</td></tr>
<tr><td rowspan="3" colspan="2">장애판정
시
의 상황</td><td colspan="3">판정시기 : 세 개월</td><td colspan="3">판정장소 :</td></tr>
<tr><td colspan="3">의사의 진단 :</td><td colspan="3">의사의 지시 :</td></tr>
<tr><td colspan="6">부모의 수용 :</td></tr>
</table>

기록연월일	연월일	연월일

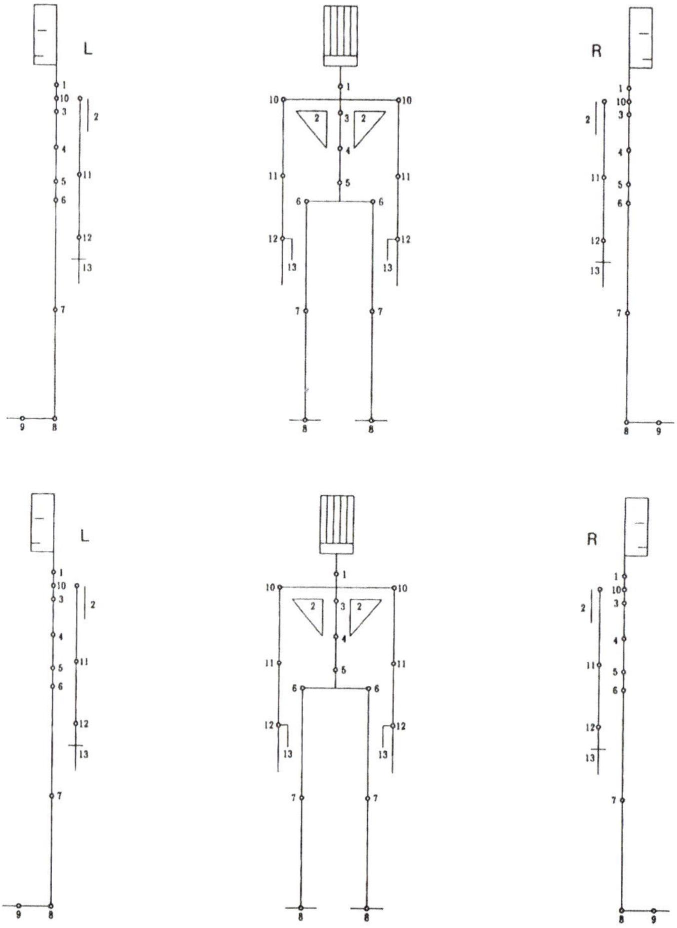

ASSESSMENT

I. Tention

Examine the resistance to examiner's hand. Direction and degree are represented by sign like as follows

i) region: ○ ii) direction :

II. Joint For test

1. neck 2. scapula 3. breast 4. back 5. waist 6. hip 7. knee 8. ankle 9. toe 10. shoulder 11. elbow 12. wrist 13. hand

[그림 1] Schema of Body dynamics

[표 6] S-G(Standing-Gait) Scale

단 계	훈련전	훈련후	번호	항 목
Ⅰ. 병상생활			1	병상생활 상체는 움직일 수 없다.
			2	상체는 움직일 수 있지만 돌아 누울 수 없다.
			3	목을 일으킨다(배 대고 누운 자세).
			4	돌아누울 수 있다.
			5	팔꿈치로 상체를 일으킨다(배 대고 누운 자세).
Ⅱ. 기기			6	배 대고 기기 이동이 가능
			7	배 대고 기기 전진이 가능
			8	팔꿈치로 앞으로 기어간다.
			9	다리로 차서 전진할 수 있다.
			10	네발 기기 전진이 가능하다.
Ⅲ. 앉은 자세			11	지지 않은 자세에서 수하首賀가 가능하다.
			12	허리를 지지하면 상체를 세우고 있을 수 있다.
			13	W자 앉기가 가능하다.
			14	책상다리 앉기가 가능하다.
			15	다리 뻗고 앉기가 가능하다.
Ⅳ. 무릎으로 서기			16	무릎・허리를 지지하면 상체가 선다.
			17	허리를 지지하면 상체가 선다.
			18	다리를 지지하면 무릎으로 서기가 가능하다.
			19	무릎으로 서기 자세를 취하게 하면 혼자서 유지가 가능하다.
			20	혼자서 무릎으로 서기가 가능하다.
Ⅴ. 지지 서기			21	허리・무릎・발꿈치를 지지하면 설 수 있다.
			22	허리・무릎을 지지하면 설 수 있다.
			23	허리를 지지하면 설 수 있다.
			24	손을 지지하면 설 수 있다.
			25	약간의 손가락 지지로 설 수 있다.
Ⅵ. 혼자 서기			26	선 자세를 취하게 하면 2~3초 유지 가능하다.
			27	선 자세를 취하게 하면 15초 이상 유지 가능하다.
			28	선 자세를 취하게 하면 30초 이상 유지 가능하다.
			29	혼자서 일어설 수 있지만 유지는 불가능하다.
			30	혼자서 일어설 수 있고 유지 가능하다.
Ⅶ. 한쪽에 싣기			31	허리를 지지하면 한쪽에 체중을 실을 수 있다.
			32	손을 지지하면 한쪽에 체중을 실을 수 있다.[한쪽만 좌・우]
			33	손을 지지하면 한쪽에 체중을 실을 수 있다.[양쪽]
			34	혼자서 한쪽에 체중을 실을 수 있다.[한쪽만 좌・우]
			35	한쪽에 체중을 실을 수 있다.[양쪽]
Ⅷ. 내딛기			36	허리를 지지하면 발을 내밀 수 있다.
			37	허리를 지지하면 내딛을 수 있다.
			38	손을 지지하면 내딛을 수 있다.
			39	혼자서 내딛을 수 있지만 쓰러진다.
			40	쓰러지지 않고 혼자서 내딛는다.
Ⅸ. 보행Ⅰ			41	허리를 지지하면 걸을 수 있다.
			42	손을 지지하면 걸을 수 있다.
			43	혼자서 걸을 수 있으나 쓰러진다(멈춰 서 있지 못함).
			44	혼자서 걸을 수 있다(멈춰 서 있기 가능). 2초 이상
			45	혼자서 걸을 수 있다(멈춰 서 있기 가능). 10초 이상
Ⅹ. 보행Ⅱ			46	발꿈치를 붙여서 걸을 수 있다.
			47	무릎을 느슨하게 하고 걸을 수 있다.
			48	팔을 내리고 걸을 수 있다.
			49	허리를 밀어 넣고 걸을 수 있다.
			50	소폭보행이 가능하다.

주1. 전항목에 대해 평가(○ ×)
주2. 손지지는 어깨부터 아래의 위치를 말한다.
주3. 내딛기는 다리를 내밀 수 있고 게다가 체중을 실을 수 있는 경우이다.

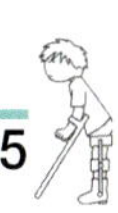

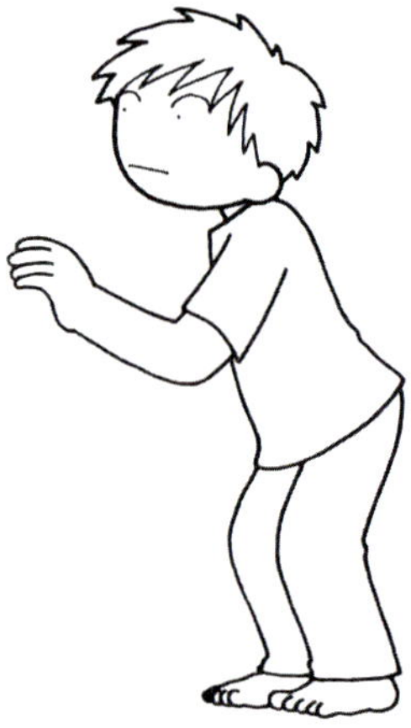

[그림 2] 측면방향의 보조

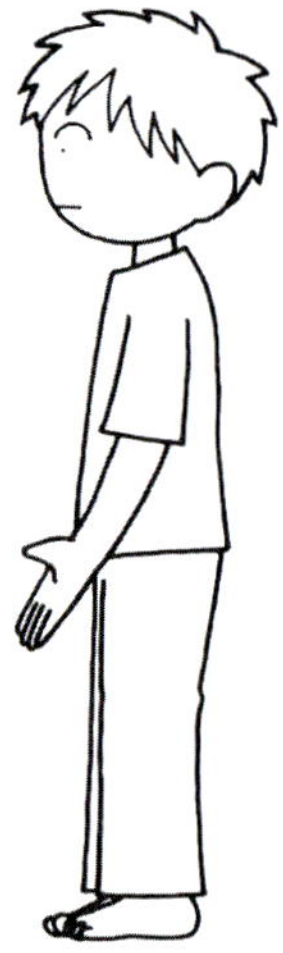

[그림 3] 수직 자세

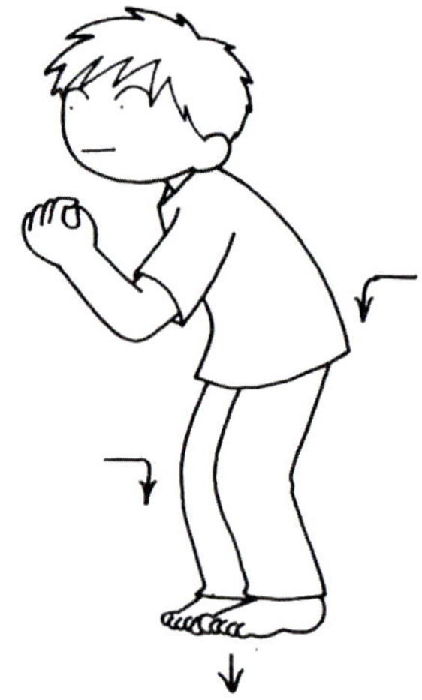

[그림 4] 수직방향의 보조

특히 수직계 동작훈련에 있어서는 1번, 3번, 4번, 5번, 6번, 7번이 어떤 식으로 굽힌(屈) 방향, 젖혀진(反) 방향으로 긴장되어 있는가를 파악하는 것이 중요하다. 굽힌 방향과 젖혀진 방향 모두 자신의 신체를 수직으로 만드는 것을 방해하는 긴장이기 때문이다. 예를 들면 **그림** 2와 같은 경우, 수직 자세(**그림** 3)가 되도록 트레이너는 트레이니의 무릎 · 허벅지 · 가슴 등을 누르는데 단순히 반-굴 부위를 각각 횡 방향으로 누르는 것은 아니다. 트레이니가 스스로 반-굴의 긴장을 가지지 않아도 되도록 발바닥 방향으로 지면을 밟게 만드는 원조를 하는 것(**그림** 4)이 중요하다.

뇌성마비아 · 인의 동작법에 있어서의 수직계 훈련은 단적으로 말하자면 수직계 동작과제의 어느 자세에 있어서도 이 과정을 행하고 굴과 반의 방향의 긴장을 수직방향으로 땅을 밟는 긴장으로 치환할 수 있도록 원조함에 있다.

뇌성마비아 · 인의 수직계 훈련 | 공통 과정 |

1 _ 준비조건: 타동보조에 의한 과제자세의 유지와 이완

과제자세는 책상다리 자세, 무릎으로 선 자세, (한쪽 무릎으로 선 자세를 포함한) 선 자세, 보행이다. 각각의 공통된 과정은 우선 먼저 과제동작달성시의 자세를 취하게 하는 것이다. 예를 들면 앉은 자세라면 목표가 되는 혼자 앉은 자세의 형태를 트레이너가 보조하면서 우선 취하게 한다. 그것을 위해서는 각 과제자세를 취하는 데에 필요한 만큼의 이완이 체간부나 그 자세를 취하는 데에 필요한 관절부위에 있어서 트레이너의 보조 하에 체험되지 않으면 안 된다. 예를 들면 앉은 자세라면 고관절 부위가 책상다리 앉기를 취하기에 필요한 만큼 이완되어 있거나 허리가 펴질 것, 경부 · 가슴 · 등 · 요부위가 적혀지거나 굽어지거나 하지 않는 것이 트레이너의 보조가 있으면 가능할 정도로 이완되는 것 등이 준비조건이 된다.

만약 여기서 트레이너가 아주 타동적으로 보조하더라도 그 과제동작자세를

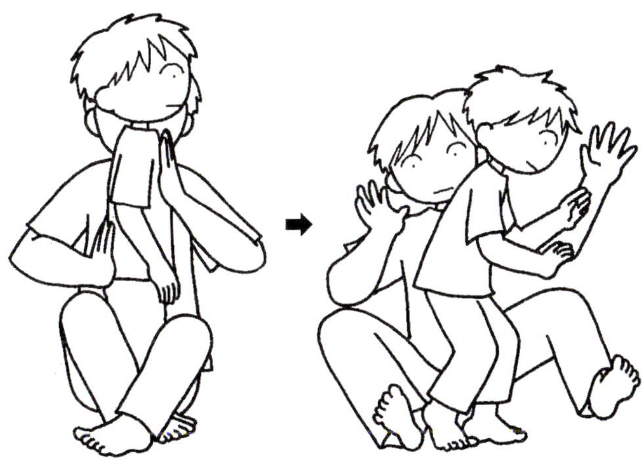

ⓐ 보조 있음 ⓑ 보조 없음

[그림 5] 위임 탈력

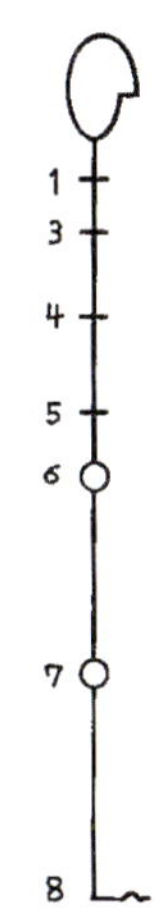

[그림 6] 수직 자세

취할 수 없을 정도의 강한 긴장이 존재한다면 누운 자세나 그 밖에 긴장을 이완시키기 쉬운 자세에서 이완을 체험시킨다.

2 _ 위임 탈력

각각의 과제자세를 취한 채로 트레이너가 지탱해주고 있으면 그 자세를 유지할 수 있지만 그렇지 않으면 유지가 불가능할 정도로 완전히 젖혀지거나 굽거나 해서 긴장・힘을 풀 수 있는 상태가 된다. 이른바 "위임 탈력" 상태이다. 완전히 "위임 탈력" 상태가 되어 있으면 트레이너가 만약 그대로 보조의 손을 놓게 되면 트레이니의 신체는 중력에 이끌리는 대로 무너져서 쓰러지고 마는 상태이다(그림 5 a, b).

3 _ 수직 자세의 확인

트레이너는 트레이니의 경부에서 어깨・가슴・등・허리・무릎 등의 각 부분이 중력에 맞춰서 곧 바르게 뻗어 있을 수 있는가를 확인한다(그림 6).

4 _ 몸의 축을 수직으로 유지하는 힘의 입력: 혼을 불어넣는다.

트레이너는 "놓는다, 놓는다" 등과 같이 말을 걸면서 트레이니를 받치고 있는 보조력을 슬며시 이완시켜 본다. 이 때 한번에 보조력을 이완시키거나 보조하던 손이나 발을 놓아서는 안 된다. 트레이니의 신체를 지탱하기 위해 트레이니의 신체에 대고 있는 트레이너의 신체는 말하자면 트레이니가 어떤 식으로 과제동작을 달성하고자 하고 있는가를 느끼기 위한 센서라고 할 수 있다.

그 센서가 젖힘이나 굽힘의 긴장을 감지하게 된다면 그것은 나쁜 영혼이 나오려고 하고 있다고 나루세는 비유하고 있다. 영혼을 불어넣는다는 것은 그때까지 트레이너에게 완전히 의지하고 과제자세를 만들기 위한 자기노력·운동노력을 하지 않고 있던 트레이니에게 수직자세를 유지시키는 것을 가로막고 있는 젖힘이나 굽힘의 힘을 넣지 않고 수직자세를 유지할 수 있는 자기노력·운동노력을 도출해내는 것을 비유한 것이며 몸의 축을 형성하는 과정이라고 할 수 있다.

이 "놓는다"라고 하는 표현에는 트레이니의 자기노력의 양상을 트레이너가 감지한다는 매우 중요한 동작법의 핵심이라고 할 수 있는 상황이 표현되어 있는 것이다.

5 _ 몸의 축을 만드는 방법(좋은 영혼을 불어넣는 법)과 확인

트레이너가 보조의 손길을 떼려고 할 때 젖힘이나 굽힘의 움직임이 나오려고 하는 듯이 느껴졌다면("나쁜 영혼이 나온다"고 나루세는 비유하고 있다), 즉시 위임 탈력 상태로 돌아가서 다시 경부에서부터 체간부까지가 중력에 맞춰서 연직방향으로 올곧게 뻗어 있는가 보조의 양상을 확인하고 "놓는다"를 행해보도록 한다.

이렇게 해서 트레이너는 트레이니가 젖힘이나 굽힘의 긴장이 아니라 수직자세를 유지하는 힘을 넣게 될 때까지(즉 좋은 영혼을 불어넣을 때까지) 섬세하게 젖힘이나 굽힘의 긴장이 들어가지 않는 것을 읽어내거나 또는 들어가지 않도록 이완을 촉진하는 것이 여기서는 중요하다.

능숙하게 수직의 힘이 들어가게 되면 트레이니를 받치고 있는 트레이너의 손발에서 느껴지는 트레이니의 신체로부터 트레이너가 보조의 손이나 발을 실제로 놓지 않더라도 떨어져 가는 듯이 느껴지게 된다. 또 그때 트레이니의 목이 앞으로 기울어지거나 뒤로 기울거나 하지 않고 체간부에 대해 올곧게 서게

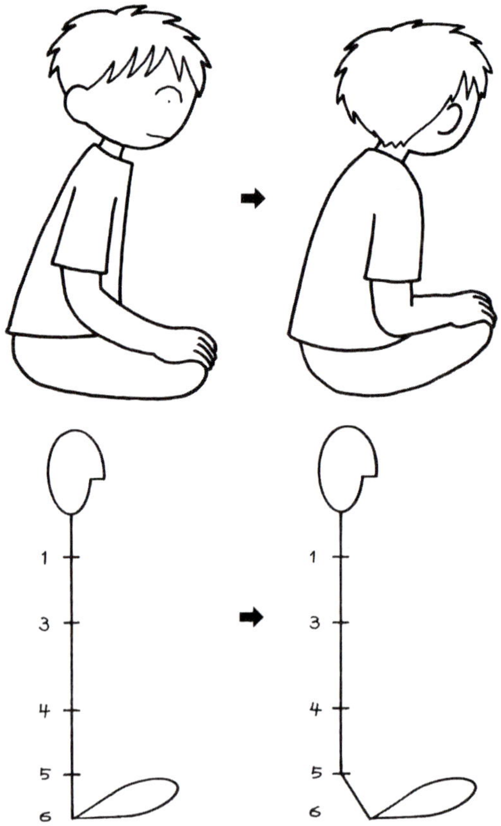

[그림 7] 앉은 자세의 분절 만들기

되는 것을 통해서 수직으로 힘이 들어간 것을 확인할 수 있다.

6 _ 분절 만들기

수직의 힘이 들어가면 이번에는 그것을 유연하게 만들어야 한다. 이제 막 들어가기 시작한 수직자세는 경직된 봉처럼 딱딱하다. 외계의 중력환경은 변화하는 것이다. 바닥은 언제나 일정하게 수평인 것이 아니라 기울어져 있는 경우도 있고 차를 타게 되면 상하전후좌우로 흔들리게 된다. 그러한 변화에 대응할 수 있도록 유연하게 수용할 수 있는 분절 만들기를 다음 과정에서 행한다. 예

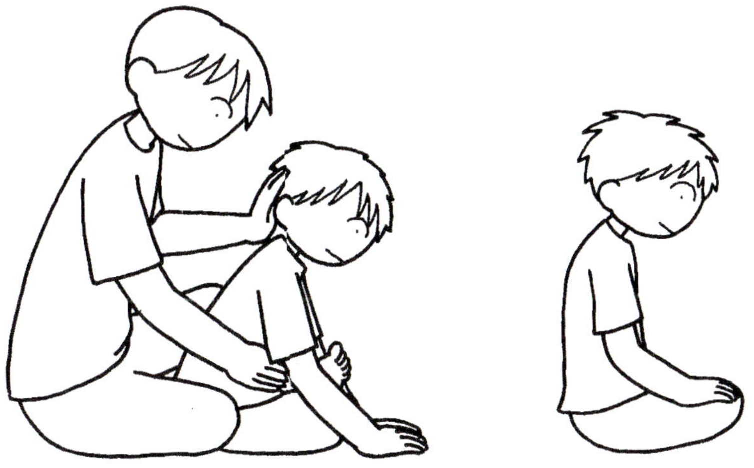

ⓐ 앞으로 기울여서 몸축을 유지할 수 있다.

ⓑ 주동적으로 되돌아 와서 몸축을 유지할 수 있다.

[그림 8] 앉은 자세의 전후 몸축 형성

를 들면 앉은 자세라면 **그림** 7과 같이 상체는 수직으로 둔 채로 허리5만을 굽히도록 크고 확실하게 한 자루 막대기 같은 몸의 축을 허리로 굽힐 수 있도록 원조한다.

처음에는 굽히게 만드는데 있어서 트레이너가 타동적으로 돕고, 굽혀진 부위는 트레이니가 스스로 주동적으로 뻗을 수 있도록 한다. 그것을 할 수 있게 되면 굽힘도 스스로 할 수 있게 하고 최종적으로는 굽힘과 뻗기가 상체를 수직으로 유지한 채 자유자재로 행할 수 있게 되는 것이 좋다.

7 _ 전후 좌우의 균형잡기(몸의 축의 유연화), 밟기

이렇게 전후의 반굴(反屈)의 긴장이 풀리고 막대기가 아니라 유연한 수직자세를 취할 수 있게 되었다면 전후좌우의 균형을 잡아야 한다. 분절에서 아래부위가 무너지지 않도록 주의하면서 트레이너는 트레이니의 몸 축을 중심으로 처음에는 타동적으로 원조하면서 전후로 기울여서 원래대로 되돌린다. 다음으

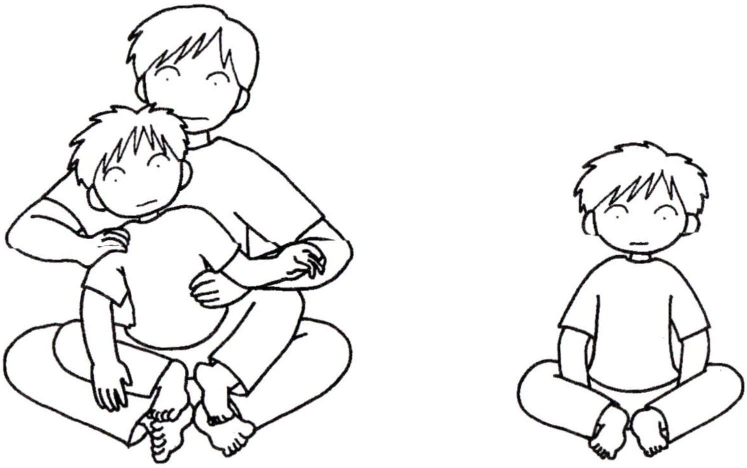

ⓐ 좌우로 타동적으로 기울인다

ⓑ 주동적으로 되돌아와서 앉은자세를 유지할 수 있다

[그림 9] 앉은 자세의 좌우 몸축 형성

로 타동적으로 기울여서 주동적으로 원래대로 돌아오게 만든다.

다음으로 주동적으로 기울여서 주동적으로 돌아오게 하는 식으로 균형을 잡게 만들고 전후가 안정되면 좌우로 이행한다(그림 8, 그림 9).

8 _ 몸 축을 능숙하게 다루는 법, 밟아 누르기

몸 축을 유연하게 받아들이는 분절 부위를 늘려서 각각의 분절에서 유연하게 중력환경의 변화를 수용할 수 있도록 한다. 그것을 위해 트레이너는 트레이니가 유지하고 있는 과제자세를 일부러 무너뜨릴 수 있는 강한 힘을 가하거나 해서 몸 축의 자기 조절 능력을 높인다. 이것은 말하자면 몸의 축을 흐트러뜨리는 어떠한 요인이 있다고 하더라도 자신의 몸을 수직으로 유지할 수 있는 유연하고도 다양한 몸 축의 분절화와 그 관련짓기가 가능해지는 것이다.

이렇게 해서 트레이니는 앉기 · 서기 · 걷기와 같은 기본동작의 개선이나 획득을 할 수 있게 된다.

이상이 수직계 동작훈련의 공통 과정이다.

다음으로 각 과제자세에서의 실제 훈련을 진행해감에 있어서의 유의점을 서술하도록 한다.

실제의 훈련을 하기에 앞선 유의점

이하의 내용은 동작훈련실시의 전제가 되는 유의점을 제시한 것이다. 심리적 원조로서의 동작훈련을 진행함에 있어서 트레이너는 다음과 같은 사항에 충분하게 배려하지 않으면 동작훈련에 있어서의 트레이너와 트레이니의 신뢰관계를 구축할 수 없게 된다.

① 트레이니의 불안, 긴장을 받아들인다.

② 전체를 살핀다.

③ 트레이너의 훈련자세를 정돈한다.

④ 동작 방식의 개선이 목적이나 타동성에 빠지지 않는다.

⑤ 트레이니의 움직임 긴장을 느끼는 센서를 기른다.

⑥ 진단명, 생리학적, 의학적 금기를 확인하고 건강면에 신경을 쓴다.

⑦ 보호자에 대한 배려.

동작법 실시상의 유의점

1 _ 앉은 자세 훈련

앉은 자세 훈련은 원칙적으로 무릎 모아 앉은 자세가 아닌 책상다리 앉은 자세에서 행한다. 무릎 모아 앉은 자세는 허리5의 젖힘을 초래하기 쉽기 때문이다. 그러나 뇌성마비아·인은 고관절부위의 긴장이 상당히 강한 사람이 많아서 그 상태로는 책상다리 앉은 자세를 취하는 것이 곤란한 경우도 많이 볼 수 있다. 이와 같은 경우, 가랑이를 벌리고자 하면 더욱 긴장이 강해져서 거부당하는 일도 많다. 허벅지에 트레이너의 다리를 거는 방법도 있지만(그림 11), 트레이니의 허벅지에 과도한 부담을 걸게 될 위험이 있기 때문에 처음엔 **그림 12**와 같이 허벅지가 너무 닫히지 않도록, 트레이너는 손으로 막아주는 정도로 하고 오히려 고관절의 전후 움직임을 이끌어내는 편이 좋다.

그것도 처음에는 트레이너가 트레이니의 상체를 끌어안듯이 해서 전후로 가볍게, 점차로 크게 움직임을 늘려간다. 어느 정도 큰 움직임이 나오게 되면 고관절을 중심으로 크게 앞으로 굽힌다. 다음으로 골반을 눕히듯이 크게 상체를 뒤로 젖힌다. 이것을 몇 번인가 반복하면 트레이니는 고관절에 넣고 있던 긴장을 이완시키게 된다(그림 13).

이렇게 해서 책상다리 앉은 자세를 취할 준비를 진행시켜 가는데 어디까지나 이완은 자기이완이어야 한다는 점을 유의해서 원조해야만 한다.

뇌성마비아·인의 경우, 경부나 가슴·등·요부·고관절부위를 뒤로 젖히고 다리도 쫙 뻗어서 후궁반사모양 자세긴장을 보이거나 그 반대로 태아모양 굴곡자세(나루세의 용어로는 G패턴)인 긴장이 들어가게 되고, 그 때문에 앉은 자세를 유지할 수 없는 경우가 많다.

이 젖혀지거나 굴곡되거나 하는 긴장을 엉덩이로 바닥을 꾹 누르면서 몸의

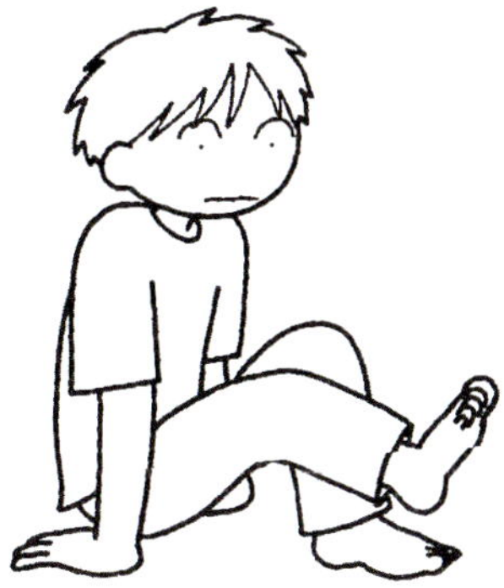

[그림10]　고관절 부위의 강한 긴장

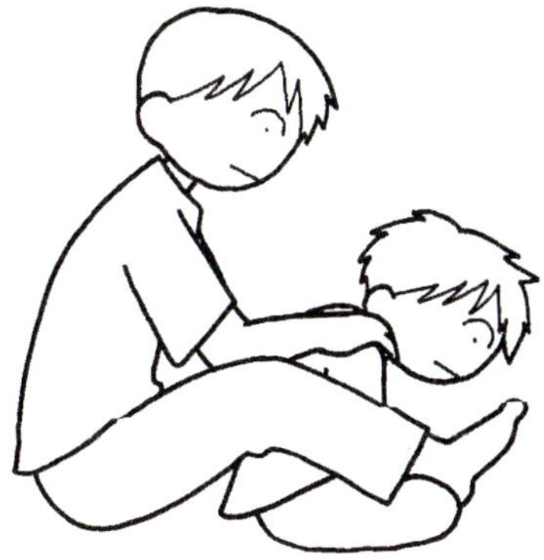

[그림 11]　가랑이에 다리를 거는 자세(트레이니의 저항이 강함)

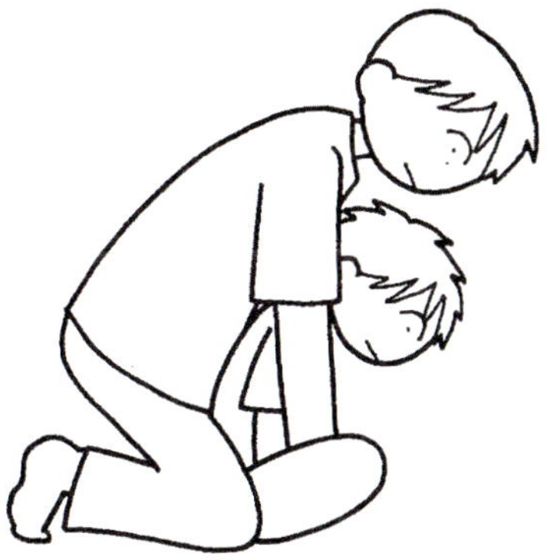

[그림 12]　상체의 전경자세(골반을 일으킴)

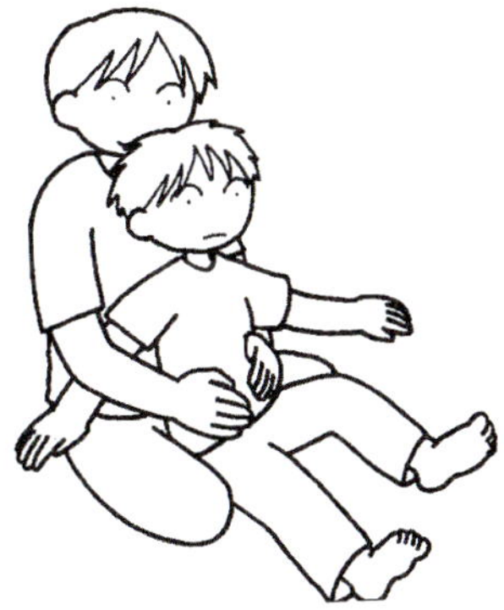

[그림 13]　후경자세(골반을 눕힘)

축을 수직방향으로 제어해서 결과적으로 앉은 자세를 유지할 수 있도록 원조하는 것이 수직 계열 앉은 자세 훈련이다.

그것을 위해서는 트레이너는 트레이니의 경부에서 요부(1, 3, 4, 5번)의 각 부위가 여차하면 젖혀지거나 굴곡되거나 하는 이른바 수평방향으로 들어가는 긴장을 막는 것뿐만 아니라 트레이니가 엉덩이로 땅을 밟을 수 있는 수직방향으로의 입력이 가능하도록 원조해 가야 한다.

트레이너의 원조자세는 트레이니의 배부에 앉아 트레이니의 등·가슴·허리의 젖힘이나 굽힘의 긴장의 상태를 느낄 수 있도록 트레이니의 등에 트레이너의 한쪽 발을 댄다.

대는 방법은, 예를 들면 트레이니의 왼쪽 3번이나 4, 5번이 우측보다도 긴장의 정도가 강하다면 트레이니의 왼쪽 견갑골의 아래쪽 끝부분 밑의 움푹 들어간 부분쯤에 트레이너의 왼쪽 무릎의 머리를 먼저 대고 발목의 등을 트레이니의 왼쪽 엉덩이에 댄다. 트레이니의 왼쪽 어깨에서 오른쪽 허리에 걸쳐서 비스듬하게 댄다. 그렇게 하면 트레이니가 굴곡 방향으로 긴장하게 되면 대고 있는 트레이너의 무릎이나 정강이·복사뼈나 발등 언저리에서 압력이 느껴지고 반대방향으로 긴장이 일어나면 트레이너의 다리와 트레이니의 신체는 떨어지게 되어 압력이 느껴지지 않게 될 터이다. 이때 등뼈에 트레이너의 다리를 대면 불필요한 고통을 주게 될 가능성이 있으므로 주의가 필요하다.

트레이너의 오른쪽 다리는 트레이니의 다리가 전방으로 뻗어 나와서 앉은 자세가 무너질 것 같으면 그것을 막도록 한다.

트레이너는 또한 양손을 트레이니의 어깨에 두고 상체를 뒤로 약간 젖히거나 앞으로 굽히거나 하면서 그 때의 트레이너의 왼쪽 가슴에 느껴지는 트레이니의 젖힘이나 굽힘의 긴장의 정도를 확인하면서 스스로 자세를 만들도록 한다.

다음으로 양손으로 어깨를 엉덩이 쪽으로 약간 누르듯이 압력을 가하고 대고 있는 다리로 젖힘이나 굽힘의 긴장을 막으면서 수직으로의 힘을 트레이니가 쉽게 넣을 수 있도록 원조한다. 그렇게 하면 수직자세를 취한 듯한, 경부에서 엉덩이에 이르는 한 개의 막대기처럼 형성된 몸의 축을 느낄 수 있다.

그렇게 되면 다음은 허리5를 낮춘 상태에서의 분절 만들기와 몸 축의 유연화(앞의 4절 참조)에 의해 앉은 자세의 안정 유지로 나아갈 수 있다.

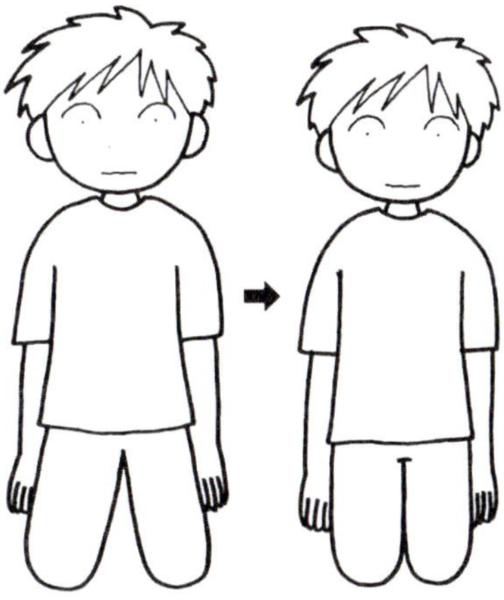

[그림 14] 양 무릎을 붙인다

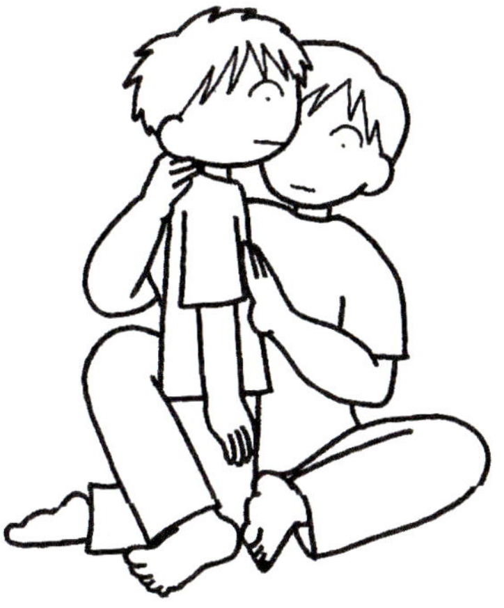

[그림 15] 무릎으로 서기 훈련 보조자세

2 _ 무릎으로 서기

중심이 높아지기 때문에 지지하는 부위와 수직을 이루는 것이 포인트이다. 슬두(膝頭)는 붙여둔다. 양 무릎이 전후로 어긋나지 않도록 트레이너의 발바닥으로 막는다(그림 14, 그림 15). 허리가 좌우로 뒤틀리지 않았는가를 확인할 것.

그림과 같이 트레이니에 대해 측면에 위치하는 것이 바람직하다. 뒤에서 하게 되면 몸축이 전후로 어긋나 있는 것을 알아차리기 어렵기 때문이다. 또한 그 때 보조를 하는 손은 반드시 단차를 둔다. 같은 위치에 대고 있으면 수직이 되기 위한 반굴방향의 긴장의 처리를 원조하기 어렵기 때문이다.

허벅지6이 당겨지고 허리5가 젖혀져 있는 경우가 많기 때문에 허벅지6을 충분하게 이완시킬 수 있도록 하는데, 이 때 가능한 한 수직 자세를 유지한 채로 행하는 것이 바람직하다. 무릎으로 서기 앞으로 기울이기에서 허벅지6을 이완시키는 경우도 많지만 실수로 허리5를 젖혀버리는 일도 많기 때문이다(그림 16).

반대로 허벅지6을 꽉 펴져서 굽힐 수 없는 아이도 있다. 어느 한쪽은 당겨지고 다른 한쪽은 펴져 있는 경우가 많기 때문에 그 좌우의 차이를 알아차리지

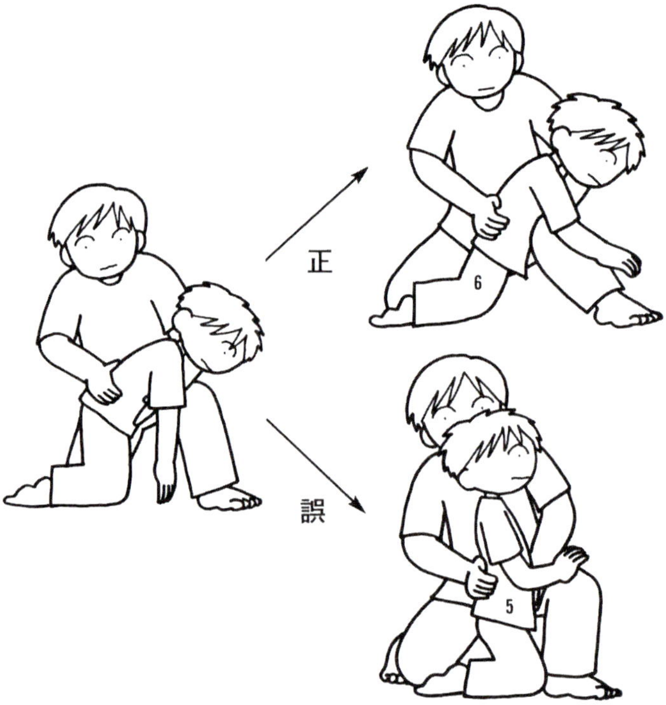

[그림 16] 가랑이6 이완과 허리5의 젖힘의 혼동

못하면 슬두로 확실하게 지면을 밟지 못한 채로 있는 것을 알아차리지 못하거나 좌우지면 밟기가 잘되지 않는 것이다. 허벅지의 전후좌우의 이완과 밟기를 확실하게 할 수 있도록 트레이너는 센서로서의 보조 방법, 손이나 발의 감각을 민감하게 하는 것이 필요하다.

3 _ 한쪽 무릎으로 서기 훈련

한쪽 무릎으로 서기는 전후의 밟기, 중심이동을 확실하게 하는 데에 유효한데 한쪽 다리만으로 지탱해야 하고 상체를 비틀기 쉽기 때문에 생각지 못한 사고로 이어질 가능성이 있으므로 보조가 중요하며, 한쪽 무릎으로 서기를 견딜 수 있는 근력이나 골격이 되는지 사전에 확인할 필요가 있다. 한쪽 무릎으

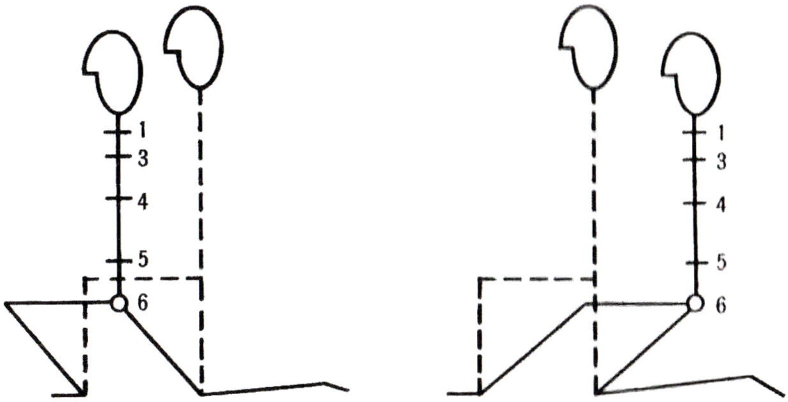

ⓐ 나간 발로 중심 이동　　ⓑ 실린 발로 중심 이동

[그림 17]　한쪽 무릎으로 서기 훈련

로 서기는 허리가 뒤틀리기 쉽기 때문에 특히 확실하게 보조하는 것이 중요하다.

한쪽 무릎으로 서기는 내딛는 발의 발목의 이완이나 지지하는 발의 고관절의 이완 등에도 사용되고 있는데 그보다도 전방으로의 중심을 이동할 적의 내딛는 발의 발바닥의 밟아 누르기, 나아가기나 뒤로 이동했을 때 지지발의 위에 상체가 앞으로 기울거나 하지 않고 똑바로 올라가서, 허리5를 젖히거나 허벅지6을 당기거나 하지 않고 지지쪽 다리의 위에 곧바로 상체를 위치시켜서 확실하게 지지하는 쪽 무릎으로 지면을 딛는 것이 중요하다(**그림** 17). 그럼으로 해서 양쪽 무릎 서기가 안정되기도 하며 선 자세를 할 때의 지면 밟기와 연결시키는 것도 가능하다.

4 _ 선 자세 훈련

선 자세는 무릎으로 서기보다도 중심이 높아지기 때문에 보조가 어려워진다. 포인트는 **그림** 18과 같이 발목(발꿈치), 무릎, 허벅지6 그리고 트레이니의 어깨나 팔을 잡고 지지하는 것이다. 발은 평행으로 두게 하고 무릎이 충분히 뻗도록 해 둔다. 허벅지6의 당김, 허리5의 젖힘, 가슴의 젖힘에 주의한다.

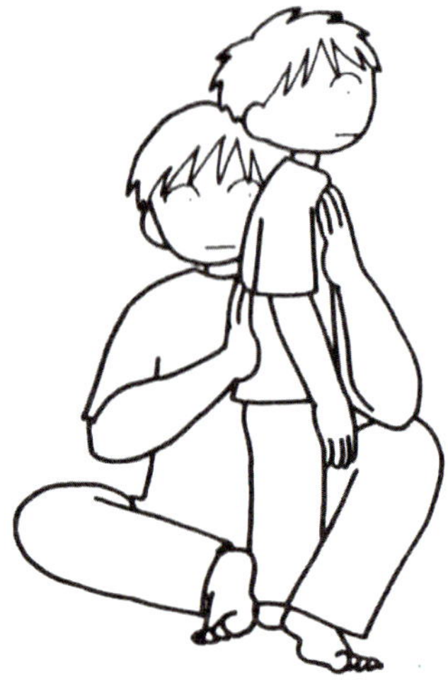

[그림 18] 선 자세 훈련 보조자세

일단 무릎을 굽힌다. 그 때 상체가 앞으로 기울거나 젖혀지지 않도록 주의한다.

이제 충분히 굽었다고 생각될 때에 잠시 그대로 대기시키면 또 한번 자기이완이 진행되는 경우가 있다. 조금 기다려서 무릎을 앞으로 내밀도록 지시하면 그것만으로도 발목이나 무릎, 허벅지가 편하게 되는 경우도 많다. 다음으로 발바닥에 주의하면서 무릎을 뻗게 한다.

트레이너가 보조하면서 조금 뒤로 기울게 하고 발꿈치로 선 상태에서 조금씩 중심을 앞으로 이동시켜 복사뼈 부위, 그 조금 앞쪽의 부위, 모지구(母指球) 부위, 발끝으로 서기와 발바닥의 세세한 감각을 느끼게 하는 것도 효과적이다 (그림 19).

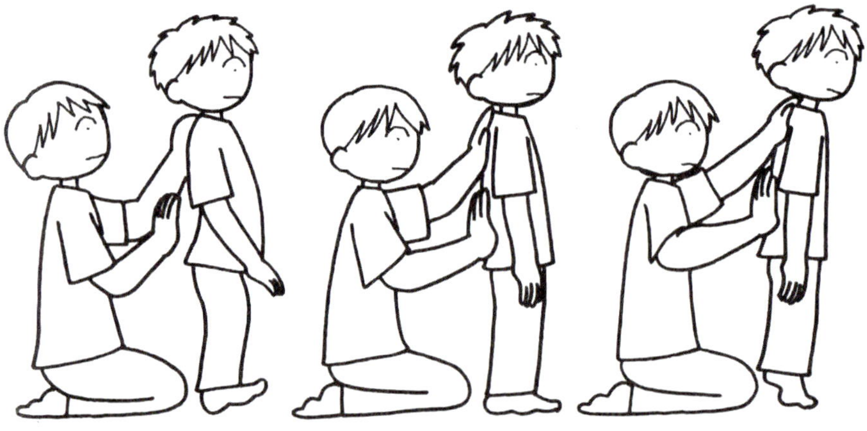

ⓐ 어깻죽지부터 발꿈치로 서기

ⓑ 복사뼈 부위 또는 그 전방부분으로 서기

ⓒ 엄지발가락 배 부분으로 서기

[그림 19] 발바닥 밟기 구분

계속해서, 조금 무릎을 이완시킨 상태에서 무릎을 좌우로 움직여서 발바닥의 외변, 내변으로 지면 밟기를 행한다. 이때 허리가 당겨지거나 돌아가거나 하지 않도록 유의한다.

그 뒤에 한쪽 발 서기를 행하면 지시한 발로의 지면 밟기와 축 만들기가 잘 이루어지는 경우가 많다.

포인트는 발바닥의 전후좌우 지면 밟기와 한쪽 발 서기에 의해 지지쪽 다리로 몸을 싣게 하는 것이다. 이것을 제대로 할 수 있게 되면 보행으로 문제없이 이어질 수 있다.

5 _ 보행훈련

양발을 평행으로 하고 몸 축을 수직으로 해서 발목, 무릎, 허벅지, 허리, 상체에 있는 여분의 힘을 이완시킨다.

한쪽 발로의 중심이동을 확실하게 행한다. 이동은 충분할 만큼 바깥쪽으로 행한다.

다음으로 허벅지로부터 모지구에 힘을 보내는 식으로 체중을 수직으로 지탱한다. 계속해서 발바닥의 전면을 바닥에 붙인다. 중앙으로 돌린 다음 반대쪽으로 이동. 좌우 다리 교대로 체중을 옮겨 싣는다. 어느 쪽이건 한번 중심을 중앙으로 돌린 다음 확실하게 한쪽 발에 체중을 싣는다.

다음으로 한쪽 발 들기인데, 충분하게 한쪽 발에 체중을 실었으면 반대쪽 발을 가볍게 들어올려서 체중을 실은 쪽 발의 복사뼈에 엄지발가락의 뿌리부분을 가볍게 붙인다. 바닥에 발끝이 닿지 않도록 한다(그림 20). 상체가

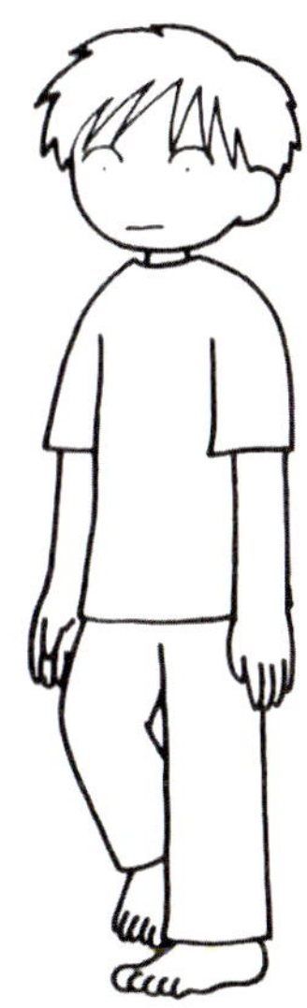

[그림 20] 한쪽 다리 들기(지지다리 밟기)

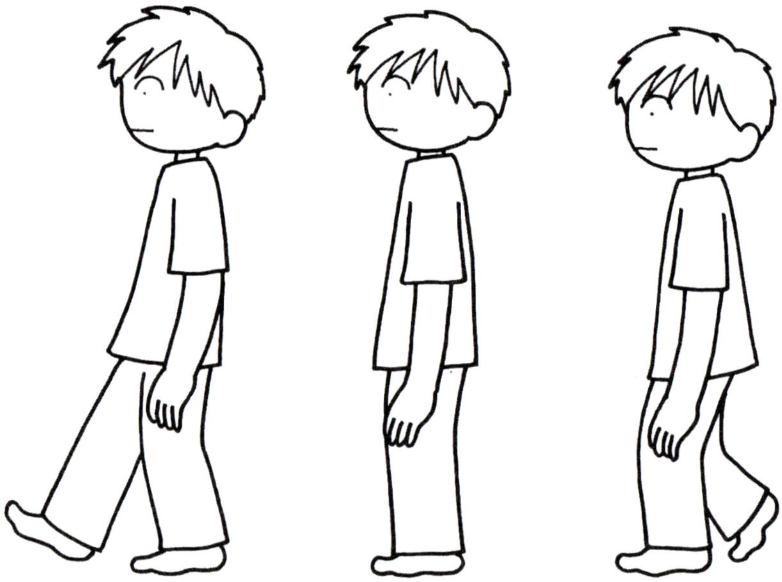

ⓐ 소폭 내딛기(나간 발은 발꿈치부터 붙임) ⓑ 양 발 모으기 ⓒ 반대 다리 체중 싣기

[그림 21] 소폭 내딛기 보행

회전하거나 몸 축이 전후좌우로 흔들리지 않는 것을 확인하고서 들어올린 발을 내리고 반대편 발로 한쪽 발 들기를 행한다. 그것을 연속적으로 행해서 교대로 걸음 딛기로 연결시킨다.

다음으로 걸음 내딛기를 행한다.

한쪽 발에 체중을 싣고 반대쪽 발을 반보 앞으로 내딛는다. 발꿈치부터 바닥에 붙이고 발끝으로 이동해간다. 내민 발의 발바닥의 감각에 주의하면서 발꿈치부터 복사뼈의 조금 앞 부근에서 체중을 느끼도록 내민 발과 지지발의 중간에 중심을 이동시킨다. 다음으로 내민 발의 모지구에 체중을 느끼도록 중심을 이동시킨다. 내민 발바닥 전체로 체중을 느끼면서 확실하게 땅을 밟고 반대쪽 발꿈치를 띄운다. 발끝은 아직 붙여둔다.

내민 발에 완전하게 체중을 옮겨 싣는다. 그때 머리가 젖혀지거나 숙여지거나 하지 않고 상체가 앞으로 기울거나 허리가 당겨지거나 젖혀지거나 하지 않도록 수직자세를 유지한다.

내민 발에 평행으로 반대쪽 발을 두고 일단 양 발로 선다. 이것을 교대로 행한다(그림 21). 이 다음은 내딛는 폭을 넓혀서 소폭 보행, 보통폭 보행으로 이행하게 된다.

03 뇌성마비의 부자유의 본질과 그 발생 · 유래

본 절에서는 먼저 「뇌성마비의 운동장애란 무엇인가?」에 대해 언급하겠다. 그것은 아이가 보이는 움직임의 어려움이며, 그 아이에게 있어서 손이나 다리를 움직이는 것에 관한 「부자유」라고 생각된다. 다음으로 이와 같은 아이에 대해 그 부자유를 개선하기 위한 방법을 개관하고 각각의 부자유의 본질을 언급한다. 그리고 치료방법에 의해 서로 다른 본질의 상호관계를 고려할 경우에 이론의 수준이라는 시점에서 정리한다. 더 나아가 뇌성마비 아동의 부자유를 고찰할 적에 어떤 수준이 적절한가를 문제시한다. 그때 동작법의 시점에서 동작법의 성립의 계기가 된 현상이나 동작법 실천 속에서 발견된 현상을 언급하겠다. 그 현상으로부터 뇌성마비의 부자유를 어떻게 파악하는 것이 타당한가에 대해 검토한다. 끝으로 뇌성마비는 질환 개념이고 다양한 종류의 실태를 지니는 포괄 개념이다. 뇌성마비인 아이 중에 운동장애만을 보이는 아이는 감소하고 있다. 그런 상황에서 어떤 식으로 뇌성마비의 본질을 파악하는 것이 타당한가를 검토하겠다.

뇌성마비와 그 운동장애

1 _ 지체부자유에 대해

뇌성마비인 아이에게는 손을 뻗어서 사과를 집고 싶어도 손을 뻗거나 붙잡거나 하는 것이 어려운 등의 목적에 대응되는 운동행위를 하는 것에 난섬을 보이는 경우가 있다. 무라타(1977)에 의하면 그것을 「부자유」라고 하여 「지체부자유」의 용어를 쇼와 초기(*주: 1920년대 중반부터 1930년대 즈음)에 제창한 것은 정형외과의인 타카키 켄지이다.

그 타카키(1960)에 의하면 뇌성마비의 치료는 손발 그 자체의 훈련이 아니라 그 손발을 구사하는 뇌의 지휘력의 습득이 첫 번째라고 하고 있다. 교육의 영역에서는 「뇌성마비」라고 하는 질환명, 진단명보다 이 「지체부자유」라고 하는 명칭이 사용되는 경우가 많다.

이 「지체부자유」 용어에는 뇌성마비의 장애를 문제로 삼을 때에 이미 운동기능만을 문제로 삼는 것이 아닌 그 아이의 심리나 주체로서의 의사, 의도를 반영한 움직임의 어려움이라고 생각하고자 하는 점을 엿볼 수 있다. 여기서의 주제는 「뇌성마비의 운동장애의 본질」이 아니라 「뇌성마비의 부자유의 본질」이며, 주제로서 어느 용어를 사용할 것인가에 문제를 파악하는 시점의 차이가 드러나 있다.

2 _ 자세 및 운동의 뒤틀림과 운동발달장애에 대해

뇌성마비 아동의 자세 및 운동의 뒤틀림과 운동발달에 대해서는 그 실태가 다양하며, 개개의 아이의 상태에 의해 매우 차이가 있다. 여기서는 비교적 공통되는 현상을 언급하겠다.

우선 첫 번째로 근긴장의 비정상, 또는 불균형을 들 수 있다. 이 근육의 긴장 또는 근활동은 사람이 살아 있는 증거이며 신생아도 유아도 그리고 어른에서도 볼 수 있으며 소실되는 일은 없다. 수면이나 휴식 때에는 근활동도 비교적 적으나 어떤 자세를 유지하거나 어떤 종류의 움직임을 실행할 적에 그 활동은 커지게 된다.

발달적으로는 신생아에게 있어서 자세의 굴곡위가 유지되다가 점차로 해소되어 조작적인 근활동이 획득된다고 여겨지고 있다. Maekawa(1975)에 의하면 신생아에게서 볼 수 있는 자세의 굴곡위를 초래하는 근긴장은 신생아가 손발을 움직임으로 해서 해소되고 더욱 활성화 되어 자신의 몸을 움직이는 원동력이 된다고 여겨지고 있다.

이와 같은 경과를 따라, 사람은 움직임에 필요한 근육의 긴장을 높이고 불필요한 부위는 근긴장을 낮춰서 움직임에 적절한 전체의 긴장 벨런스를 획득해 간다.

그러나 뇌성마비 아동은 이 근긴장의 균형이 현저하게 흐트러져 있는 경우가 많다. 예를 들면 근활동이 저하되어야 하는 휴식 시에 있어서도 몸의 부분적인 근긴장이 높아진 채로 저하되지 않는다. 또한 어떤 움직임을 실행할 때에도 근긴장이 필요한 근육이 활동을 하지 않고 근긴장의 불필요한 부분이 활동해 버리고 만다. 또한 발달적으로는 신생아성의 비활성적인 근긴장이 남아서 근활동이 극단적으로 낮은 경우도 있다.

이와 같이 사람이 신체를 움직이거나 자세를 유지하거나 하기 위한 근긴장의 비정상, 불균형이 공통으로 보여진다.

두 번째로 자세의 비정상 또는 뒤틀림을 볼 수 있다. 이것은 첫 번째인 근긴장의 불균형에서 초래되는 것인데, 뇌성마비 특유의 자세가 발견된다. 비교적 많은 패턴 중의 하나는 목·등·고관절·무릎·발목 등을 굽히는 등의 굴곡위를 보이는 패턴이다. 거기다 비정상 자세 반사로도 생각할 수 있는 비대칭성

긴장성 경반사모양 자세나 긴장성미로반사 모양 자세를 볼 수 있다. 또한 근긴장의 균형이 뒤틀리면 머리와 등, 허리를 젖히는 후궁반장모양 자세를 취하는 것을 볼 수 있다. 자세의 발달에 있어서는 등 대고 누운 자세 · 배 대고 누운 자세 · 앉은 자세 · 선 사제 등의 그 자세를 유지하기 위해 필요한 근긴장의 전체 밸런스를 조절하는 힘을 획득하지 않으면 안 된다.

그러나 뇌성마비인 아이는 특유의 긴장이 발달과 함께 해소되지 않고 통상적인 자세의 획득이 어려워진다. 이와 같이 공통의 특징으로서 자세의 비정상 또는 뒤틀림을 볼 수 있다.

세 번째로 근긴장의 불균형 또는 자세의 뒤틀림은 발달해 감에 따라 해소되는 것이 아니라 적절한 대응이나 원조가 없으면 발달 · 성장과 함께 보다 현저해진다. 초등학교 입학 전에 보행을 획득한 아이라고 하더라도 더욱 움직임이 활발해지면 질수록 자세의 뒤틀림이 눈에 띄게 되는 경우가 있다. 근긴장의 균형이 무너짐과 함께 신체적으로 성장한 결과로서 보행이 곤란해지는 경우를 볼 수 있다.

접근방법의 차이에 따른 본질의 차이

이와 같은 뇌성마비 아동이 보이는 자세 및 운동의 뒤틀림과 운동발달장애에 대해 그 상태를 개선하기 위해 의료 · 교육의 분야에서 각종 시도가 행해지고 있다.

의료의 영역에서는 우에다(1983)에 의하면 일반적으로는 정형외과학적 접근방식과 신경학적 접근방식으로 나눠질 수 있다. 정형외과적 접근방식이란 뼈 · 관절 · 근육 · 건 등 말초운동기의 장애에 대응되는 방법론이며, 정형외과

학과 물리의학을 기초로 전개되어 온 것이다. 신경학적인 어프로치란 중추신경성의 운동장애에 대응되는 방법론이며, 신경생리학·임상신경학을 기초로 해서 발전되어 왔다. 이들 방법은 적지 않게 뇌성마비의 운동장애를 개선함에 있어서 공헌하여 왔다.

또한 뇌성마비의 운동기능훈련의 방법은 에구사·야마무라(1987)에 의하면 관용적 방법과 신경생리학적 접근방법으로 나눠진다. 운동학이나 정형외과학으로부터 출발한 방법이 관용적 방법이며, 펠프스(Phelps, W.M.)의 치료방법이 그 예이다. 신경생리학적 접근방법은 신경생리학에 입각한 방법이며 「촉진 기술」이라고 불리는 것도 여기에 포함된다.

또한 자세 및 운동의 개선에 대한 치료는 심리·교육의 영역에 있어서도 행해지고 있는데 임상심리학에 근거하는 동작법을 예로 들 수 있다.

여기서는 그러한 치료를 크게 나누자면 신경생리학적인 접근방식과 교육·심리학적 접근방식으로 나눠진다. 신경생리학적 접근방식을 대표하는 것으로서 보바스와 보이타의 개념을 예로 들고, 또한 교육·심리학적 접근방식을 대표하는 것으로서 페테와 나루세(1968a)의 개념을 예로 들겠다.

1 _ 신경생리학적 접근방식

신경생리학적 접근방식은 자세 및 운동의 뒤틀림과 운동발달의 지체를 뇌·신경활동의 문제로서 생각한다. 운동장애를 말초적인 근육·골격의 현상으로 보는 것보다도 뇌신경계의 현상으로서 파악하는 쪽이 적절하다고 본다. 그렇기 때문에 뇌성마비 아동에 대한 치료도 아이의 뇌·신경계에 대한 작용에 의해 그 아이의 운동발달을 촉진시키고자 하는 것이다. 그 배경에는 중추신경계의 가소성을 들 수 있고, 치료에 의한 신경회로망의 형성을 근거로 하고 있다.

Bobath(1963)는 뇌성마비의 운동장애를 중추신경계의 손상으로부터 발생하는 근육의 마비가 아닌 근활동의 협조성에 이상이 생긴 것으로 보고 비정상 반응을 억제하고 바람직한 자세긴장을 만들어 냄으로 해서 올바른 움직임을 촉진하는 것을 치료의 기본으로 삼고 있다. 그 때문에 원시반사의 억제나 자세나 평형유지를 위한 운동반응의 촉진을 행한다. 즉, 신경생리학적 접근방식은 뇌성마비의 부자유의 본질을 뇌·신경계의 기능 부전으로 보고 있다.

2 _ 교육·심리학적 접근방식

교육·심리학적 접근방식은 자세 및 운동의 뒤틀림과 운동발달의 지체를 학습, 인지 등의 심리적 활동을 담당하는 자기활동의 문제로서 생각한다. 운동장애를 근육·골격만의 현상으로서가 아니라, 또한 뇌·신경계만의 현상으로서가 아니라 그 아이 자신의 움직임이나 자세에 관한 심리적인 현상으로서 보는 편이 적절하다고 본다. 그 접근방식에서는 아이에 대한 작용은 그 아이 자신에 대한 작용인 것이며 그것에 의해 아이의 학습, 인지발달을 촉진하고 자세 및 운동의 개선을 초래하고자 하는 것이다.

이 접근방법에 있어서는 뇌성마비의 부자유의 본질을 경험에 의한 학습을 포함하는 자기활동의 문제로 파악한다.

3 _ 논리의 수준과 본질

여기서는 크게 두 개의 접근방법에 대해 뇌성마비아동의 운동장애의 본질을 어떤 식으로 파악할 것인가를 검토했다. 본질에 대해서는 그 어느 쪽이 옳은 것인가를 검토할 경우에 그 논리적인 수준을 검토할 필요가 있다. 그때 어떠한 논리적인 수준인가를 문제삼지 않으면 안 된다.

뇌성마비인 아이가 보이는 움직임의 부자유나 아이의 신체 움직임을 어떤

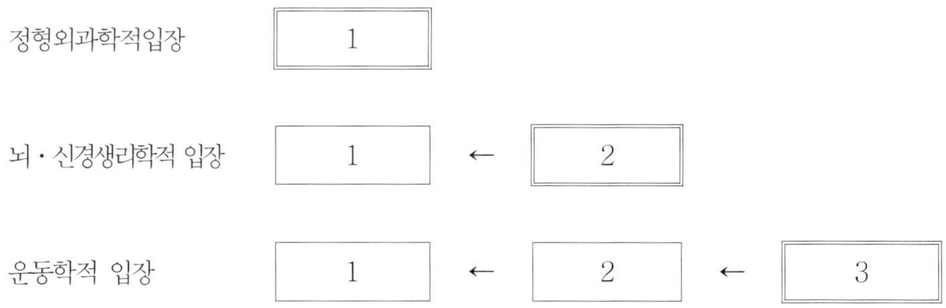

※ 1: 근 · 골격계 활동 2: 뇌 · 신경계 활동 3: 주체계 활동
←제어의 방향지배
출전: 나루세 고사쿠 1985『동작훈련의 이론』. 성신서방.

[그림 22] 대처법으로서의 각 입장 비교

식으로 이해하는 가에 대해 여러 가지 시점이 존재한다. 신체의 움직임을 "화학반응의 결과"로서 검토하는 것도 가능하며 " 골격의 물리적인 위치의 이동"으로도 "주동근과 길항근의 근활동"으로도 또한 "그 근육을 지배하는 신경계의 활동"으로도 생각할 수 있다. 그리고 움직임을 어떤 한 수준만으로 이해하는 것은 오류이며, 또한 진실이 어느 한 수준일 이유도 없다.

이것에 대해 폴라리(1980)는 「세계(世界)는 몇 개의 층으로 채워져 있는데, 몇 쌍이나 되는 상하의 층을 이루며, 의미를 형성하면서 서로 연결되어 있다」고 해서 「몇 쌍의 레벨이 하나의 계층적인 계열로 통합된다고」여기고 있다. 거기에는 「말을 하다」고 하는 예를 들어 설명하고 있다. 「말을 하다」고 하는 현상에는 목소리의 발성 · 단어의 형성 · 문장의 작성 · 문체의 형성 · 문학작품의 창조의 5개의 레벨이 포함되어 있어서 각각에 음성학 · 어휘론 · 문법 · 문체론 · 문예비판의 법칙에 따르고 있다고 여겨진다. 그리고 어떤 레벨은 그 상하의 각각의 레벨에 있어서 제어를 받고 있다고 여겨진다.

이 예와 마찬가지로 「몸을 움직인다」라고 하는 현상에도 몇 개 레벨을 상정할 수 있다. 예를 들면 나루세(1985)는 「운동장애에 대한 견해와 대처법」으로서 **그림** 22에 제시한 것같이 세 개의 레벨을 상정하고 있다. 그 세 개라고 하는 것은 **그림** 1과 같이 근육·골격계 활동과 뇌·신경계 활동, 또한 주체계 활동이다.

예를 들면 아이가 「팔을 뻗어서 장난감을 붙잡는다」라고 하는 동작을 만들어내자면 근육·골격계 활동으로는 주된 활동근의 수축과 길항근의 이완, 또 골격의 위치변화로서 하나의 법칙이 성립된다. 또한 뇌·신경계 활동으로서는 관련되는 뇌세포의 활동과 그 명령을 전달하는 신경계의 작용으로서의 하나의 법칙이 성립된다. 또한 주체계적 활동으로서는 장난감에 대한 흥미, 팔을 뻗고자 하는 계획과 그 실행, 목표와의 오차를 수정 등으로 하나의 법칙이 성립되는 것이다. 이 예와 같이 아이의 움직임을 어떤 식으로 이해하는가에 따라 각각의 수준이 존재한다. 그리고 각각의 레벨에 있어서 뇌성마비 아동에 대한 대응의 이론과 방법을 발전시키고 있다.

즉 여기서는 뇌성마비 아동의 부자유의 본질을 고찰함에 있어서 어떤 수준에서 본질을 파악하는가가 문제가 된다. 그 때 현상의 본질은 다층으로 이루어진다는 것을 전제로 해서 어떤 영역에서 어떤 입장으로 본질을 검토하는가가 중요해진다. 더구나 어떤 특정 수준은 그 상하의 수준보다 제어를 받는다는 것, 또 상하의 수준과의 관계를 명확하게 할 필요가 있을 것이다.

그렇다면 뇌성마비의 자세나 움직임의 뒤틀림과 운동발달의 지체를 단순한 근골격계 활동과 뇌·신경계 활동의 수준에서의 이해가 아니라 주체계 활동을 전제로 하는 동작학적 입장이 필요하다고 결론짓게 된 몇몇 현상들이 존재하는데, 다음에서 그러한 점에 대해 토론하겠다.

주체계 활동을 전제로 하는 동작학적 입장이 필요하게 된 몇몇 현상으로부터

먼저 뇌성마비 아동의 움직임의 부자유를 검토할 때에 주체계 활동을 포함한 접근방법이 어떻게 성립되었는가에 대한 경위는 나루세(1985), 오오노 · 무라타(1976)에 상세히 기술되어 있다. 이들 연구로부터 그 요점을 정리하자면, 아래의 현상이 큰 계기가 되어 있다(오오노 키요시, 1972).

1 _ 뇌성마비 아동의 집단유희요법 등으로부터

나루세(1968b)의 연구에서는 소극적이고 사회적인 행동이 적은 뇌성마비아동인 초등학생 12명을 매주 2시간씩 4개월에 걸쳐서 집단놀이를 시행하였다. 어느 아동도 심리적 · 행동적으로는 능동적이고 활동적으로 변화했다. 놀이 속에서 그때까지 일어 설 수 없었던 아이가 처음으로 일어서서 그 유효성을 확인시켰다. 그러나 생각지도 못한 마이너스 효과도 보였다. 예를 들면 매우 활동적이 되어 그 그룹의 리더로서 활약하기 시작한 아이는 어깨나 팔의 긴장이 심해져서 자세가 뒤틀리고, 보행이 불안정하게 되었으며 한쪽 팔이 더욱 부자유스럽게 되었다.

또한 뇌성마비인 아동이 팔의 펴고 굽히기, 손을 쥐거나 펴는 연습을 할 적에 아무것도 쥐지 않고 맨손으로 행하면 비교적 잘 할 수 있었다. 마찬가지인 연습을 컵을 들게 해서 시도해 보았다. 컵을 들게 해서 입까지 그것을 가져가게 하자 맨손으로 할 때는 잘 할 수 있었는데 팔꿈치와 손목을 끌어안고 조금 이상한 움직임이 되었다. 또한 컵에 물을 3분의 1 정도 넣어서 같은 연습을 시키자, 더더욱 팔꿈치와 손목을 끌어안게 되어서 손목의 뒤틀림과 손가락의 뻗침이 강하게 되어 끝내 컵을 떨어뜨리고 말았다.

더구나 뇌성마비인 아동에게 약간 무게가 나가는 모래주머니를 머리 높이로 들어올리는 연습을 시켰다. 처음 몇 회 동안은 어떻게든 어느 정도는 팔을 뻗어서 모래주머니를 들어올릴 수 있었다. 그러나 반복하는 동안에 팔이 뻗어지지 않게 되고 불편한 자세를 취하게 되어, 1회의 연습이 끝나더라도 그 뒤 그것이 지속돼서 처음의 부드러운 움직임을 할 수 없게 되었다.

이러한 3개의 현상으로부터 뇌성마비 아동의 움직임의 부자유가 아이들의 심리적인 상태에 따라 크게 달라지는 것을 볼 수 있었다. 집단요법에서 활동적으로 되면 될수록 자세의 뒤틀림이 커지거나 움직임의 연습을 수회 행하는 동안에 시행 조건이 변화하는 그것에 대응해서 움직임이 나빠진다. 이것은 아이의 움직임의 문제나 자세의 뒤틀림이 그 아이의 마음의 활동과 크게 관계를 맺고 있는 것을 보여주고 있다. 또한 움직임이 부드럽지 않을수록 마음의 활동이 직접적으로 영향을 미친다고도 할 수 있다.

2 _ 최면연구로부터

심리요법의 한 기법으로, 심신의 이완을 위해 이용 가능한 방법으로 최면이 있다. 가벼운 뇌성마비 아동을 최면상태로 유도하고 있는 단계에서 근긴장이 저하되기 시작해서 어깨나 손목이 이완되는 것이 관찰되었다. 또한 최면상태에 들어감에 따라 더더욱 이완의 정도가 진척되었다.

이와 같은 최면에 의한 이완 효과는 나루세(1968b)에 의해 근전도적으로 조사한 결과가 보고되어 있다. 중등도 무정위형인 뇌성마비 아동의 비정상적인 근긴장에 돌발적인 근긴장을 동반하는 상태가 이완되어 안정되어 가는 모습이 확인되어 있다.

또한 신호를 보내면 키를 누르는 작업을 최면전 · 최면이완중 · 최면후의 세 시기에서 실시하여 그 결과를 분석했다. 최면 전에는 키를 누르는 움직임과 관계없는 신체부분도 긴장이 높아져서 키를 누르는 동작도 부정확하고, 또한 힘의 유지도 곤란하였다. 그러나 최면이완 중은 반응해야 하는 손과 손가락에만 근긴장이 출현하였고 움직임도 정확하고 부드러웠으며, 최면 후도 얼마간 그 상태가 유지되었다.

여기서의 최면을 이용한 2개의 현상은 긴장의 레벨이나 움직임의 문제가 최면의 영향으로 변화하였음을 나타내고 있다. 최면 그 자체에 대해서는 나루세(1968c)에 의해 자세하게 해설되어 있는데, 심리적인 작용 중의 하나이다. 그것에 의해 긴장의 레벨이나 움직임에 개선이 보인다는 것은 사람의 움직임이 뇌・신경계의 활동만으로는 설명할 수 없음을 시사하고 있다.

이러한 현상들은 뇌성마비 아동의 움직임이나 사람의 움직임을 단지 뇌・신경계의 활동으로서 이해하는 입장으로는 설명이 불가능하다. 암시에 의한 이완이나 학습, 경험에 의한 움직임의 변화 등은 이미 뇌・신경계의 문제라기보다는 그 아이의 심리적인 제활동이 움직임에 큰 영향을 준다는 것을 보여주고 있다.

최근의 운동에 관한 심리학적 연구

지금까지 기술해온 현상은 20년 가까이 전부터 주목되어, 그 이후 동작학적 입장의 이론과 방법이 개발되어 발전되어 왔다. 아이나 환자의 움직임에 대해 심리학에서 취급하게 된 것은 최근의 일이며, 그 동향은 동작학적 입장의 이론과 모순되지 않는다. 운동에 대한 심리학적인 지견은 뇌・신경학적 접근방법의 틀을 뛰어넘어 심리학적인 개념을 구성하면서 진보되고 있다. 거기서는 사람의 움직임을 단지 근골격계, 뇌신경계의 작용의 결과로서만 생각하지는 않는다.

후카노(1989)는 일반적으로 어떤 움직임이 실행되기 위해서는 「막연한 행위 계획이 존재하고 그 속에 의도가 담겨 있어서, 먼저 전체의 대강적인 의사결정이 행해진다. 다음으로 약간 구체적인 일반화된 운동 프로그램이 존재하고 어떤 불변의 특징이 결정되어진다. 그리고 보다 구체적으로 반응을 특정화해서 실제의 운동에 관여하는 것이 운동 프로그램이다」라고 하여, 「이와 같이 광의의 행위 계획 속에 그 추상 레벨에 대응해서 다차원적 · 계층적으로 프로그래밍되어 있다」고 해서 운동 조절을 고찰하고 있다.

이와 같은 이론을 구성함으로 해서 사람이 보다 복잡한 움직임을 학습하고 의식적인 관여가 적은 속에서 그 움직임을 실행할 수 있는 메커니즘을 설명하고 있다.

주체계 활동에서 본 뇌성마비 아동의 부자유란

1 _ 어째서 동작학적 입장이 필요한가?

먼저 기술한 바와 같이 아이의 부자유스런 움직임을 검토하는 경우에 그 본질은 논리의 수준의 수만큼 존재한다. 그 본질이 어떻게 이용되고 어떻게 다른 활동과 연관을 지니는가에 따라 적절한 논리의 수준을 선택하는 것이 필요해진다. 그렇다면 여기서 본질을 다시금 문제 삼는 목적은 무엇인가? 아이의 움직임의 메커니즘을 분석적으로 보다 과학적으로 해명하는 것이 목적인 것인가? 아니면 움직임을 조절하는 뇌세포의 특정이나 신경 메커니즘의 해명이 목적인 것일까? 아마도 그 목적이 무엇인가에 따라 부자유의 본질은 달라진다.

여기서의 과제는 「뇌성마비라고 진단을 받은 아이가 보이는 움직임이나 자세의 문제이며, 또 그것을 개선하기 위해 원조를 고안해갈 적에 그 움직임이나 자세의 문제를 어떤 식으로 파악할 것인가」이다. 즉, 자세나 움직임의 문제를 초래하는 신경 메커니즘을 해명하는 것도, 뇌성마비의 병리로서의 특징을 열거하는 것도 아니다. 뇌성마비인 아이의 움직임이나 자세에 대해 그 아이에게 특징적인 움직임도 또 그렇지 않은 통상적인 움직임도 포함해서 움직임의 개선을 목표로 해서 어떤 식으로 파악하는가 하는 것이다.

뇌성마비인 아이가 보이는 움직임의 문제는 앞에서 몇몇 예를 든 바와 같이 아이의 심리적인 활동이 크게 영향을 미친다. 그것은 영향을 미칠 뿐만이 아니라 어떤 움직임을 실행할 적에는 기본적으로 아이의 의사·의도·움직임의 계획으로부터 활동은 시작된다. 그것을 염두에 두면서 우선은 심리적인 활동까지 범주에 포함시킨 동작학적 입장이 적절하다고 생각된다.

2 _ 부자유의 본질이란?

그렇다면 동작학적 입장에서 본 뇌성마비의 부자유의 본질이란 무엇일까? 우선 첫 번째로 「부자유」라고 하는 용어가 나타내는 바와 같이 뇌성마비 아동이 「손을 뻗고자 생각해도 그와 같이 손이 뻗어지지 않는」 것을 들 수 있다. 손을 뻗을 수 없는 것을 근육·신경계만의 기능부전이라고 보지 않고 아이 자신의 계획이나 노력의 과정에 있어서의 주체적인 활동의 문제로 여긴다. 예를 들면 나루세(1985)는 뇌성마비 아동은 「신체적, 생리적인 운동기구는 구비되어 있으며 움직일 수 있는 몸을 지니면서 그것을 스스로가 생각하는 대로 움직일 수 없는 것」이라 보고 그것을 부자유의 본질이라 여기고 있다. 그 발상의 기초가 되는 것으로, 사람의 동작은 아이 자신이, 자신의 신체에 작용을 가하는 주체적인 활동이며, 내적이면서도 심리적인 활동을 동반하는 신체운동이라 생각하고 있다. 즉, 동작학적 입장에서 아이가 보이는 움직임의 부자유는 주로 그 동작의 심리적인 과정에서의 문제의 결과로서 나타난다. 뇌성마비 아동은 뇌에 손상이 있기 때문에 이 주체적인 활동이 방해 받고 있는 것이다.

나루세(1985)는 이 주체적인 활동을 방해하는 원인으로서 뇌성마비 아동의 발달장애, 학습장애의 두 가지 측면으로 나누어 설명하고 있다.

거기서의 발달장애라는 것은 운동발달의 과정에서 당연히 해결되어야 하는 문제가 해결되지 않은 채로 남아있는 까닭에 각종 움직임이나 자세의 부자유를 초래하는 것이다. 그 중 하나로서 신생아 또는 영유아기의 신체운동의 특징의 일부가 미처리된 채로 남아있는 것을 예로 들 수 있다. 이 특징이란 신생아성 근긴장이며, 또한 원시반사운동패턴을 예로 들 수 있다.

동작의 획득은 신생아기부터의 움직임을 반복하는 것, 즉 학습에 의해 행해진다. 그 학습에 의해 특정한 움직임을 위한 주체적인 활동, 노력의 방식이 적절하게 형성되어 간다. 그러나 뇌성마비 아동은 단지 그 학습이 지체되어 있는 것뿐만이 아니라, 그릇된 동작법을 익히거나 학습이 어정쩡하게 끝나거나 해서 마음대로 움직일 수 있도록 하는 학습이 성립되지 않는다고 할 수 있다. 학습의 과정에 있어서의 장애의 하나로서 자세의 뒤틀림이나 움직임의 부자유가 출현한다는 것이다.

이러한 것들은 뇌성마비 아동 자신이 움직임을 조절하는 능력이나 자세의 균형을 잡는 능력이 현저하게 낮은 단계에 머물러 있고, 그 원인은 그 힘의 발달의 지체 · 왜곡 · 미학습 · 오학습이라 생각할 수 있다. 이른바 움직임에 관한 조절 기술의 수준에서의 장애이다. 이 움직임이나 자세의 조절 기술로는 움직이는 신체에 대한 이미지의 형성, 움직임 전체의 이미지 형성을 포함하는 움직임 계획 과정에서 그 이미지대로 움직임을 실현하기 위한 노력의 과정, 더 나아가 연속된 움직임의 과정에서 순간순간마다 주어지는 피드백 정보를 어떻게 이용해서 계획이나 노력을 어떤 식으로 수정하는가의 과정과 많은 하위 구조를 생각할 수 있다.

또한 이러한 과정을 반복해서 실행하는 속에서 그 아이는 자신의 움직임을 반복적으로 체험해서, 거기에는 자신의 움직임이라고 하는 하나의 이미지가 형성된다고 생각할 수 있다.

즉 동작학적 입장에서는 뇌성마비 아동의 부자유는 움직임의 조절 기술의 문제이며, 그것은 발달과 학습의 부전에서 초래되는 것이다.

이후의 방향성의 하나로서

여기서는 뇌성마비의 부자유의 본질로서 운동에서만 장애가 보여지는 단일 장애인 아이의 부자유를 문제로 삼아 왔다. 그러나 단일 장애인 아이는 감소하고 있고 중도·중복 장애를 지니는 아이가 증가하고 있다. 그것은 지체 부자유에다가 지적인 발달의 지체나 감각장애를 수반하는 아이들이다.

거기서는 뇌성마비의 부자유는 단지 운동장애에만 머무는 것이 아니라 보는 것이 부자유스럽거나 듣는 것이 부자유스럽거나 지적인 조작이 부자유스러운 경우가 많다. 특히 중도인 정신발달지체를 수반하는 뇌성마비의 경우에는 그 부자유의 본질도 단일 장애인 뇌성마비의 부자유의 본질과는 매우 이질적인 양상을 보인다. 즉 중도인 정신발달지체아의 부자유는 움직일 수 있는 신체기능은 완비되어 있을 터인데도 움직임에 대한 의욕저하, 외부 세계로의 흥미·관심의 부족, 지적인 활성의 부족을 이유로 지향적인 움직임이나 자세의 실현에 이르지 못하는 것으로 생각된다. 이것은 명백히 움직임이나 자세의 명령을 관장하는 뇌신경계의 문제라고 하기 보단 지향성이나 목적의식 등 정신활동의 미발달에 원인이 있는 경우가 많다. 이러한 사항들을 고려하더라도 단지 "물건에 손을 뻗는다"라고 하는 단순한 동작조차도 운동이라고 하는 하나의 요소만이 아니라 움직이고자 하는 의욕, 손이나 뻗고자 하는 목적의 인지, 언제 움직임을 시작할 것인가, 계획한 이미지대로 처리하면 되는 것인가 하는 판단과 많은 심리적인 과정이 거기에 포함된다고 할 수 있을 것이다. 이와 같이 중도·중복장애 아동의 부자유를 생각하더라도 그 본질을 검토할 때에는 동작학적 입장에서의 시점이 반드시 필요하게 된다.

끝으로 동작학적 입장과 그것보다도 상위의 논리수준과의 관계를 언급해둘 필요가 있을 것이다. 주체계 활동을 전제로 하는 동작학적 입장은 어떤 의미에서 뇌성마비 아동의 내면에서 심리적으로 무엇이 일어나고 있는가를 추구하는 입장이며, 아이의 세계에서 닫혀진 입장이라고 할 수 있으리라. 더 나아가 필요한 것은 과연 부자유의 본질이 그와 같은 아이 개인의 세계에서 닫혀진 문제인가 어떤가 하는 것이다. 이 점에 관해서는 치료사와 아이의 관계에 있어서 과제가 되는 사항인데, 뇌성마비인 아이는 훈련 장면에 있어서도 평가 장면에 있어서도, 더 나아가 일상생활 장면에 있어서도 완전히 단독으로 존재하는 것이 아니다.

예를 들면 부자유의 평가에 있어서 모친에게 손을 뻗어서 악수를 요구할 때의 움직임과 전혀 모르는 사람에게 손을 뻗어 악수를 요구하는 경우에 있어서는 그 부자유의 정도도 달라질 것이다. 이것을 아이 측의 심리적인 긴장의 문제로서 생각하는 것도 가능하지만 아이의 움직임이 사람과의 관계 속에서 발생하는 경우가 많다는 것도 고려할 필요가 있다. 치료 장면에 있어서는 이와 같은 심리적 긴장에 어떤 식으로 치료사가 관계되어 가는가가 중요한 문제가 된다. 아이의 움직이고자 하는 의욕이나 동기, 또는 그것에 동반되는 정동(情動)에 대해서는 아니 개인의 문제라고 하기 보다는 그것을 포함해서 치료사의 관여나 그 상황을 어떤 식으로 조정하는가 하는 것이 포함되는 문제이다. 즉 아이가 보이는 부자유의 원인 중의 하나로서 어떠한 상황인가, 어떠한 식으로 사람과의 관계를 맺고 있는가 하는 것도 앞으로는 문제시할 필요가 생겨난다.

이것은 부자유를 검토할 때에 단지 아이의 측면만을 살피는 것만으로는 끝나지 않는다는 것을 보여주는 것이며, 앞으로의 큰 과제이다.

지체 부자유와 동작법 02

01 심리재활치료 유래기

학교교육에서 바라보다

1 _ 학교교육에 있어서의 동작법의 위치

양호 · 훈련과 동작법

동작법이 장애아의 지도법으로서 비약적으로 전개된 것은 지금으로부터 30년 정도 전에 특수교육 제학교의 학습지도요령이 개정되어 양호학교에 있어서의 교육과정의 편성영역의 중심으로서 「양호 · 훈련」을 정한 것이 큰 계기가 되었다. 이 「양호 · 훈련」은 1999년 3월 고지한 맹인 · 농아 · 양호학교학습지도요령에서 「자립활동」으로 명칭이 변경된 것은 주지의 사실이다.

당시 이 신영역이 설치된 배경으로는 발달초기에 뒤틀림이나 비틀거림을 거쳐온 장애를 지닌 아동 · 학생에 대해, 종래의 학교교육 구조 그대로는 그 교육의 목적을 달성할 수 없다는 현실인식이 존재했고 그러한 아이들에게 있어서의 심신의 조화적 발달의 기반을 배양하기 위해 필요한 개개의 과제를 이 「양호 · 훈련」의 입장에서 찾아가는 단서를 잡고자 하는 생각이었다. 거기에는 교사가 주체성을 지니고 교육적 시점에서 중도 · 중복화된 아동 · 생도의 과제를 파악하는 것이 요구되고 있었다. 즉, 교사에게 있어서는 눈 앞에 있는 한 사람의 아이를 어떤 식의 단서로부터 어떤 식으로 그 과제를 파악하고 어떤 식으로 실천할 것인가가 이 양호・훈련의 출발점이 된 것이다.

당시, 양호・훈련의 실시상의 문제점으로서 이른바 시간의 지도에 관한 지도와 그에 관한 지도의 구별, 각각의 전개의 방식, 담임의 역할, 의료를 우선으로 하는 시설입소 아동・학생에 대한 지도의 양상, 더 나아가서는 양호・훈련의 지도에 관한 가정과의 연계의 방식 등 각종 문제가 있었다. 그러나 현장의 교사에게 있어서 가장 심각한 문제는 양호・훈련의 지도내용의 선정과 그 구체적인 지도방법이었다.

또한 특수교육제학교의 초・중학부의 학습지도요령(1961) 제5장 제3의 6에는 「양호・훈련의 시간의 지도는 전문적인 지식・기술을 가지고 있는 교사가 행하는 것을 원칙으로 하고, 학교에 있어서는 전교사의 협력 하에 양호・훈련에 관한 지도체제를 정비하여 효과적인 지도를 행할 수 있도록 하는 것이 필요하다」고 명시되어 있다. 그러나 현실적인 문제로서는 중도 중복장애아에 대한 교육내용・방법은 미개척 상태였다. 1961년에 국립특수교육종합연구소가 설치되어 1963년에 중도중복장애아의 교육실천을 이 연구소와 상호 협력 하에 행하는 국립 쿠리하마 양호학교가 설치될 때까지 그 당시 이 영역에 관한 전문적이고 실천적인 지식・기술을 습득시키는 역량을 지닌 교원양성기관은 거의 없었고, 또한 그 결과로서 교과교육을 전문으로 해온 교사에게 있어서는 양호・훈련에 관한 효과적인 지도법도 떠올리기 힘들었으며, 심각한 불안과 혼란을 유발하고 있었다.

더구나 1963년에는 「학교교육법초중양호학교에 있어서의 취학의무 및 양호학교의 설치의무에 관한 부분의 실행 기일을 정하는 정령」이 공포되어 6년 후인 1969년부터 양호학교의 의무제가 실시되게 되었다. 이것에 의해 취학 유예・면제를 받은 많은 중도 중복장애아는 학교교육을 받게 되는 것이 약속되었다. 그 준비기간도 포함해서 그 당시의 특수교육은 극히 커다란 전환기를 맞이하고 있었던 것이다.

다른 측면으로는 이러한 특수교육의 새로운 동향에 선행해서 동작법은 기초적 연구와 착실한 실천을 쌓아 올리면서 점차로 지체부자유 아동의 발달원조법으로서의 체계화가 이루어지려고 하고 있었다. 그와 함께 장애아를 지닌 보호자가 중심이 되어 전국 각지에 심리재활치료 요육 캠프나 월례회 등의 지역활동도 조직화되기 시작했다. 이 지역활동에 중도화된 장애아에 대한 교육내용 · 방법을 모색하고 있던 양호학교의 교사가 다수 자주적으로 참가하여, 그 활성화에 큰 역할을 맡아왔다. 이러한 흐름 속에서 동작법의 이론과 방법은 그 실천적 연수를 쌓아온 교사들에 의해 아이의 장애의 상태 등에 상응하는 지도의 목표와 지도내용이 명확하게 설정되어, 그러한 것들을 조직하고 개별 지도계획을 고안할 수 있는 구체적이고 유효한 교육활동의 일환으로서 자리매김하여 갔다.

동작법의 활용상황과 문제점

이러한 경위를 거쳐 오늘날 동작법은 일본의 지체부자유 양호학교에 있어서의 중핵적인 발달 지도법으로서 널리 정착되었다. 그것은 1999년에 일본지체부자유교육연구회가 전국지체부자유 양호학교 190교의 교사와 보호자를 대상으로 한 양호 · 훈련의 실태조사(미야자키, 1999)로부터도 명백하게 알 수 있다. 그 조사결과에 의하면 각종 지도법 중에서 동작법(58%)과 섭식훈련(53%)은 과반수 이상의 교사가 자주 활용하고 감각통합(38%), 물리치료(32%), 정적이완유도법(31%), 보바스법(29%) 등이 다음을 잇고 있다. 이것은 1993년에 실시된 미사와(1993)의 보고와 거의 동일하다. 오늘날 신생아 의료의 발달에 의해 심신장애아의 발생 상황이 경도 장애 또는 중도 · 중복장애 중의 어느 것으로 양극단화되는 현상이 나타나기 시작했다. 그리고 시대의 변화와 함께 부모의 바람도 변화하여 경・중도(中度)인 뇌성마비아동이나 지적 장애아, 주의력결핍・과잉행동증후군이나 자폐성 관계장애 등의 발달장애아는 통상학급이나 특수학급으로 이동하는 경향이 있다. 그 결과 양호학교는 더더욱 중도화・중복화되어 앞서 기술한 조사결과와 같이 동작법이나 섭식훈련의 비율이 커진 것이라 생각된다.

학교에 재적중인 장애아의 양극단화는 통상학급이나 특수학급에 재적하는 발달장애아를 어떤 식으로 지도할 것인가와 같은 새로운 문제를 만들어내고 있다. 통상학교가 껴안고 있는 이러한 문제는 최근의 비행・왕따・등교거부 등의 문제와도 복잡하게 얽혀있어서 지극히 심각한 상황에 있다는 것은 주지의 사실이다. 특수교육을 전문으로 하는 양호학교의 관계자도 통상학교가 안고 있는 장애아 문제를 해결해 나가는 시점과 방법의 구체적인 제안이 기대되고 있지만 그를 위해서는 양호학교에 있어서의 지도법의 형태도 다시금 살펴봐야 할 시기에 온 것은 아닌가 생각된다.

그 중의 하나로서 현재, 지체부자유 양호학교에서 가장 많이 이용되고 있는 동작법의 기본적 시점과 실천방법을 재음미할 필요가 있다고 생각된다. 그 이유는 전술한 조사결과에서도 나타나 있다. 즉 학습지도요령에 제시되어 있는 5가지 지도내용에 대해 85%의 보호자가 「신체의 움직임」을 지도 받고 있다고 회답하고 있는데 다른 조사항목을 검토해 보면 동작법과 물리치료의 본질적인 차이가 구별되지 않고, 동작법이 지니는 본래의 교육적 의의가 불명확하게 되어 있는 점과, 더구나 「심리적인 안정」(24%)이나 「의사소통」(30%)은 그다지 지도되고 있지 않다고 인식하고 있다는 점이다. 그 결과, 보호자가 희망하는 지도방법은 음악치료(31%), 작업치료(25%), 물리치료(23%), 섭식훈련(16%), 동작법(15%), 감각통합(14%)의 순인데, 거기에는 동작법이나 섭식훈련을 중시하는 교사와 보호자의 인식이 서로 다르게 나타난다.

아이의 발달과정에는 아이를 둘러싸는 학교・가정・익숙한 지역사회의 상호이해에 근거하는 상보적인 교육환경이 불가결한데, 상기한 인식의 차이는 이러한 교육조건을 만족시키지 못하고 있는 현실을 반영하고 있다고 생각된다. 보호자와 교사의 연계・상호이해에는 지역 격차나 학교격차의 영향이 현저하기 때문에 평균화된 수치로부터 일반화하는 것은 위험성이 존재한다. 그러나 「주체로서의 아이에게 작용을 가하고 주체로서의 아이의 학습을 원조하는 이론・기법」인 동작법은 학교교육이라는 관점에서 필터를 거쳐 교육활동으로서 자리매김해 왔으나, 최근의 조사결과의 배경으로는 동작법과 다른 이론・기법과의 상이점 등에 관한 기본적인 이해의 희박화가 존재하는 듯이 생각된다.

2 _ 동작법 재고

인간의 운동・동작에 관한 전통적 접근방식

동작법이 교육활동의 일환으로서 자리매김되어 온 경위와 최근의 경향을 개설했는데, 양호・훈련이 설치되기 전의 시기에 동작법이 어떠한 시대적 배경 속에서 탄생해 왔는가를 명확하게 해 둘 필요가 있다. 그 이유는 오늘날 양호학교 내부뿐만이 아니라 넓게는 학교임상이나 심리임상을 둘러싼 제문제에 대응하고자 하는 동작법은 그 개념이나 기법이 너무나도 다양화되어, 일부에는 오늘날의 전개의 원점이 되었던 동작법의 이론과 기법이 애매해진 것이 아닌가 하고 염려되기 때문이다.

본디 지체부자유 아동에 대한 교육은 의료적 필요성이 선행되고 그것과 함께 교육적 필요성이 드러나는 형태로 발전되어 왔는데, 지금으로부터 30년 정도 전의 신경생리학에서는 마음이 신경활동에 인과적 영향을 준다는 생각은 도저히 받아들여지지 못했다. 뇌성마비 아동의 동작장애의 문제도 중추신경계의 장애에 의한 것이라고 생각되어서, 그 대처로서 뇌외과에 의한 대뇌기저손상수술, 정형외과에 의한 근건연장수술 혹은 근이완제투여 등의 의학적 대증 치료법이 주류를 점하고 있었다. 장애아에 대한 발달원조법이 발전되어 온 오늘날에서 보자면 뇌성마비아에게 있어서는 그야말로 수난의 시대였다.

그러했던 시대 속에서 시작된 뇌성마비 아동에 대한 최면이완의 연구는 그 후의 동작법의 발전을 시사하는 게시적인 사건이었다. 그러나 최면연구는 생리학 · 심리학 · 정신의학 · 문화인류학 등의 다양한 학문영역에 걸쳐있다고는 해도 당초부터 뇌성마비아동의 발달장애와 그 원조법을 이해하기 위한 이론적인 틀이 있었던 것은 아니다. 오히려 많은 교재에 소개되어 있는 듯한 수많은 실험심리학적 접근법이나 착실한 임상실천의 경험을 통해서 점차로 실학으로서의 유효한 동작법이 체계화되어 온 것이다.

그 특징을 파악하기 위해서는 먼저 신경생리학을 중심으로 한 전통적인 운동제어론의 연구동향과 대비시켜 파악하는 것이 중요하다.

초기의 운동연구는 Gesel(1929, pp.1~124)나 McGraw(1943)으로 대표되는 성숙론, 즉 돌아눕기 · 앉은자세 · 선 자세 · 보행 등의 자세나 운동패턴의 출현과정을 계통발생적인 신경계의 성숙과정과 관련 지어 파악하는 생물학적인 개념이나 그러한 인간의 복잡한 운동제어 메커니즘을 많은 반사의 복합체로서 파악하고자 하는 척수 반사학이 주류였다.

그러나 1960년대가 되면 운동제어의 본질적인 부분과 중추 내에 있으며 말초부터의 피드백은 수반되지 않더라도 동작을 수행할 수 있다고 생각하는 중추설이 새롭게 등장했다. 이것은 피드백 정보를 전달하는 구심로를 차단한 동물이 동작을 수행하는 사실 등을 근거로 한 것으로 Keele(1968, pp.387~403)의 「운동 프로그램」이나 Schmidt(1975, pp.229~261)의 「운동 스키마」와 같은 새로운 개념을 낳았다. 이것은 운동수행의 자동화 과정을 생각하는 데 있어서 중요한 시점을 제공했다.

이와 같은 연구동향 속에서 최근에 특히 강조되어 온 점은 수의운동에 있어서의 주체의 능동성이나 의도성과 같은 의식성에 관련된 문제였다. 수의운동은 그것이 반복되어서 숙지되어지면 자동화되어 무의식적으로 수행되어지는 과정이 많은데, 수의운동은 의사라고 하는 심적 과정에 의해 발현 되는 부분에 본질적인 특징이 있다.

이 의도성의 문제가 실험연구의 대상으로서 취급되게 된 것은 수의운동에 앞서서 보여지는 두피상의 전위변동의 발견이 발달이었다. 외적인 신호가 전혀 없이 의도적으로 개시되는 수의운동에 앞서서 대뇌피질에 나타내는 준비전위(Kornhuber, 1974, pp.267~280)는 의도명령 뉴런에 있어서의 결과인 것이라 생각되며, 운동제어에 있어서의 의식활동을 고찰하는 데에 중요한 시사점이 되었다.

이와 같이 뇌연구로부터의 운동의 해명은 한걸음 한걸음 착실하게 전진하고 있었지만, 「수의성이 증가하면 증가할수록 뇌내의 메커니즘은 그 복잡함을 더해가서 연구도 어렵고 곤란하게 되어 간다」라는 인식(이토우, 1983)도 퍼져왔다. 결국, 수의운동의 근원을 찾는다면 최종적으로는 마음의 문제와 연결되게 된다. 뇌기능 연구로 노벨상을 수상한 Sperry(1981)나 포퍼 에클즈(1986)도 의식현상을 내포시키지 않고 뇌의 정보처리를 해명하는 것은 불가능하다. 즉 뇌기능과 행동 통합적 제어의 역할을 내적 체험에 귀속시켜야 한다고 주장하고 있다. 이러한 견해는 오늘날의 생리학적인 방법론으로는 뛰어넘을 수 없는 커다란 벽이 있음을 시사하고 있다.

동작법의 이론적인 틀

한편 동작법(나루세, 1973)은 당초부터 인간의 신체의 움직임을 생리과정으로서 이해하는 것이 아닌 주체의 작용으로서 파악하는 입장을 명확하게 해 왔다. 그것은 신경생리학적 이론에 근거하는 보바스법이나 감각통합 등의 재활훈련기법과는 선을 긋는 것이었다. 바꿔서 말하자면 생각하는 대로 「몸을 움직일 수 없는」 뇌성마비 자신의 주체적 조건을 기본적인 검토과제로서 설정하지 않는 한 여기서의 연구의 진전은 기대할 수 없다고 하는 심리학적 입장에서의 명확하고 독자적인 주장이기도 했다.

그리고 실험적 및 실천적 검토를 진행함에 있어서 우선 먼저 의도-노력-신체운동과 같은 일련의 심적 과정을 내포한 도식을 동작이라고 정의하고 의도된 소정의 동작과정을 실현하기 위해 주체적으로 자기노력을 해 나가는 심리학적 과정으로부터 과제와 결과의 관계를 파악하고자 한 것이다. 게다가 소정의 과정을 달성하고자 하는 시점에 있어서의 각종 노력의 느낌을 「체험」(나루세, 1988c)이라고 부르고 동작법에 의한 발달원조에 있어서는 그 체험의 방법을 대상으로 해서 의도된 과제동작과 결과로서의 동작의 관계를 조절해 가는 것이 임상적으로는 가장 적절하면서도 유효하게 만든다고 주장해왔다.

동작법의 출발점으로는 뇌성마비아동의 부당한 과도긴장이 적절한 움직임을 방해하고 있다는 생각에서, 긴장 그 자체가 빠져서 이완되는 것이 목적으로 여겨지고 있었다. 그런 이후에 Jacobson(1938)이 제창했던 바와 같은 근육 이완법 등을 받아들이면서 점차로 신체에 힘을 과도하게 넣고 있는 뇌성마비아 자신의 주체적 활동과 그 체험에 주목하게 되어, 당사자 자신의 자기이완을 할 수 있는 심정이 될 수 있는 것을 중시하게 되었다.

그러나 이완시키는 것뿐만 아니라 자신의 몸을 생각하는 대로 움직이기 위해서는 움직이도록 적당한 긴장을 만들어 내는 것이 필요했다. 그것을 위해서 계속해서 실험적 검토가 추가되어, 여러 가지 방법이 개발되었는데 30여 년이 경과한 현재에는 수직계열 동작훈련법이라고 불리는 것이 정착되어 있다. 그것에는 앉은 자세, 무릎으로 서기, 선 자세, 보행의 네 가지 기본과정이 트레이니의 상태에 응해서 선정되는데, 어느 것이나 대지 위에서 균형을 잡으면서 자신의 신체를 중력에 대해 수직으로 똑바로 세울 수 있는 「몸 축」의 확립이 중심과제가 된다. 여기서 중력에 대응해서 자신의 신체를 공간상에 위치시키는 것은 주체의 활동이며, 생리활동이 아니라는 이해가 중요하다.

중력 축에 대응한 몸 축이 형성되어 있지 않으면 선 자세를 취하게 해도 측만, 턱 나옴, 허리 굽힘, 등 젖힘 등과 같은 보디 다이나믹스의 뒤틀림이 발생한다. 이와 같은 뒤틀림을 무시하고 서게 한다 하더라도 괜히 부당한 자세긴장을 강조화할 뿐이다. 지구라고 하는 중력환경 속에서 이족보행을 하도록 진화해온 인간의 신체 구조는 수직계열 자세가 자연스럽고 적절한 것이라는 것은 말할 것도 없다. 또한 중력에 적절하게 대응되는 몸 축을 확립하는 것은 공간에 있어서의 모든 방향이 위치를 정함에 있어서의 원점이 된다. 이러한 시점에서서 현재에는 수직계열 자세는 공간형성의 토대가 되는 동시에 능동적인 주체의 활동의 근원과 가장 깊은 연관을 맺고 있다고 이해되고 있다.

3 _ 사회적 상호교섭으로서의 동작법

동작법의 상호작용

동작법은 주체가 몸을 움직일 때의 심적 과정을 원조하는 일련의 이론과 기법이다. 그 실천으로는 타자가 외부에서 본 것만으로는 알 수 없는 신체를 통한 양자 간의 세세한 「상호작용」(interaction)이 전개되고 있다.

예를 들면 무릎으로 서기가 주 과제인 경우, 먼저 트레이니의 신체를 보조하면서 무릎으로 서기 자세를 취하게 해 본다. 그 때 양 발에 균등하게 체중이 걸릴 수 있도록 신체가 중력 축에 일치하는 장소를 찾아서 잠시 상태를 지켜보면, 허리 굽힘, 상체의 전방 구부러짐 또는 허리 젖힘, 고관절의 과도한 신전, 어깨나 팔에 들어가는 긴장 등 실로 다양한 신체 움직임을 감지할 수 있다. 그러한 움직임이 나오기 시작할 때, 그것이 과도하게 나오지 않도록 세세하게 블록하고, 조금 수그러들면 트레이너의 불필요한 보조를 제거할 타이밍을 찾아내면서 자신의 원조행동을 조절한다. 그리고 상체를 일으키고 허리에 힘을 넣으면서 두 다리로 땅을 밟고, 중력방향에 맞은 적절한 몸 축을 만드는 방법을 체험시켜가는 것을 목표로 한다.

이와 같은 단순한 운영 속에서도 트레이너는 상대의 움직임 속에 불안・공포・도피・무관심과 같은 여러 변화하는 내적 상태나 주체적인 과제달성적인 노력감・달성감・유능감 등을 읽어낼 필요가 있다. 또한 트레이너가 의도하고 전달해야 할 과제를 트레이니가 잘 이해할 수 있도록, 쉽게 할 수 있도록, 쉽게 체험할 수 있도록 자신의 원조행동을 모니터하고 자기 조절하지 않으면 안 된다.

이러한 과정 속에서 고관절이 딱딱해져서 움직일 수 없는 것을 알게 되면 이완 과정으로 넘어가는 일도 있다. 혹은 좌우의 중심을 이동, 허리의 회전이나 허리가 처지는 것을 방지하는 등의 필요에 따른 부과제를 포함시키는 경우도 있다. 복잡한 복층구조의 동작과제를 해결하기 위해 트레이너는 작용하지 않으면 안 되며, 너무 작용하는 것도 곤란하다. 테스트와 훈련을 적절하게 섞어가면서 적절한 수반적・상호적 작용이 요구 된다. 장애아가 발달적 변화를 해 나감에 있어서는 원조의 질도 변화하고 트레이너 자신도 변화해 나간다. 그와 같은 발달적 변화가 발생하는 경우에는 반드시 상호작용의 상보성・상호성・쌍방향성이 존재한다.

다른 시점에서 본다면 이러한 체험에 알맞은 적절한 상호작용이 성립하기 위해서는 다음과 같은 몇 개인가의 요건이 필요하다.

① 소정의 과제동작에 두 사람의 주의가 일치하고 있을 것(simultaneous orienting)

② 그것을 서로가 이해하고 있다는 실감이 존재할 것(mutual understanding)

③ 그러한 체험을 통해서 서로의 마음속에 긍정적인 감정을 쉽게 공유할 수 있게 되는 것(sharing affect)

④ 이러한 과정들을 촉진하는 소정의 훈련 프로그램이 마련되어 있을 것(routine)

⑤ 그와 같은 밀접한 상호작용을 이해할 수 있는 배경적 지식, 문화・환경이 존재한다는 것(conventional code, culture)

삼항관계로서의 동작법

동작법의 실천현장에서 자주 지적되는 요건은 실은 최근의 발달심리학의 토픽으로서 주목받고 있는 「공동주의」(joint attention)의 성립요건이기도 하다. 공동주의는 20몇 년 전에 Scaife & Bruner(1975, pp.265~266)가 보고한 개념이며, 그것은 원초적 의사소통으로서의 「entrainment」의 후신(後身), 마음의 이론의 전신으로서 자리매김하고 있는 중요한 개념이다. 그 상세한 내용은 Moore & Dunhum, 1995에 양보하나, 공동주의는 타자의 의도를 이해하는 것을 비롯한 사회적 이해의 발달을 생각하는데 있어서 중요한 시점과 방법을 제공하는 것으로서 주목 받고 있는 것이다. 공동주의의 연구는 「타자가 바라보고 있는 곳을 본다」와 같은 영유아의 행동관찰에 단서를 두고 있다. 그러나 그 실태는 시대와 함께 여러 의상을 걸치고 여러 다양성을 지니는 의미공동체로서 이해되게 되었다.

동작법이 뇌성마비 아동이나 중도 중복장애이뿐만 아니라 자폐증이나 「주의력 결핍・과잉행동장애」(Attention Deficit Hyperactivity Disorder: ADHD) 등의 장애아를 대상으로 할 수밖에 없는 사회적 상황을 고려하자면 앞으로의 과제 중의 하나는 이 공동주의와 동작법을 잘 통합해서 타자의 의도를 이해하는 것을 비롯한 사회적 이해의 발달원조를 설명하는 이론적인 틀을 검토하는 것일 것이다. 그러나 공동주의는 아이(self)-대상(object)-어른(agent)라고 하는 「삼항관계」(triadic)에 있어서의 상호작용을 문제로 삼으며, 그 구조는 전혀 이질적인 것으로 보인다.

그러나 두 개의 이론을 통합하는 열쇠는 「대상」(object)을 어떻게 취급하느냐 이다. 즉, 공동주의의 맥락에 있어서의 대상은 지금까지 장난감이나 그림책 등과 같은 시각적인 사물에 한정되어 있었다. 그러므로 이 영역의 연구의 다른 이름은 「시각적 공동주의」 연구였다. 그러나 인간의 발달과정에는 시각적 대상만이 필요불가결한 것일까? 그렇다고 한다면 선천성 맹아인 아동들은 의사소통이 발달하지 않는 다는 것일까? 시각적 대상이 매개로 작용하지 않아도 청각적 대상, 촉각적 · 운동감각적인 매개를 통해서 아이는 어른의 의도를 이해하고 정서를 공유할 수 있을 터이다.

이와 같이 발상을 전환해서 동작법의 실천활동을 다시 파악해 보면, 확실히 동작법의 실천 영역에는 신체의 움직임, 과제동작, 그것을 달성하고자 하는 노력의 과정, 그것에 동반되는 정동체험(情動體驗)을 공유하고자 하는 운영이 존재한다. 즉 시각적인 대상의 매개는 없고 오히려 동작 그 자체나 그것을 수행하고자 하는 내적인 과정을 대상화하여, 공유하고 있는 모습이 떠오르게 된다. 동작법은 뇌성마비 아동의 동작개선을 목표로 해서 개발되어 왔는데 그 실천으로는 공동주의의 성립요건을 만족시키는 운영이 전개되고 있는 것도 사실이다. 단지 동작법은 동작의 자기제어와 그 심적 과정과의 관계를 너무 강조한 탓에 이러한 대인 의사소통의 발달 과정에 관한 학술적인 연구동향은 의식적으로 배제되고 사회성의 발달을 설명하는 시점을 받아들인 이론적 틀을 구축하지 않았다고 할 수 있다.

4 _ 동작법의 의의와 앞으로의 과제

인간의 신체와 마음의 상호작용의 복잡함은 단지 학술적 레벨의 견지에서만 알 수 있는 것이 아니라, 실은 일상적으로 누구나가 체험하고 있는 것이다. 그러나 보통은 그것을 자각 없이 획득하고 있음에 지나지 않는 사태의 본질을 동작법은 지금까지 개관해온 바와 같이 가장 이해하기 쉬운 심리학적 개념에 의해 자각적으로 주제화하고 문제로 삼아, 실학으로서의 장애아의 발달원조법을 확립시켰다.

이러한 심리학적 입장에서 태어난 동작법은 필연적으로 자신의 신체 움직임을 자신이 만들어 가는 것의 어려움은 뇌성마비아동과 마찬가지로 건강한 아이 속에서도 존재한다는 생각이나 장애 그 자체를 이해하는 것이 아니라 장애를 지니면서 살아가고 있는 사람을 이해하고자 하는 교육관이나 임상관도 동시에 지니고 있었다.

동작법의 운영은 동작과제를 매개로 해서 신체를 구비하고 있는 주체 간에 능동적으로 타자로부터의 작용을 받아들이면서 그 실현을 향해 행동하는 과정으로서 특징지을 수 있는데, 그 실천의 장은 소정의 동작과정에 의해 한정을 받으면서 무수한 선택지가 존재하는 속에서 많든 적든 그때그때 스스로 결단하고 선택하지 않으면 안 되는 현실과의 응축된 만남의 의미장이다. 그러한 실천과 그 동작체험의 과정에 의해 타자나 생활 세계와의 관계성 속에 있어서의 현실과의 관계가 깊어지고 인간발달을 촉진하도록 유도되어온 것이다. 이와 같은 이론적 틀이 점차로 기법의 체계화와 함께 실천적인 지향성을 추구한 영역에 널리 받아들여져, 학교 교육에 있어서는 장애아의 발달지도법으로서 자리매김해온 것이다.

그러나 동작법의 원점에 관한 이러한 시점은 누구나 이해했다가 느낄 수 있는 단순함이 있지만 실은 많은 요인으로 이루어지는 복잡한 구성체이다. 그렇게 때문에 그 적용범위를 오늘날과 같이 넓혀왔다고도 할 수 있겠으나 한편으로는 어느 측면을 강조하는가에 따라 본질이 잘못 이해되는 경우도 존재한다. 이 점에 대해서는 앞으로 여러 의미에서 재검토될 필요가 있을 것이라 생각된다.

아무튼 동작법은 중도 중복 · 근육 이완형 · 렛트 증후군 · 다운증후군 · 자폐

성장애·주의력 결핍·과잉행동장애 등의 장애를 지니는 사람들뿐만이 아니라 스트레스·등교거부·신경증·분열증·고령장애인 등 여러 다양한 문제를 지닌 사람들, 또는 건강을 지향하는 일반 정상인, 또한 고도한 스포츠 기술을 추구하는 운동선수에 이르기까지 적용범위가 현저하게 확대되어 있다.

학교나 지역사회에 있어서의 실천적인 요청에 근거하는 이와 같은 새로운 전개는 지금까지의 뇌성마비아동을 중심으로 하는 장애아의 발달원조를 목표로 구축해온 이론과 기법이 큰 기초가 되고 있는 것은 말할 것도 없다. 그러나 이렇게 광범위하고 다양한 전개를 보이기 시작한 오늘날의 상황을 보자면 각각에 내포되어 있는 문제도 다양하기 때문에 임상적 효과에 대한 이론적 근거나 실천 방법도 더욱 검토를 더해갈 필요가 있다고 생각된다.

예를 들면 자폐증이나 ADHD 등의 발달장애아에 대해 놀이치료·행동치료·동작법·인리얼 등 여러 입장으로부터의 접근이 전개되어, 각각의 임장에서의 유효성이 주장되고 있지만 그 발달지도가 쉽지 않다는 것은 실천에 관여하고 있는 사람들이 공통으로 느끼고 있는 속내이자 실감이다. 자폐증의 경우 자신의 신체의 조작이나 의식성, 더 나아가서 타자의 신체의 동형성의 지각부전 등 신체성의 문제를 지니면서도 그 본질적인 문제로서 공동주의, 마음의 이론, 실행기능 등에 장애가 상정되는 관계성 장애로서 일반적으로 이해되고 있다. 이러한 증후군인 아이들에게 동작법을 적용하면, 분명하게 여러 발달적 변화를 보이는 사례가 많은 것도 사실이다.

그러나 동작법의 효과가 공황(恐慌)이 경감된다, 타자의 지시의도에 따른다, 동작모방을 한다 등과 같은 수동적인 행동변화를 넘어서 특정한 사람에 대한 관심과 정적정동의 통합이나 타자의 고통에 대한 자발적이고 향사회적인 행동과 같은 본질적인 장애의 개선에 다가갈 수 있는 발달적 변화를 가져온다고 한다면 그 실증과 함께 동작의 획득 과정이나 그 체험의 양식과 함께 사회적 상호교섭의 질적 문제도 포함한 발달이론에 근거하는 새로운 이론적 틀의 재

구축과 대상의 다양성을 충분하게 고려한 실천기법의 세련화를 해야 할 필요성이 있는 것은 아닌가 생각된다.

한편 이러한 이론적 틀의 문제와는 별개로 새로운 교육시스템 만들기의 일환으로서 아이를 둘러싸는 환경을 고려한 조기발달상담의 양상도 동작법의 앞으로의 전개에 관여하는 커다란 과제가 될 것이라 생각된다. 그것은 일본에서는 장애아에 대한 치료지도 시스템이 행정상, 문부성(한국의 교육부에 해당) 측면과 후생성(한국의 보건복지부에 해당) 측면으로 나눠지기 때문에 각각의 입장에서 행해지는 서비스에는 정합성이 결여되고 상호협력이나 역할분담이 충분하지 않으며, 장애아의 필요성에 적절하게 대응하지 못하고 있기 때문이다.

이러한 문제의 해결방안을 강구하기 위해 장애아를 지니는 보호자가 대학이나 연구소의 관계자・양호학교의 교사・보모・시설의 지도원 등의 자원봉사자와 연계하여 전국각지에서 동작법에 의한 치료활동을 전개해 왔다. 거기에 참가하는 장애아동, 그것이 뇌성마비아뿐만이 아니라 ADHD와 같은 발달장애아라 하더라도 동작법에 의해 조기치료의 궤도에 올리는 것을 통해 몰라볼 정도의 개선을 볼 수 있다는 것은 잘 알려져 있는 사실이다.

학교교육도 한동안 이 문제를 검토하는 자세를 보여서, 1999년 3월에 고지된 맹인・농아・양호학교 학습지도요령에 양호・훈련을 「자립활동」으로 명칭을 바꾸는 것과 동시에 조기부터의 교육상담이 구성되었다. 그 속에 「지역의 실태나 가정의 요청 등에 의해 장애가 있는 영유아나 그 보호자에 대해 조기부터의 교육상담을 행하는 것 등, 각 학교의 교사의 전문성이나 시설・설비를 살린 지역에 있어서의 특수교육에 관한 상담센터로서의 역할을 담당할 것」이라고 명시되어, 지역에 대해 열린 특수교육의 역할이 요구되고 있다.

즉 영유아의 발달평가법이나 여러 다양한 장애아동의 발달원조법 등의 연구와 함께 영유아 진단이나 유아 교육을 담당해온 지역의 교육・복지기관과 같은 서로 다른 직종간의 상호이해와 역할 분담 등의 새로운 활동영역에 대해

학교교육의 일환으로서 구체적으로 어떤 식으로 착수해 나갈 것인가도 큰 과제가 되어왔다. 장애아나 그 보호자가 갈구하고 있는 것은 생애발달 · 생애복지의 관점에서의 교육 · 복지 · 의료의 기관 간 연계, 더 나아가서는 제도간의 연계이다. 그러나 양호학교가 학습지도요령의 정정에 의해 지역에 대해 열린 새로운 학교 만들기를 목표로 하더라도 현실적으로는 상하구조 행정의 틀을 뛰어넘어 전개되는 것은 용이한 일이 아니다. 한편 거의 전 도도부현(일본의 행정단위)에서 실시되고 있는 동작법에 의한 치료활동은 후생성 측의 지원금을 받거나 또는 지방 자치단체의 복지부가 주최하는 형태를 취해 일상적인 요육활동에 많은 양호학교의 교사를 비롯한 보모 · 보건사 · 시설의 지도원 등이 참가하고 있다. 동작법의 실천활동은 시대를 앞서 나가 이미 지역특성을 고려한 교육상담의 실천 모델을 제안하고 있는 셈인데, 지역에 대해 열린 교육상담을 지향하는 양호학교가 이러한 기성의 지역 모델을 어떤 형태로 받아들이고 어떤 식의 새로운 기관간 및 제도간의 연계를 실현해 나가는가가 기대되고 있다.

*본항의 2) 및 3)은 논문 「동작법을 위한 기초이론」(나루세 고사쿠 편저 1998 『현대의 에스프리 별책 · 실험 동작법』, 지문당)을 개고했다.

부모의 모임 · 지역구 활동

오늘날 장애아의 치료교육을 목표로 하는 「심리재활치료」의 활동은 북으로는 홋카이도에서 남으로는 오키나와까지 전국 각지에서 행해지고 있다. 매년 여름방학이 되면 50개 이상의 지역구에서 집단집중훈련캠프가 실시되고 있다

(최근에는 한국, 말레이시아, 타이, 이란 등의 외국에서도 행해지기 시작했다). 각각의 지역구에서는 트레이니의 부모의 모임과 동작훈련에 종사하는 트레이너의 모임이 결성되어 캠프를 비롯한 심리재활훈련 제반 활동을 주최·운영하고 있다. 게 중에는 탄생 이래 30년이나 되는 긴 역사를 지니는 지역구도 있다. 각각의 지역구 활동의 중심은 앞서 기술한 집단집중훈련 캠프이며, 연간 일상적으로 실시되는 정례회(월례회, 주례회 등. 지역구에 따라 호칭은 다르지만 본고에서는 「정례회」라고 표기한다)이다. 그 지역구 활동을 통해서 부모는 트레이니의 심신의 발달을 기원하고, 한편 트레이너는 교육현장에 있어서의 장애아의 지도의 양상을 학습한다.

그런데 필자는 각지의 정례회에 특별고문자격으로 초청되어 참가하고 있다. 그렇게 하면 캠프나 정례회의 운영의 방식이나 분위기 등이 각각의 지역구에 따라 매우 다르다는 감상을 가지게 된다. 각각의 지역구 사정에 맞춰 여러 가지로 고안이 이루어져서 실로 개성 넘치는 캠프·정례회가 형성되어 있다. 그렇지만 각각의 지역구 모임에 참가하고 있는 부모나 트레이너는 자신의 지역구 활동에 관한 것은 잘 알고 있어도 다른 지역구에서 실시되고 있는 활동에 대해서는 거의 모르는 경우가 많다. 실제로 다른 지역구에서의 캠프·정례회의 모습이나 실정을 알 기회는 전국에서 심리재활훈련에 종사하는 사람들이 모이는 심리재활훈련 연구소(야스라기莊)의 연수 캠프나 연 1회 개최되는 심리재활훈련 전국대회 정도이다. 본고에서는 전국 각지에서 행해지고 있는 지역구 활동의 개요를 소개하고 그 중핵을 이루고 있는 부모의 모임이 안고 있는 과제나 그 해결의 방법에 대해 정리해 가고자 생각한다.

1 _ 지역구 활동의 행보

1967년 후쿠이현 쿠루메시의 성 루치아 병원에서의 최초의 집단집중 훈련

캠프(1967~1972년)가 행해졌다. 그 이후, 야기야마 캠프(1967~1971년), 코코노에 캠프(1972~1973년) 등을 거쳐 심리재활훈련 집단집중훈련 캠프의 원형이 생겨났다고 여겨진다(나루세, 1987, pp.1~4). 이들 캠프에는 후쿠오카・큐슈 근교에서만이 아니라 전국에서도 많은 트레이니, 부모, 그리고 트레이너가 모였다고 한다. 거기에 모인 참가자 각자가 이들 캠프에서의 경험을 자신의 지역구로 가지고 돌아가서 동작훈련과 캠프를 전국 각지에 퍼뜨려가게 된 것이다. 그리고 나서 30년 이상이 지난 현재까지 당시의 캠프에 참가했던 트레이니, 부모는 물론이고 트레이너로서 협력했던 사람들이 각자 협력하면서 밀접한 연락을 취하고 당시와 변함없는 마음으로 교류를 이어가며 그 사람들이 각자의 지역구에서 중핵이 되어 지역구 활동을 추진하게 된 것은 말할 것도 없음이다.

1968년 효고현 히메지시의 서사양호학교에서 큐슈 이외에서는 처음으로 훈련캠프가 개최되었다(이것은 후에 하리마 양호학교로 옮겨가 효고현 연합캠프가 되었다). 같은 해에 군마에서도 캠프가 열려서 1970년에는 오카야마 1971년에는 나라와 오오사카, 1972년에는 아마가사키(효고), 하마마츠(시즈오카), 도쿄, 토모노(효고)에서 개최되었다(나루세, 1987, pp.1~4). 그 이후로 심리재활훈련 캠프는 계속해서 전국으로 확대되어, 위에서 기술한 바와 같이 현재는 50개소를 넘는 지역구에서 캠프가 행해지게 되었다.

캠프의 역사를 거듭하면서 점차로 부모가 트레이너로서 트레이니의 훈련을 원조할 필요성이 지적받게 되었다. 그것은 부모가 가정에서 트레이니의 훈련을 원조함으로 해서 트레이니에게 있어서는 캠프에서 익힌 새로운 동작을 정착시키는 작업이나 보다 좋은 동작의 개선을 도모하는 것이 가능하다는 이점이 있으며, 동시에 부모에게 있어서는 트레이니의 동작 부자유나 동작의 변화를 보다 자세하게 이해할 수 있다는 이점이 있기 때문이다. 그렇다고는 해도 연 1회의 캠프에 참가해서 모친이 지도를 받은 것만으로는 모처럼 기억한 동작훈련의 원조 방법도 잊어버리게 되는 것이다. 또한 트레이니는 하루하루 성장・발달해 가고 있기 때문에 그것에 맞춰서 훈련의 방법도 고안할 필요성이 발생한다. 그렇기 때문에 캠프가 끝난 후에 부모가 가정에서 훈련을 확실하게 이어나갈 수 있도록 트레이니 및 부모에게 일관된 지도가 가능한 후속조치의 기회로서 캠프와는 별도의 정례회를 마련해서 그 내용을 충실하게 하고 있는 것이다.

정례회에는 그 이외의 의미도 담겨 있다. 예를 들면 집단집중훈련에는 참가하고 있지는 않지만 정례회에는 참가하고 있는 트레이니와 부모가 어느 지역구에서든 존재한다. 이것은 시간적인 형편이나 가정의 사정 등을 이유로 장기에 걸친 캠프에는 좀처럼 참가할 수 없지만 동작훈련의 지도는 확실하게 받아두고 싶다는 트레이니와 부모가 적지 않다는 것을 보여준다고 생각한다. 실은 트레이너 측에서도 마찬가지의 사정을 볼 수 있다. 캠프에는 근무나 그 밖의 사정으로 참가할 수 없지만 훈련기법은 연수하고 싶다는 트레이너가 적극적으로 참가하고 있다. 이러한 사정을 지닌 트레이니나 트레이너에게 있어서 정기적으로 행해지는 정례회는 귀중한 장소가 되고 있다.

2 _ 정례회의 내용

각지에서 행해지고 있는 지역구의 활동 중에 캠프에 대해서는 그 대부분이 야스라기장에서 실시되고 있는 심리재활훈련 연수 캠프를 모델로 해서 실시되고 있다. 그리고 자격검정위원회에서 인증 받은 인증캠프의 틀에서, 심리치료의 틀을 넘지 않는 범위 내에서 각각의 지역구의 독자성을 보이고 있는 듯하다.

여기서는 캠프 이외의 정례회의 내용소개 쪽에 무게를 두기로 하겠다.

정례회의 수와 빈도

한 도도부현(행정단위) 내에서 하나의 모임이 개최되는 경우와 몇 개의 지역구로 나눠져서 열리는 경우가 존재한다. 모음이 개최되는 빈도는 월 1회인 지역구가 가장 많은 듯하지만 지역구에 따라서는 격주제로 실시하거나 매주 실시하는 지역구도 있다. 필자가 살고 있는 야마구치현에서는 현내에 5개소에서 월례회가 있고 실시 일을 어긋나게 해서 행하고 있다.

정례회의 계속연수

위에서 기술한 바와 같이 1965년 이후부터 활동을 시작한 지역구가 전국에는 다수 존재한다. 이러한 지역구에서는 실로 30년 이상이나 전부터 훈련의 기회를 안정적으로 확보하기 위한 각종 노력이 있었으리라 생각된다. 지금까지의 지역구 활동을 되돌아보고 아주 오랜 기간 노력해왔다고 새삼 역사의 무게를 느끼고 계시는 분도 적지 않을 터이다. 쇼와 50~60년대에 심리재활훈련이 급속하게 전국각지로 확대되었기 때문에 많은 지역구가 10~20년의 역사를 가지고 있다. 물론 최근이 되어서 캠프나 정례회를 설립한 지역구도 적지 않다. 동시에(유감스럽지만) 제반 사정에 의해 캠프・정례회를 계속할 수 없게 된 지역구도 적지 않게 보인다.

정례회의 모임장소

정례회를 행하기에 있어서 모임장소의 확보는 골치를 아프게 하는 사항 중의 하나이다. 대개의 지역구에서는 마을의 복지센터, 공민관(한국의 시민회관) 등과 같은 공공시설을 빌려 쓰고 있지만 양호학교(또는 그 부속시설)이나 대학에서 실시되고 있는 지역구도 볼 수 있다.

정례회의 규모

단순하게 트레이니의 수만을 근거로 해서 모임의 규모를 살펴보면 대강 10~20명 정도인 경우가 많은 듯하다. 그 중에는 50명 이상의 트레이니가 모이는 지역구도 있고 반대로 적은 곳은 3명으로 정례회를 실시하는 지역구도 있다. 바람직한 정례회의 규모는 각각의 지역구의 사정에 따라 크게 달라진다. 그것은 가령 모임장소나 일정, 정례회에 참가할 수 있는 트레이니 · 트레이너의 수, 정례회의 위상, 지역구 활동의 계속연수, 부모 모임의 조직 형태 등이며, 그것들이 복잡하게 얽혀있기 때문에 한마디로 말하는 것은 불가능하다.

정례회의 일정

트레이니의 대다수는 학교 또는 유치원(보육원) 등에 다니고 있기 때문에 정례회는 학교 등이 쉬게 되는 토요일 또는 일요일에 실시되고 있다. 게 중에는 학교가 있는 토요일이 트레이니 · 트레이너 모두 한 자리에 모이기 쉽다는 이유로 첫째 주 토요일 또는 셋째 주 토요일에 실시하고 있는 지역구도 있다(2000년 3월 현재).

하루를 써서 정례회를 실시하는 지역구에서는 비교적 시간에 여유가 있기 때문에 훈련 섹션뿐만이 아니라 트레이너 연수나 모친 지도 · 중식 · 집단치료 등 참가자가 어울릴 수 있는 시간을 마련하고 있으며, 그야말로 하루를 충분히 사용하는 모습을 보여주고 있다. 한편 오후부터 반나절을 써서 정례회를 실시하는 지구에서는 시간에 제약이 있기 때문에 훈련 섹션과 트레이너 연수를 중심으로 한 밀도가 높은 스케줄을 짜고 있는 지역구가 많다(표 7).

[표 7] 정례회의 스케줄

ⓐ 1일을 써서 행하는 경우	
10:00~10:45	트레이너 연수
10:45~11:00	여는 모음
11:00 ~12:00	면담, 훈련섹션(1)
12:00 ~12:30	중식
12:30 ~13:00	집단보육, 트레이너 미팅
13:00 ~14:00	훈련섹션(2), 모자연수
14:00 ~15:00	집단요법
15:00 ~16:00	훈련섹션(3), 모자훈련
16:00 ~16:15	닫는 모임, 뒷정리
16:15 ~17:00	트레이너 미팅

ⓑ 반나절(오후)을 써서 행하는 경우	
13:00~13:30	트레이너 연수
13:00~13:30	여는 모음
13:45~14:30	훈련 섹션(1)
14:30~15:30	간식, 집단요법
15:30~16:30	훈련 섹션(2)
16:30~16:45	모자훈련
16:45~17:00	닫는 모임, 뒷정리
17:00~17:30	트레이너 미팅

3 _ 정례회의 위상

훈련 캠프에 참가하는 사람에게 이 캠프에서 무엇을 배우고 싶은가에 대해 물어보면 동작훈련의 기법이나 개념이라고 답할 것이다. 그 밖에는 각 지역구에서 행해지고 있는 실천에 대한 정보를 교환하고 싶다, 혹은 입장을 넘어선 동료를 넓혀가고 싶다고 생각하는 사람도 적지 않은 듯했다.

각 지역구의 정례회를 훈련캠프의 미니어처판으로 본다고 한다면 위에서 기술한 바와 거의 같은 것을 추구하고 소중하게 여기자는 자세가 정례회에는 있다고 생각된다. 그리고 거기에 참가하는 사람이 각자의 목적에 도달할 수 있도록 정례회를 기획・운영하는 사람은 여러 다양한 배려를 하고 있는 것이다.

정례회에서 가장 중심이 되는 것은 말할 것도 없이 동작훈련이다. 트레이니가 효율적으로 훈련효과를 올릴 수 있도록 그리고 원조하는 트레이너나 부모가 기법이나 관계를 맺는 방식을 배우기 쉽도록 고안할 필요가 생긴다. 예를 들면, 훈련시간 하나를 보더라도 원칙은 한 시간이지만 참가하는 트레이니의 연령・체력・장애의 종류・환경(방의 온도 등), 그리고 모임의 분위기나 흐름 등 각종 요인을 고려해서 시간의 조정을 하고 있는 것이다. 당연히 한정된 시간 속에서 집단이 활동을 하고 있기 때문에 정해진 시간에 다음 행동이 개시 가능하도록 「5분전 행동개시」가 지켜지고 있다.

그 이외에도 정례회의 훈련을 효율적으로 진행하기 위한 방법으로 트레이너가 훈련을 원조하기 쉽도록 훈련과 훈련 사이에 트레이너 미팅을 행하는 곳도 있는 듯하다. 또한 정례회와 일상생활에서의 훈련을 연결시키기 위해 인테이크 때에는 부모로부터의 상담내용을 수용하고 그것에 근거한 훈련과제를 설정하여 모친 지도 시간에 그 모임에서 행한 훈련과제를 부모에게 전달하는 식의 흐름을 만들고 있는 곳도 많다. 훈련과제를 명백하게 하기 위해 매회마다 훈련의 테마를 설정하는 곳도 있다. 다음 정례회까지 가정에서의 훈련과제를 설정하는 곳도 있다. 그 외에도 년대・장애의 특징・훈련과제가 비슷한 트레이니로 반을 나누거나, 일년간은 같은 트레이너가 한 사람의 트레이니를 담당하거나 하는 등 여러 가지 고안이 이루어지고 있다. 그리고 그러한 고안은 단지 형식적인 것이 아니라 트레이니의 심신의 발달 및 동작의 획득 상황에 맞춰서 융통성있게 행해지고 있다.

훈련이외의 장소에서도 의미있는 활동이 행해지고 있다. 트레이니에게 있어서는 집단치료나 식사・간식 시간을 통해서 다른 트레이니와 즐거운 시간을 보내거나 자신의 부모나 다른 트레이니의 부모 그리고 트레이너와 느긋한 시간을 보내는 것도 가능하다. 이른바 자신을 알아주는 동료를 만드는 장소인 곳이다.

트레이너 연수나 어머니 연수에서는 동작훈련의 기법이나 관계를 맺는 방법, 트레이니의 동작부자유의 이해의 방법 등을 배우는 것뿐만이 아니라 교육현장에서의 교육 · 임상활동의 정보교환이나 가정에서 아이와 관계를 맺는 방법에 대한 지혜를 서로 내놓는 경우도 적지 않다. 특히 어머니 연수에서는 부모들이 떠안고 있는 트레이니에 대한 다양한 불안들이 토로되고, 그것을 경험한 적이 있는 부모가 조언을 하거나 주위의 부모가 수용하거나 하는 등, 집단카운슬링의 양상을 보이는 곳도 많다. 그러한 연수를 거쳐서 부모가 긍정적으로 아이와 함께 살아가고자 하고 정례회에 적극적으로 참가하여 부모들의 조직 속에서 노력해서 모임을 성사시키고자 하는 경우도 종종 볼 수 있다.

지역구 활동이 그 역사를 쌓아감에 따라, 또한 시대가 흘러감에 따라 지역구 활동의 입지나 부모 모임의 양상은 크게 변화하고 있다. 위에서 기술한 바대로 지금까지의 월례회는 트레이니와 부모에게 있어서는 동작훈련을 받고 배우는 곳이라는 견해가 매우 컸었다. 생각해 보면 "모친 지도"라는 이름 하에 마치 가정에서의 훈련에 관여하고 있는 것은 모친뿐이라는 듯이 받아들여지고 있었는지도 모른다. 그러나 실제로는 트레이니의 훈련을 행하는데 있어서는 모친 이외의 가족(부친, 조부모, 형제자매 등)의 이해와 협력이 있어야만 비로소 훈련을 해나갈 수 있는 가정도 많다. 특히 트레이니가 고령화되어, 신체가 커지게 되면 모친 혼자서는 효율적으로 훈련을 하는 것이 어려워지고, 어떻게든 다른 가족의 도움이 필요하게 될 수밖에 없다(나카무라, 1987, pp.97~103). 경우에 따라서는 부친이 트레이너의 역할을 담당하고 있는 가족도 있다. 그러한 배경도 있게 때문일까, 최근의 정례회에는 트레이니와 그 모친만이 참가하는 경우만이 아닌 부친이나 형제자매가 함께 참가하는 경우도 늘고 있다. 이것은 모친 이외의 가족에게도 훈련에 대한 이해를 증진시켜, 훈련을 통해 가족 모두가 트레이니를 지탱해 나가는 자세를 엿볼 수 있다.

최근에는 트레이니의 가족전원이 정례회에 역할을 지니고 참가하는 경우도 생겨나고 있다. 그러한 정례회에서는 통상의 동작훈련이나 트레이너의 연수·부모의 연수뿐만 아니라 형제자매를 위한 프로그램이 존재하고 형제자매 아동들을 돌보는 자원봉사자도 있다. 집단치료 시간에는 트레이니뿐만이 아니라 형제자매도 함께 참여한다. 이러한 프로그램을 통해서 형제들도 또한 트레이니에 대한 이해를 늘리거나 형제이기 때문에 받게 되는 스트레스를 해소하는 것이 기대되고 있다. 부친은 시간측정이나 기록 등의 역할을 맡고, 뒤에서 정례회를 지탱한다. 때로는 집단 치료의 즉흥연극에서 대활약하는 경우도 있다. 미팅이나 부모의 연수에도 참가해서 훈련에 대한 질문을 하거나 서로의 아이에 관한 이야기 등을 화제로 끄집어내는 일도 있다. 이러한 장소에서 적극적으로 관계를 맺어 오는 부친은 역시 가정으로 돌아가더라도 트레이니나 모친에 대해 진지하게 관계를 맺고자 하고, 불안을 받아주고 노력하는 부친인 경우가 많다.

위에 기술한 지역구에서는 단지 정례회나 캠프에 참가해서 훈련을 받기 위한 활동에 그치지 않는다. 정례회의 내외를 불문하고 또한 훈련에 관계되는가 아닌가와 상관없이 트레이니의 일로 서로 대화를 나누고 정보교환을 하며 서로 돕고 있다. 그러한 활동에서 한 걸음 더 나아가서 학교의 졸업을 앞둔 트레이니가 있는 부모가 몇 명 자주적으로 모여서 각자가 아이의 학교졸업 후를 대비해 활동도 행하고 있다. 많은 트레이니들은 학교를 졸업하면 집에 있거나 수산(授産)시설·작업소에 다니게 된다. 그렇게 되면 그때까지의 학교에서의 생활과는 다른 새롭고 엄격한 생활이 기다리고 있다. 그들의 심리적 스트레스는 클 것이며 또한 훈련을 받을 기회도 크게 감소하고 말 것이다. 부모에게 있어서는 그들의 생활을 어떤 식으로 지탱해 가는가가 중요한 문제가 된다. 그것을 해결하는 한 방법으로서 트레이니를 일상생활로부터 일단 떼어내서 뒤를 돌아볼 수 있게 하는 장, 궤도수정을 행하는 장으로서, 또는 트레이니와 그 가족과 지역교육(또는 복지)을 연결하는 새로운 파이프로서의 정례회의 가능성을 찾는 일(토쿠나가, 1992, pp.41~43)이 지금부터는 요구되는 것이 아닌가 생각한다.

4 _정례회의 지속을 향해

발족 당시에는 상당한 고생을 거듭해온 캠프나 정례회도 궤도에 진입하기 시작하면 이번에는 많든 적든 지속해 나감에 있어서의 어려움과 조우하게 된다. 각종 과제를 뛰어넘어서 훈련의 장의 안정적인 확보를 도모하기 위해 부모의 모임은 여러 가지 노력을 하고 있다.

부모의 모임이 가장 골치를 앓는 것은 정례회에 참가하는 트레이니나 트레이너의 수에 관한 문제라고 생각된다. 말할 것도 없이 정례회의 주역은 트레이니이다. 그 트레이니가 좀처럼 모이지 않아서 정례회를 오랫동안 실시할 수 없었다는 지역구를 볼 수 있다. 트레이니가 적어진 이유로서는 참가하고 있던 트레이니와 그 부모의 고령화, 모임에 대한 신규참가자의 감소 등을 말하는 경우가 많다. 게다가 좀더 파고들어가 보면 그 정례회에 모이는 멤버 내에서의 독특한 폐쇄적 분위기가 강했던 것, 정례회를 실시하고 있는 것을 대외적으로 선전하지 않고 신규참가 희망자에 대한 광고활동이 그다지 행해지지 않았던 점 등에도 이유가 있는 듯하다.

트레이니와 그 부모의 고령화의 문제는 어느 지역구에서도 떠안고 있는 문제일 것이나, 지역구에 따라 그 부모 또는 부모의 모임이 근교의 자원봉사자에게 의뢰해서 트레이니가 정례회에 참가할 수 있도록 하는 것을 돕게 하는 곳도 있다고 들었다. 모임의 광고활동에 대해서는 지역구의 광고지나 텔레비전·라디오 등의 매스미디어를 적극적으로 사용하거나 지역에서 이벤트가 있을 때마다 바자회를 열거나 게 중에는 인터넷을 이용해서 모임의 상황을 어필하거나 하는 식으로 새로운 멤버의 가입 권유를 적극적으로 행하고 있는 지구도 있다.

무엇보다도 부모 모임의 운영 양상을 항시 신경 쓸 필요가 있을 것이다. 부모 모임은(트레이너의 모임도 그렇지만) 기본적으로는 자원봉사활동이다. 따라서 정례회의 운영에 있어서는 참가하는 부모들끼리 확실하게 조직을 만들어서 몇몇 부모가 모임을 운영하는 형태가 아닌 전원이 모임의 내용이나 현상을 파악하고 문제가 발생하면 모두가 대화를 통해 결정할 필요가 있다. 또한 정례회를 행하기 위한 자금확보를 위해 바자회를 열거나 지방자치단체나 해당 지방의 기업에게 금전적인 원조를 요청하는 등의 활동도 필요하게 된다.

당연한 것이지만 부모의 모임과 트레이너의 모임과의 연계도 중요한 문제이다. 정례회를 운영할 때에 참가하는 트레이너가 적거나 트레이니와 트레이너의 참가수가 너무 달라서 훈련에 지장을 초래하는 경우도 적지 않다. 트레이너의 감소 요인으로는 근무지의 행사와 겹치거나 인사이동 등의 어쩔 수 없는 사정도 있을 테지만 트레이너가 자신감을 상실하거나 부모와 트레이너 간의 의식이 어긋나거나 하는 경우도 없지는 않다. 그러한 문제를 해결하기 위해 정례회의 프로그램을 결정할 때에 트레이너 연수나 모친 지도 및 연수의 기회를 보다 많이 확보하거나 경우에 따라서는 부모가 트레이너를 하는 등, 새로 참가한 트레이니에 대해서는 견학하게 하고 부모에 대한 오리엔테이션을 철저하게 실시하는 등, 쌍방이 만족할 수 있는 형태를 찾아 충분한 대화를 가질 필요가 있을 것이다.

5 _ 정리

지역구에 따라 여러 형태로 운영되고 있는 캠프나 정례회. 그러나 거기에 공

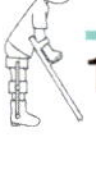

통적으로 느껴지는 것은 부모가 매우 활동에 열성적이고 자신의 트레이니뿐만 이 아니라 그 지구의 트레이니 전체나 지역구 활동 전반에 걸쳐 진지하게 생각하고 있다. 부모 모임의 멤버들은 무엇보다 밝고, 무엇에도 적극적으로 행동하고 있다. 부모들 사이에서는 서로 격려하고 위로하거나 하여 모임의 분위기를 고양시킨다. 또 트레이너를 신뢰하고 트레이너의 지탱을 받으면서도 자신의 아이를 좋게 하는 것은 어디까지나 부모인 자신들이라는 의식을 지니고서 트레이니에 대한 훈련의 기술이나 원조법을 배우고 있다. 부모 모임의 멤버의 측면에서는 베테랑인 부모가 젊은 부모들을 가르친다는 계층적 구조를 지니고, 또한 지역구 활동의 운영에 있어서는 트레이너의 모임과 협력하면서 나아가고 있다. 그것은 마치 트레이니를 중심으로 한 하나의 커뮤니티와도 같은 것이다. 정례회는 때로는 훈련의 장이 아니게 되는 경우도 있다. 예를 들면 정례회장을 떠나서 하이킹이나 해수욕, 온천 등으로 떠나는 지역구도 있다. 또한 계절에 따라서는 신년회나 크리스마스 파티와 같이 이벤트(집단치료) 쪽을 주된 것으로 삼는 모임도 있다. 그와 같이 하면서 트레이니 · 부모 · 트레이너 들이 그 입장을 뛰어 넘어 서로의 친목을 한층 더 깊게 하고 결속력이 강한 집단이 되어 간다. 각각의 지역구 및 부모의 모임이 앞으로도 지역구의 특성을 살리면서 참가하는 트레이니의 동작발달뿐만이 아니라 거기에 모이는 모든 사람이 서로를 도와가면서 발전해 나가길 바란다.

* 본고는 「전국의 훈련회 – 부모의 모임에 대한 앙케이트 조사 –」라는 표제로 「페닉스35호」(1988)년에 게재된 기사를 베이스로 대폭 수정을 가하여 작성한 것이다.

동작훈련의 의의

1 _ 용어로서의 동작훈련과 동작법

「동작훈련」이라고 하는 용어가 「동작법」으로 변한 것은 1980년대 후반이었다. 이것은 대상과 목적이 뇌성마비 아동을 비롯한 지체부자유 아동의 동작의 개선에서 자폐증아 · 지적장애아 · 중복장애아 등의 장애아의 행동변용으로 적용이 넓어진 것, 또 장애아뿐만이 아니라, 심리적 문제를 떠안고 있는 성인에 대한 심리치료 · 카운셀링, 건강인의 심리적 · 신체적 건강상담과 원조로 넓어진 것에 의해 이미 「훈련」이라는 용어를 사용하기에는 개념적으로 너무 좁다는 것이 화제가 되었다. 그래서 이들을 포괄할 수 있는 원조활동을 나타내는 용어로서 「동작법」이라고 하는 용어가 사용되게 되고 이것이 정착하여, 현재에는 「동작법」이라는 용어가 일반적으로 되었다. 단지 「동작훈련」이라고 하는 용어가 전혀 쓰이지 않게 되었다는 의미가 아니라 뇌성마비아동 등의 지체부자유아의 동작의 개선에 관해서 좁은 뜻으로서 동작훈련이라고 하는 용어를 사용할 수 있다. 그래서 여기서는 지체부자유아동의 동작의 개선에 시점을 맞

줘서 좁은 의미로 「동작훈련」이라고 하는 용어를 쓰도록 하겠다.

2 _ 동작훈련개시시의 시대배경

동작훈련의 효과를 실증하는 임상의 장으로서의 집단집중훈련(통상, 캠프라고 불린다)이 처음으로 개최된 것은 1967년이었다. 그 이후, 캠프는 연구자에게 있어서는 심리학적 이론구축, 실험적·실천적 임상의 장으로서 양호학교교원에게 있어서는 교육적 지도이론구축, 구체적 지도법의 연수의 장으로서 자리매김하여, 현재까지 계속되고 있다. 당연히 참가하는 장애아·인에게 있어서는 동작개선이라고 하는 커다란 목적이 있고 부모(모친)에게 있어서도 자신의 아이의 장애의 상태를 상세하게 알고 가정에서의 요육에 도움을 주는 장이었으며, 마찬가지의 의사를 지닌 사람들 간의 교류의 장이기도 했다.

그 이후 쇼와 1973년, 야스라기장(후쿠오카현)에 심리재활훈련 연구소가 설립되어 전국의 양호학교·복지시설 등의 교직원에 대한 7박 8일의 캠프 형식에 의한 연수회가 개시되었고 이것이 동작훈련의 임상적인 장으로서의 모델이 되었다. 이 연수회는 당시의 양호학교, 특히 지체부자유 양호학교의 교인에게 있어서는 획기적이면서도 의의 있는 연수회로서 자리매김하였다. 그것은 1971년의 맹인·농아·양호학교 학습지도요령의 개정에 의해 새롭게 「양호·훈련」이라는 영역이 마련되고 그때까지 교과중심이었던 교육과정으로부터의 대폭적인 발상의 전환이 요구되었다. 이 배경으로는 종래의 교과중심의 교과과정으로는 당시의 지체부자유 양호학교 재적자의 79%를 점하고 있던 뇌성마비아동과 같이 운동장애와 지적장애를 동시에 지니는 중도·중복장애아의 지도에는 대응될 수 없다는 양호학교의 교원의 목소리가 있었다. 그 중에서도 「운동기능의 향상」의 지도에서는 교원 자신이 교육적인 지도이론·방법을 습득하지 않으면 안 되는 상황에 있었고 이러한 뇌성마비아동에 대한 대응에 대해 많이 모색하고 있었다는 것이 현상이었다.

현재 캠프형식의 연수회는 전국 각지에서 개최되어 연구자 · 양호학교교원 · 복지시설교원 · 다직종의 임상심리사 등이 연수를 받고 뇌성마비아동을 비롯한 지체부자유 아동뿐만이 아니라 지적장애아 · 자폐증아동 등의 여러 장애를 지닌 아이들이 참가하고 있다.

3 _ 동작훈련의 의의

동작훈련이 뇌성마비자에 대한 최면에 의한 운동개선을 힌트로 한 것은 잘 알려져 있는 바이며 그런 이유도 있어서 동작훈련개시시는 뇌성마비아동의 동작 개선을 위한 이론 · 기법으로서 개발되었다. 또한 앞서 기술한 바와 같이 지체부자유 양호학교 재적자 중 다수가 뇌성마비아동이고 양호학교에 있어서도 뇌성마비 아동의 지도상의 과제가 많았던 것도 동작훈련에서 뇌성마비아동이 주된 대상이 된 또 하나의 이유일 것이다. 뇌성마비는 출생전후에 발생한 뇌손상 때문에 근육 운동계의 조절에 지속적인 장애를 받은 증후군이다. 이러한 뇌성마비 아동에 대한 운동장애개선에 대한 훈련으로서 일본의 의료영역에서 실시되고 있는 주된 훈련법은 보바스법과 보이타법이다. 이 두 가지 훈련법은 양쪽 모두 인명 그대로 훈련법의 명칭이 되어 있는 것이라던가 신경생리학적 이론에 근거하고 있는 방법론이라는 공통점이 있다. 이론적 근거에 의해 조기의 영유아기에는 보이타법을 영유아기 이후에는 보바스법을 사용하는 것이 적절하다는 주장도 있다.

이들 훈련법은 PT(물리치료사), OT(작업치료사)라고 하는 자격소유자에 의해 의료영역 속에서 행해지는 경우가 많고 지체부자유아동 요육시설에서 실시되고 있는 훈련법은 이 둘 중 어느 쪽인가의 훈련법인 경우가 많다.

앞서 기술한 바와 같이 동작훈련은 양호학교(많게는 지체부자유 양호학교)를 통

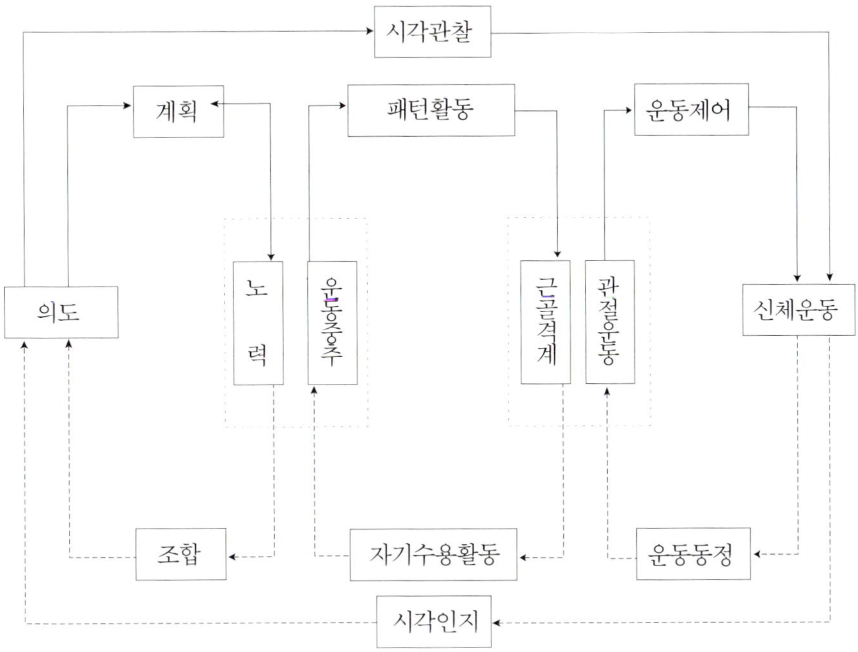

출전: 나루세 고사쿠 1992, 「임상동작법의 심리구조」 『현대의 에스프리 별책 · 임상동작법 시리즈① 임상동작법의 이론과 치료』, 지문당.

[그림 23] 동작도식

해서 전국으로 퍼져 갔다. 동작훈련의 이론이 심리학을 기반으로 하고 있기 때문에 당시 뇌성마비아동의 교육 · 지도에 단서를 찾고 있었던 양호학교 교원에게 적극적으로 수용되어 갔다. 거기에는 교원과 함께 아이의 개선을 갈망하는 부모의 존재가 있었다. 부모에게 있어서 그 훈련이론 · 방법이 어떤 식의 학문영역을 기반으로 구축되어 있는가는 크게 문제가 되지 않았고 오로지 아이가 개선되는가 어떤가가 문제였다. 또한 교원 · 부모에게 있어서 자신이 스스로의 손으로 행할 수 있는 훈련기법을 모색하고 있는 중에 발견한 실천적, 구체적 훈련이론 · 방법이었다고 할 수 있다. 이러한 이론 · 방법이 장애아동 지도법의 하나로서 확고한 위치를 점한 것은 그야말로 학교교육이 얼마나 실천적인 방법론을 중요시하고 있는가를 보여주는 증거라고 할 수 있다.

특수교육 제학교의 교육실천 속에서 발전시킨 동작훈련은 그 대상을 넓혀 초・중학교의 아동・학생의 심리적 문제에 대처하고, 더 나아가 성인의 심리치료나 고령자의 건강유지・관리의 영역에도 이용될 수 있게 되었다. 이들 영역으로의 발전은 반대로 장애인에 대한 동작훈련이 재검토될 수 있는 기회를 얻기도 하기에, 앞으로도 많은 연구자・교원・심리치료 관계자의 손에 의해 동작훈련의 진보를 기대할 수 있는 방책이 나오게 될 것이다.

동작훈련의 이론

1 _ 「동작」의 정의

나루세(1973)는 인간의 신체의 움직임을 생리적・물리적으로 "움직이는" 경우와 자신의 주체적인 의사에 의해 수의적으로 "움직이게 하는 것"의 두 개로 나눔으로 해서 동작이론을 구축하기 위한 기본적인 계기로 삼았다. 여기서 사람에게 있어서 중요한 것은 "움직이는" 것이 아니라 "움직이게 하는" 것이며 이것을 「동작」이라고 부르고, 「주체가 의도대로 자신을 움직이고자 하는 노력의 결과로서 신체운동이 일어나는 과정」이라고 정의내렸다. 이것이 "의도 - 노력 - 신체운동"이라는 일련의 과정으로서의 동작의 설명개념의 골자가 되는 것이다.

2 _ 동작의 틀

사람이 자신의 신체를 움직이고자 해서 실제로 신체가 움직이기까지의 과정을 도식으로 만든 것이 **그림** 23이다.

그림 23의 동작도식에서는 심리계 · 신경계 · 신체운동계의 세 개의 하위 시스템의 닫힌 회로로 이루어지며, 심리계에서 신경계로 신경계에서 신체운동계로 활동이 이행되어 간다. 그 이행을 성립시키는 기구가 가는 쇄선으로 둘러싸인 두 부분이다. 이 활동의 기원은 어떤 목적에 대응되는 움직임을 하고자 하는 「의도」의 발생에 의한다. 의도대로 자신의 신체의 어떤 부분의 어떤 식으로 움직일 것인가, 구체적으로 어떤 식의 패턴으로 움직일 것인가 하는 「계획」이 생겨나면 이것을 신체운동으로서 실현하기 위한 「노력」을 하게 된다. 이 노력은 단순한 심리적 과정에서 그치지 않고 마음속에 그린 패턴대로 움직임을 일으킬 수 있도록 운동중추에 작용을 가해서 신경계를 활성화 시킨다. 신경계의 패턴활동은 근골격계의 활동을 통해서 관절운동을 가져오고 제 관절이 통일적 · 목적적으로 운동제어를 받으면서 물리적 · 역학적으로 특정지어진 신체운동을 실현하고자 한다. 이 결과로서 출현하는 신체운동의 패턴은 굵은 점선과 같이 피드백 됨과 동시에 가는 점선 · 가는 실선으로 나타낸 시각계에 의해 항상 「의도」와 「계획」에 조회하여 모니터링 된다.

여기서 중요한 것은 「의도」대로의 「신체운동」이 나름대로의 기획 · 제어된 힘 내지 에너지를 신경계에 가하는 당사자의 「노력」에 의해 비로소 생길 수 있다는 것이다. 생리학적 입장에서는 신체운동의 발생은 운동중추의 신경활동에 근원을 둔 다고 설명되지만 이 도식에서는 운동중추는 신체의 주인인 주체자의 주동적 · 능동적인 심리적 과정에 의해 촉발 · 활동하게 되는 것을 나타내고 있다. 이 일련의 심리 · 생리 · 물리적인 과정이 전체적으로 「동작」이라고 불린다.

3 _ 훈련기법

나루세(1973)는 뇌성마비는 본래 골격구조상의 이상이나 결함 없이, 움직이는 신체 장치를 지니면서 자신의 신체를 자신의 마음대로 움직이게 할 수 없는 점에 특징이 있다고 하였다. 전술한 틀에서 말하자면 「의도」와 「신체운동」의 불일치에 의해 자신의 신체를 조작할 수 없다는 것이다. 이 곤란을 형성하고 있는 주된 원인은 신체 각 부위에 발생하는 부당 긴장이라고 여겨진다. 이 부당 긴장에 의해 어떤 동작을 아직 학습하고 있지 않은 상태인 「미학습」, 그릇된 움직임을 학습해버리고 만 「오학습」, 어정쩡한 학습이 이루어진 「부전학습」 등의 학습의 장애가 발생하고 있는 상태가 된다. 미학습의 경우는 해당 동작을 학습할 수 있는 원조가, 또 오학습이나 부전학습에서는 그 학습 패턴을 자기 제어할 수 있게 하는 것과 올바른 동작을 획득할 수 있는 원조가 필요하게 된다.

동작훈련이 초기에 중시했던 것은 이완이라고 하는 기법이었다. 그러나 여기서 사용하는 이완은 신체에서 힘이 빠지기만 하면 된다는 발상은 아니었다. 스스로 자신의 신체의 힘을 뺀다고 하는 「노력」의 과정이 최우선되었다. 또 이 이완은 자신의 신체의 긴장된 부위에 주의를 향하게 하는 역할을 지녀서, 뇌성마비아동과 같이 보디 이미지의 확립이 곤란하더라도 신체에 대한 지각을 초점화시키는 것에 매우 효과가 있었다. 그러나 이완은 어디까지나 신체를 움직이게 한다는 「움직이는 방법」을 알기 위한 방책이었으며, 그 목적은 「움직이게 하기」 위한 「노력」을 어떻게 하면 좋은가를 아는 것으로, 그것이 구체적인 자세・동작의 획득, 개선으로 연결되는 것이 중요하다.

이완의 기법에 더해서 「수직계열」이라는 발상이 강조되기 시작한 것은 1980년대 후반이었다. 자세・동작의 획득, 개선을 위해서는 힘을 빼두지 않으면 안 되는 신체부위와 함께 힘을 넣어두지 않으면 안 되는 신체부위를 명확화하는 것이 필요하다.

일정한 자세를 유지하기 위해서는 관절의 굽힘 펴기 등이 필요하게 되는데 항중력 자세 속에서 굽히기 펴기와 같은 동작은 지면에 접하고 있는 신체 부위를 기점으로 「땅을 밟는다」, 「밟아 누른다」와 같은 동작이 불가능하다면 무용지물이다. 예를 들면 책상다리 앉은 자세에서는 체간을 뻗는 방향으로 힘을 넣기 위해서 지면에 착지시키고 있는 엉덩이로 지면을 밟고, 무릎으로 서기 자세에서는 무릎으로 밟고 대퇴부에 힘을 넣으며, 선 자세에서는 발바닥으로 밟아 누르며 무릎이나 관절을 펴는 동작을 행한다. 이러한 힘을 넣는 방향이나 크기를 명확화함으로 해서 「수직계열」동작훈련은 책상다리 앉은 자세·무릎으로 서기 자세·선 자세에서의 동작과제를 미세화하여 갔다.

4 _ 훈련관계

동작훈련이 여기까지 발전하여온 이유 중의 하나는 종래의 「훈련」 혹은 「기능훈련」이라고 하는 용어의 이미지를 크게 바꾼 것에 있다. 자칫하면 이 용어는 훈련자가 피훈련자에 대해 피훈련자의 주체성, 자발성을 무시하고 신체의 근육·관절 등을 타동적으로 굴신시킨다는 이미지를 주기 쉽다. 이른바 훈련을 하는 측에만 주체성이 존재하고 훈련을 받는 측의 주체성은 문제시하지 않는다는 오해조차 안겨줄 수 있는 용어일 것이다. 그러나 동작훈련은 「훈련」이라고 하는 용어를 사용하면서도 인간의 주체적·자발적 동작을 다루는 심리치료로서의 위상을 획득해서, 그 이래로 오늘날까지 그 발상은 변하지 않고 있다. 피훈련자의 주체성, 자발성을 동작으로서 어떻게 출현시킬 것인가를 중요시하면서 「훈련」이라고 하는 용어의 이미지를 변화시켜 왔다고 하는 역사적인 사실은 장애아 교육 속에서 동작훈련을 교육적으로 취급하고자 해온 교원이 가장 절실하게 느끼고 있을 것이다.

훈련자와 피훈련자의 훈련관계의 성공 여부는 이러한 동작훈련의 발상이 구체적으로 나타나게 되는 훈련장면에서 드러나게 된다. 지체부자유아 · 인의 「운동」에만 관심을 가지지 않는 훈련자에게 있어서는 운동장애를 지닌 피훈련자의 모습은 눈에 들어오지 않으며, 따라서 기계적으로 밖에 대처할 수 없을 것이다. 반대로 인간관계를 소중하게 하지 않으면 안 된다는 발상에 너무 사로잡히게 되면 훈련자와 피훈련자가 충분한 의사소통을 취하고 나서가 아니면 훈련은 불가능하다는 발상에 빠지고 만다. 현실적인 동작과제를 매개로 해서 훈련자와 피훈련자의 쌍방이 동작과제에 도전한다는 자세가 없으면 훈련관계는 성립되지 않는다.

이론과 실천의 융합

1 _ 캠프형식

수직계열 동작훈련으로의 변화는 캠프의 형식에도 커다란 변화를 가져왔다. 연수 캠프가 가시된 1973년 당시부터 6박 7일의 일주일간의 일정이 짜여져, 그것이 정형화되었다. 1992년부터 하루를 뺀 5박 6일의 일정으로도 인증 캠프로 인정받을 수 있게 되어 현재에는 이 일정으로 실시되는 캠프가 압도적으로 많아지고 있다. 하루를 줄인 큰 이유는 수직계열 동작훈련의 훈련과제가 앉은 자세 · 무릎으로 서기 자세 · 선 자세와 같은 「수직」의 자세 속에서 행해지는 일이 많아져서 누운 자세에서의 이완 훈련의 비중은 적게 하더라도 훈련효과는 변하지 않는다는 점을 들 수 있다. 종래의 캠프에서는 이완 훈련이 어느 정도 진행된 다음에 「수직」자세로 가져가는 것이 통상적이었다. 그러나 심한 장애를 지닌 아이의 경우 언제까지고 누운 자세에서 이완 훈련만을 하고 있어서는 「수직」계열로서 중요한 자세이며 다음 단계이기도 한 앉은 자세, 무릎으로 선 자세, 선 자세 등에서의 아이의 훈련과제를 발견하지 못하는데다, 자칫 훈련도 단조롭게 되어 매너리즘에 빠지고 만다. 그래서 가능한 한 빨리 아이를 앉은 자세, 무릎으로 선 자세, 선 자세 등의 자세로 만들고 이러한 자세들 속에서 훈련과제를 발견해내어 훈련 프로그램을 제시했던 것이 「수직」계열 동작훈련이다. 훈련기법의 경이적인 발전에 의해 수직계열 동작훈련은 장애가 무거운 아이에게도 대응이 가능하고, 충분한 훈련 효과를 낼 수 있다는 것이 실증되었으며 더구나 아이나 훈련자에게 피로가 보이는 6박 7일에서 하루를 뺀 5박 6일에서도 훈련효과가 크게 변하지 않는다는 것을 알게 되었다.

5박 6일의 캠프에서는 훈련횟수가 14회가 되어 6박 7일보다 3회 줄게 되어 캠프의 일정이나 그 속에서의 활동도 변화되어 왔다. 예를 들면 6박 7일에서는 반환점(4일째)이 있는데 마침 훈련이 궤도에 오르는 시기이기도 하다. 이 날의 상태에 따라 훈련자도 아이도 후반전을 어느 정도 예측할 수 있게 되는 날이기도 하다. 한편 5박 6일에서는 반환점이 되는 날이 없어서 전반전이 종료된 다음 갑작스레 후반전에 들어가는 느낌을 받게 된다. 후반전에 들어가자마자 종점이 보이는 듯한 인상을 받게 되고 그것이 빨리 훈련효과를 내지 않으면 안 된다는 초조감으로 연결된다. 이것은 양쪽을 모두 경험하고 있는 사람만이 느끼는 것이긴 할 테지만 오랫동안 캠프에 참가하고 있으면 통감하게 되는 인상일 것이다.

2 _ 장애의 중도·중복화와 다양화

1979년의 양호학교 의무화 이후, 지체부자유 양호학교 재적자의 장애는 필연적으로 중도·중복화와 다양화를 보여 왔다. 이것은 훈련자가 이러한 아이들이 지니는 의료적 문제에 대해 충분히 주의를 기울이지 않으면 안 된다는 것을 나타내고 있다. 예를 들면 고관절 탈구나 구축의 문제는 동작훈련에 의한 대응만으로는 위험을 동반하는 경우가 있어서 그 한도를 적절하게 판단할 필요성이 요구된다. 또한 이러한 아이들의 의료적 배려로서 ① 호흡기・순환기 등의 기능의 저하 ② 체온조절의 기능의 저하 ③ 간질발작의 빈발화 ④ 저작이나 연하의 기능 저하 ⑤ 생활리듬의 미확립 ⑥ 변비나 배뇨의 배려 등 중요한 사항이 있으며 이러한 것들을 무시하더라도 아이들의 지도는 곤란하게 된다.

장애의 중도・중복화와 다양화에 대한 대응은 한편으로 발어를 하지 않는 아이에 대한 대응이라고 바꿔 말할 수 있다. 동작훈련에서는 신체와 직접 접촉하는 것으로 인해 아이가 그것을 어떻게 느끼고 있는가를 훈련자 자신이 감지해 내는 섬세함・미세함이 요구되고 아이의 말에 의한 반응이 적은 경우, 훈련자의 자기중심적인 판단에 의해 아이의 심적 상태를 해석해버릴 위험성이 있다. 동작훈련이 지적장애를 지닌 아이, 발어를 하지 않는 아이에게도 동작을 통해서 대응할 수 있다는 이점을 지니는 반면, 반대로 대응의 문제는 단점도 될 수 있다는 것을 충분히 알아 둘 필요가 있을 것이다.

3 _ 훈련기법의 고도화

수직계열 동작훈련이 도입된 이래로 훈련기법은 한층 더 고도화 되었다고 말해도 과언은 아니다. 이완 훈련의 기법을 습득하기 위해서도 일정한 임상경험을 쌓을 필요성이 있지만 앉은 자세・무릎으로 선 자세・선 자세라고 하는 각각의 자세에 의한 각종 기법을 습득하기 위해서는 보다 많은 경험을 쌓을 필요가 있으며 단기간에 습득하는 것은 곤란하게 되어 있다. 매뉴얼을 읽거나 타자가 행하고 있는 훈련장면을 견학하는 것도 필요할 것이나 그 이상으로 특별고문 자격 소유자에게 직접지도를 받는 등의 임상경험을 많이 쌓는 것이 기법의 습득에는 불가결하다.

그렇다면 초심자와 특별고문 자격소유자 사이에는 어떤 점에서 차이가 있는가? 무릎으로 선 자세 유지가 곤란한 아이에게 무릎으로 선 자세를 취하게 하고 유지하는 경우를 예로 들어보면 특별고문은 한 순간에 아이를 안아 올려 체간이 뒤틀리지 않도록 서서 좌우의 다리에 균등하게 체중이 가도록 지탱하는 것이 가능하다. 아이의 긴장 부위나 방향을 손으로 느끼고 그것에 수반되는 자세의 뒤틀림, 표정 등을 살피면서 어느 신체부위를 지탱하고 어느 방향으로 미는가(당기는가)를 순간적으로 결정해서, 자세의 뒤틀림을 출현시키지 않고 신체를 지탱하는 것이 가능하다. 초심자에게 있어서 한순간의 판단으로 아이의 신체를 지탱하는 순서성을 발견해 내는 것은 곤란하다. 설령 순서성을 고려하더라도 어느 일정한 자세의 뒤틀림이 출현해 버리고 말면 아이는 쓰러지고 만다. 순서성보다 동시성이 강조되기 때문이다.

어떤 의미로는 아이의 자세를 지탱하는(보조하는) 것 그 자체는 훈련과제가 아니다. 자세를 지탱하는 것이 가능해야 비로소 훈련과제로 들어가는 것이 가능하다고 하는 편이 적절할 것이다. 먼저 아이를 어떤 자세로 만들고, 안전하면서도 적절하게 지탱하는 게 가능한 것이 훈련기법습득의 첫걸음인데, 임상장면에서 훈련자가 예상이상으로 이 조작에 고생하고 있는 장면을 보게 되면 그 적확성(的確性)을 조언하는 특별고문으로서도 고민하게 된다.

4 _ 훈련과제 상호 관련성

훈련과제로는 앉은 자세・무릎으로 선 자세・선 자세・보행이 훈련과제라고 여겨지는데 여기에는 두 가지 의미가 담겨져 있다. 하나는 이들 자세・동작이 획득되어 있지 않은 경우는 획득을 향한 과제가 된다. 다른 하나는 이미 획득하고 있더라도 불안정하거나 자세에 뒤틀림이 발생하고 있는 경우는 개선을 향한 과제가 된다. 전자에서는 획득시키고자 하는 자세에서의 과제를 행하는 것과 동시에 운동발달상에서 그 보다 더 상위의 자세에서의 과제도 동시에 취급하며, 후자에서는 반대로 개선하고자 하는 자세보다도 하위의 자세에서의 과제도 취급할 필요가 있다. 이것은 서로 다른 자세라고 하더라도 신체 각 부위의 사용법이나 출현하는 부당 긴장에는 관련성이 있는 것을 고려하지 않으면 안 됨을 시사하고 있다. 당연히 상위의 자세가 되면 많은 부위를 컨트롤할 필요가 발생해서, 그 때문에 자세의 뒤틀림도 발생하기 쉽고 균형도 무너지기 쉽다. 허리를 예를 들면 책상다리 앉은 자세에서 허리를 세운다고 하는 조작은 무릎으로 선 자세나 선 자세에서 고관절을 뻗어 허리를 세우는 동작과 관련해서 허리를 쓴다는 조작을 위해서 어떤 자세를 선택하고 과제로 삼는가는 아이의 상체나 다리의 상황에 따라 대응이 달라지며 기법의 선택도 달라진다.

훈련과제의 결정은 동시에 자세의 선택이기도 한데, 반드시 그 자세만의 획득, 개선이 아니라 상위, 하위의 자세의 관련성을 확인하면서 선택한 과제 속에서의 훈련과제가 다른 자세에 어떻게 영향을 미치는가 하는 시점을 지니는 것도 필요하게 된다.

5 _ 사례연구

동작훈련을 실시한 결과를 사례연구로서 정리하는 작업은 매우 중요하다. 사례연구는 자신이 실시한 훈련을 훈련과제별로 훈련의 경과를 따라 정리하는 것이며, 일반적으로는 케이스 히스토리, 훈련의 목표, 훈련과제, 과제경과, 앞으로의 과제 등의 항목설정에 의해 진행된다. 이 사례연구를 적절하게 기입하게 위해서는 먼저「동작훈련」영역에서 사용되는 용어를 적절하게 사용할 수 있어야 한다. 그것을 위해서는 용어의 의미를 이해하고 사용해야 하며 용어의 사용법에 일관성이 있어야 한다. 두 번째는 초점화와 일관성이다. 실시한 훈련의 어디에 초점을 맞춰서 쓰고자 하는지 독자에게 알리고 싶은 것은 무엇인지를 명확하게 하는 것이다. 자신이 실시한 훈련을 모두 장황하게 쓰는 것은 좋지 않다. 또한 적히는 내용에 일관성이 없거나 화제의 초점이 여러 곳으로 튀거나 하는 것도 마찬가지이다. 세 번째로 문장으로 쓴 사례연구를 훈련 숙달자(트레이너, 특별고문 자격소유자)에게 문장의 점검을 의뢰하는 것이다. 문장표현에는 각자 독특한 버릇이 있다. 나쁜 버릇이라면 동시에 수정해나갈 필요가 있을 것이다.

03 임상장면에 있어서의 동작법의 여러 문제 | 인간관계 · 훈련과정 · 일상생활 |

동작법을 임상적으로 적용할 때에 조우하는 몇몇 문제들을 지적하고 그것들의 해결을 위한 지침을 제시하고자 한다. 그것들이란 동작법의 도입, 전개, 그리고 일상생활에 있어서의 지속을 포함하는 광범위한 것이다.

인간 관계

1 _ 트레이너와 트레이니

동작법에서는 트레이니와 트레이너가 동작과제를 매개로 서로 협력하는 것이 요구된다. 트레이니에게 있어서 적절한 동작과제가 설정되었다고 하더라도 트레이니와의 사이에 훈련이 가능한 관계가 형성되지 않았다면 트레이너는 트레이니의 과제수행을 원조하는 것이 곤란하다. 트레이너가 트레이니의 마음의 움직임을 무시하고 타동적으로 관여하고자 한다면 그 훈련은 동작법과는 거리가 먼 것이 되고 만다.

트레이니의 대인적 패턴

트레이니의 많은 수는 훈련장면에 데려오는 것만으로도 불안을 표시한다. 훈련을 경험하고 신체를 잘 움직일 수 있게 된 기쁨을 스스로 체험하고 훈련의 의의를 이해하고 있는 높은 연령대의 트레이니는 별개지만 많은 경우 트레이는 수동적으로 자신을 훈련의 장소에 위치시키게 된다. 더구나 훈련 중에는 모친과 떨어지게 되어서 특히나 연소 트레이니에게 있어서는 불안을 한층 증가시키는 상황에 내몰리게 된다.

그와 같은 불안 상황에서 전형적으로 볼 수 있는 트레이니의 대인적 패턴은 울기이다. 그 때 가정에서 있어서의 부모와도 같이 트레이너는 트레이니를 달래거나 어르거나 또는 비위를 맞추거나 하면 언제까지고 훈련관계를 형성하는 것은 불가능하다.

또 트레이니에 따라서는 울지는 않지만 훈련을 싫어하거나 좀처럼 동작과제를 시도하지 않는 경우도 있다. 트레이너의 손에서 빠져나가거나 계속 트레이너에게 말을 걸어서 훈련으로부터 도망치려는 트레이니도 있다. 때로는 화장실에 가고 싶다는 태도를 취하고는 트레이너를 화장실 가는 데에 끌고 가는 트레이니도 있다. 그리고 그것을 트레이너가 저지하면 트레이니는 실제로 몇 번이고 실금하는 일까지 있다.

게다가 전혀 훈련에 집중하지 않고 이른바 의욕이 없는 모습을 트레이너에게 보이는 트레이니도 있다. 트레이너가 어떠한 원조를 하더라도 완전히 타동적이어서 트레이너가 하는 대로 가만히 있고 몸을 축 늘어뜨리고 있는 트레이니도 있다. 그 밖에 트레이너에게 응석을 부리는 것으로 엄한 동작과제로부터 도망가려고 시도하는 트레이니도 있다.

그런 까닭에 트레이너는 각 트레이니의 대인적 패턴을 봐서, 그것을 고려하면서 트레이니와의 공동작업을 하지 않으면 안 된다. 그 때 트레이너 자신은 트레이니에 대한 자신의 내적 감정을 항상 파악하고 있지 않으면 트레이니의 대인적 패턴을 잘못 판단할 가능성이 있다. 나루세(1993, p.16)는 「좋은 훈련관계는 실제의 동작훈련 속에서 배양되어 간다」, 「트레이니의 의욕은 현실의 동작을 하는 속에서 처음으로 싹트고 자란다」고 기술하고 있다. 즉, 트레이니가 의욕을 낼 때까지 기다리거나 또는 함께 노는 등의 자세가 아니라 동작법에서는 어디까지나 동작과제를 통해서 훈련관계를 구축해가는 것이다.

처음에는 트레이너가 타동적으로 형태 만들기를 하고자 시도해서 트레이니의 저항을 받게 되더라도 그것도 하나의 의사소통이다. 그러나 가령 무릎으로 서기 과제에서 필사적으로 지금까지의 패턴대로 엉덩이를 뒤로 내밀려고 하는 긴장을 트레이니가 한 순간 이완시켰을 때 트레이너는 보조의 손을 이완시키는 것뿐만 아니라 트레이니의 노력에 대해 칭찬을 할 수도 있다. 트레이너에 의한 트레이니의 노력에 대한 칭찬은 중요하다. 왜냐하면 트레이니에게 있어서 지금까지의 자세 패턴을 무너뜨리는 것은 공포를 동반하는 것이기 때문이다. 또한 미야타(1992, pp.152~160)가 지적한 대로 트레이너의 보조의 감소는 트레이니에 대해 스스로 「할 수 있다」고 하는 메시지를 비언어적으로 보내는 것에 다름 아니다. 이와 같은 의사소통을 통해 트레이니와 트레이너는 동작과제의 수행을 촉진할 수 있다.

관계의 변화

트레이너・트레이니 관계는 결코 정적이지 않다. 나루세(1985, pp.109~125)가 지적하고 있는 바와 같이 관계는 훈련수행의 흐름 속에서 여러 기복을 나타낸다. 예를 들면 트레이니는 몸과 마음의 움직임이 자유롭게 변하면 그때까지의 트레이너에 대한 의존이나 응석을 관두거나 반항적으로 되거나 자신을 주장하기 시작하게 된다. 또한 때로는 감정적으로 자유롭게 되어 이성인 트레이너에 대해 연애감정을 보내오는 연장(年長) 트레이니도 있다. 이것들은 트레이니가 변화해서 보다 풍부한 인격으로 성장해 가기 위한 일과성의 현상으로서 파악된다. 그때 트레이너에게는 트레이니의 행동을 긍정적으로 받아들이고 트레이니의 성장을 따뜻하게 지켜보는 태도가 요구된다. 그 때문에 트레이너는 트레이니의 감정에 말려들지 않도록 자신의 감정을 파악하고 그것을 조절하는 능력을 익히지 않으면 안 된다.

2 _ 트레이너와 모친

트레이너는 트레이니뿐만 아니라 모친과의 인간관계도 체험하게 된다. 특히 트레이니와의 사이에 훈련관계를 형성하고자 할 때에 트레이너는 모친의 존재 그 자체에 부정적인 감정을 가지는 경우가 있다. 예를 들면 트레이니가 모친의 모습을 보자마자 그때까지 우는 얼굴이었던 것이 웃는 얼굴로 바뀌거나 트레이너에게 보이지 않는 응석을 모친에게 표현하거나 하면 트레이너는 모친에게 질투하는 경우가 있다. 또한 트레이니가 훈련에 오는 동안 줄곧 싫어하며 울고 있었다는 것을 모친으로부터 전해 듣게 되면 트레이너는 기가 죽게 되는 경우도 있다. 혹은 그 모친의 말을 트레이너에 대한 공격이라고 받아들이거나 모친에게 적의를 품는 트레이너도 있다. 왜냐하면 트레이너는 트레이니와의 사이의 훈련관계의 문제를 모친에게서 지적 받았다고 느끼기 때문이다.

모친 쪽은 트레이너가 정말로 안심하고 아이를 맡길 수 있는 사람인가를 확인하기 위해 각도를 바꿔서 질문이나 말을 걸어서 트레이너에게 접근해 오거나 혹은 가만히는 있지만 트레이너의 행동을 줄곧 관찰하거나 하는 일도 있다. 어느 쪽이든 트레이너는 모친과 대항할 것이 아니라 오랜 역사가 있는 강한 모자관계를 받아들이고 훈련을 위한 새로운 관계를 트레이니와의 사이에 형성해 가지 않으면 안 된다. 그것을 위해서는 필요이상으로 모친에게 집착하지 않는 마음의 여유가 트레이너에게 요구된다.

한편 훈련관계가 형성되고 트레이니가 트레이너와의 새로운 인간관계 아래에서 기꺼이 훈련에 임하는 모습을 보고 모친이 반응하는 경우도 있다. 즉 지금까지 타인에 대해 보인 적이 없던 긍정적인 감정을 아이가 트레이너에게 표현함으로 해서 모친이 트레이너에게 질투하거나 초조해하거나 하는 경우도 생각할 수 있다. 그 때문에 모친이 트레이니에 대해 보호적으로 변해서 훈련에 대해 저항감을 보이는 경우도 있을 것이다. 또한 트레이니 쪽이 트레이너와 모친의 관계를 질투해서 정서적으로 불안정하게 되는 경우도 있다. 그 때문에 트레이너에게는 자신을 포함한 삼자관계의 질에 민감해야 하는 것이 요구된다.

훈련 과정

동작법에 의한 훈련과정에는 하나의 동적인 흐름이 있다. 훈련기간은 집중훈련 캠프에서는 5박 6일 또는 일주일간 또는 양호학교에서는 한 학기 또는 일 년간과 같은 식으로 상정되는 경우가 많다. 훈련기간의 장단에 대응해서 훈련목표는 당연히 달라지는데 하나의 훈련기간에는 공통된 흐름이 존재한다. 나루세(1985; 1990, pp.193~212)는 훈련과정을 한시에 있어서의 기승전결에 비유하고 있다. 그것은 도입에서 시작해서 훈련이 순조롭게 진행되어 일변하여 새로운 변화가 태어나 그것이 정착해 가는 식의 흐름이다.

최근에 수직계열 동작훈련이 도입되게 되면서 훈련의 이른 시기부터 급격하게 커다란 변화가 트레이니에게서 보여지는 일도 있다. 그러나 그 반면에 트레이너에게는 어려운 과제에 대한 대응이 요구된다. 즉 트레이니 자신이 수직으로 힘을 넣는다는 자발성이 아이에게 요구되기 때문에 그 체험을 트레이니에게 시키기 위해 트레이너는 어떤 원조가 가능한가에 대한 충분한 배려가 요구되기 때문이다. 그렇기 때문에 특히 기간이 짧은 집중 캠프에서는 하나의 동작과제를 훈련의 흐름에 따라 차분히 수행함으로 해서 초조를 느끼지 않는 트레이니 주체의 훈련으로 이어질 것이라 생각된다. 여기서는 나루세(1985)를 따라 4단계의 훈련과정을 새로운 동작 패턴 학습이라는 관점에서 기술하겠다.

1 _ 도입기

이 시기에는 먼저 훈련을 할 수 있는 트레이니·트레이너 관계의 구축이 필요하다고 보인다. 동시에 트레이너는 해결해야 하는 트레이니의 동작개선에 대한 목표를 설정한다. 여기에는 장기적 전망에 서서 동작개선의 목표를 고려해서 당장의 단기적인 목표를 설정하는 것이 바람직하다. 다음으로 그 목표달성을 위해 어떠한 동작과제를 선택하고 구체적으로 어떠한 원조를 트레이니에게 할 것인가에 대한 훈련계획을 세운다.

트레이니에게 있어서는 원조자로서의 트레이너를 받아들이는 것뿐만이 아니라 그 원조 아래에서 동작과제를 피하는 일 없이 받아들이는 것이 요구된다. 이 시기는 일주일간이나 5박 6일의 집단집중훈련 캠프에서는 첫날부터 둘째 날에 걸친 기간에 상당한다. 그 기간 동안에 훈련관계가 생기지 않으면 훈련의 진전은 바라기 어렵다.

2 _ 해명기

훈련관계가 형성되고 순조롭게 훈련의 내용이 풍부하게 진전되어 가는 단계이다. 이 시기에는 트레이너는 아이의 움직임을 잘 이해할 수 있게 된다. 그리고 트레이너는 트레이니의 동작과제의 달성에는 어떤 원조가 필요한가에 대해

보다 명확하게 파악할 수 있게 된다. 트레이니는 오랜 기간 익숙하게 여겨왔던 구 동작 패턴을 버리고 새로운 패턴을 획득해 가지 않으면 안 된다. 트레이니가 그 때문에 발생하는 갈등을 스스로 처리하고 새로운 움직임을 적극적으로 시도하는 노력을 하도록 트레이너는 원조할 필요가 있다. 때로는 트레이니에게 역설적으로 구 패턴을 과정적으로 시키고 난 직후에 새로운 움직임을 체험시킴으로 해서 새로운 패턴의 수용과 그 체험을 촉진하는 경우가 있다. 이 시기는 집단집중캠프에서는 3일째에서 4일째에 걸친 시기에 상당한다.

3 _ 이행기

이 시기는 새로운 동작패턴으로의 이행을 확실하게 하는 단계이다. 그것을 위해서는 트레이니는 신 패턴을 수용하지 않으면 안 된다. 트레이니는 신 패턴을 재현적으로 체험함으로 해서 그것이 트레이니 자신의 움직임을 돕고 편하게 하는 것임을 실감해 간다. 이 시기에는 트레이너의 원조는 감소하고 트레이니는 스스로 신 패턴을 체험할 수 있게 된다. 즉 그때까지의 훈련체험의 축적이 개화하여 트레이니의 움직임의 변화가 현저하게 나타난다.

한편 트레이너는 트레이니가 불안이나 공포가 아닌 신 패턴의 수용을 가능하게 하기 위해 항상 트레이니를 지켜보고 필요하다면 언제라도 원조할 수 있고, 성취감이나 성공감을 함께 기뻐하는 관계를 유지할 필요가 있다. 집중훈련캠프에서 이 이행기는 4~5일째에 출현한다.

4 _ 전개기

이 시기는 트레이니가 새로운 패턴에 익숙해지고 그것이 안정되어 언제라도 용이하고 확실하게 할 수 있도록 정착시키는 시기이다. 그리고 그 신 패턴이 부분적으로 조합된 보다 큰 운동패턴의 획득을 목표로, 또한 일상생활에서의 여러 움직임 속으로 신 패턴을 조합해 넣는 것이 가능하도록 훈련은 진행될 것이다.

이 시기에서는 트레이너에게 트레이니의 독립을 촉진하게 하기위해 트레이니 자신에 의한 신 패턴의 안정을 믿고 기다리는 태도가 바람직하다. 집단집중캠프에 있어서는 이 신 패턴이 어느 정도 안정된 상태로 끝나고 가정에서의 계속 훈련으로 이어가는 것이 필요하다. 그렇지 않으면 금세 구 패턴으로 되돌아가기 쉽거나 또는 구 패턴만이 무너져버린 매우 불안정한 상태에서 훈련을 종료하게 된다.

5 _ 사례

앉은 자세를 취할 수 없는 8세 남아의 집중훈련 캠프(5박 6일)에 있어서의 훈련과정을 검토하겠다.

트레이니의 동작과제는 앉은 자세인데, 그것을 위해서는 몇몇 단계를 체험할 필요가 있었다. 앉은 자세를 취하게 하자 그는 상체는 구부리고 허리도 누워있으며 왼쪽 엉덩이에 체중을 걸고 있었다. 또 오른쪽에 측만이 있고 오른쪽 어깨가 올라가고 왼쪽 전방으로 쓰러지는 경향이 있었다. 그에게는 허리를 세우는 체험이나 오른쪽 엉덩이에 체중을 실어 단단히 지면을 밟는 체험이 필요했다.

도입단계에서는 앉은 자세를 취하게 하면 울음을 터트렸지만 훈련이 불가능한 정도의 울음은 아니었다. 게다가 무릎으로 서기 자세를 취하게 하자 그는 우는 것을 관두고 눈을 똘망똘망 깜짝 놀란 표정으로 변했다. 그에게 있어서 캠프는 첫 참가였고 무릎으로 서기 자세도 첫 체험이었다. 그 때문에 트레이너는 때때로 무릎으로 서기에서의 허리 밀어 넣기도 행하고 훈련이 잘 되었을 때, 트레이니를 칭찬해 주는 것, 좋은 상태에서 휴식을 넣거나 끝내거나 하는 것 등을 고안해 보았다. 둘째 날부터는 앉은 자세의 형태만들기가 가능하기 위해서는 트레이니가 어깨・가슴・등의 굽힘을 곧게 펼 수 있을 때까지 이완시키는 것과 특히 허리를 수직으로 세우는 것이 필요하다는 것을 트레이너는 이해하기 시작했다. 또 무릎으로 선 자세에서는 측만은 출현하지 않는다는 것을 트레이너는 파악할 수 있었다. 게다가 앉은 자세에서 오른쪽 엉덩이에 체중을 싣고 지면을 밟는 체험을 트레이니에게 시키기 위해서는 왼쪽 어깨에서 오른쪽 허리에 걸쳐 있는 판자로 부하를 걸어 주자 트레이니가 오른쪽으로 밟고 상체도 수직으로 만든다는 것을 트레이너는 파악했다.

4일째부터 5일째에는 신 패턴으로 이행하여, 뒤에서 트레이너가 보조해서 허리를 수직으로 만들 수 있게 되자 허리를 앞으로 움직여서 도망가거나 폴짝폴짝 허리를 전후로 작게 움직이는 지금까지의 움직임이 적어지고 트레이니는 단단히 허리에 힘을 넣고 수직으로 상체를 유지할 수 있게 되었다. 또한 3일째에는 상체를 일으킬 때 오른쪽 팔을 굽혀서 왼쪽 어깨를 뒤로 비틀면서 얼굴을 왼쪽 뒤로 돌리는 긴장성 경반사모양 움직임이 출현했으나 이 시기에 와서 오른쪽 허리로의 체중 지탱이 출현해서 오히려 얼굴을 편하게 오른쪽으로 향하는 움직임도 출현했다. 6일째에는 허리 언저리를 가볍게 누르는 것만으로도 트레이니가 스스로 허리를 세우는 움직임이 보였다. 그리고 트레이너가 가볍게 손을 대고 있는 것만으로 트레이니는 혼자서 앉은 자세를 취할 수 있게 되었다.

이 경우는 이틀째에는 변화가 보였다. 그때까지 트레이니는 버기에 타면 금세 엉덩이가 미끌어져 내렸지만 그것이 없어지고 엉덩이로 단단히 앉을 수 있게 되었으며 머리도 스스로 세워서 좋은 자세로 버기에 탈 수 있게 되었다. 또한 식사 시에도 모친이 안아주자 트레이니는 스스로 상체를 일으켜서 모친을 깜짝 놀라게 했다. 그러나 허리를 세워서 지면을 밟는 식의 우위 패턴은 허리를 움직이는 훈련을 통해 이행기에 접어들어서야 비로소 획득되었다.

일상생활

훈련캠프나 양호학교에서 훈련을 받아도 훈련이 가정에서 계속되지 않으면 또 다시 옛날 패턴으로 돌아가는 경우도 보다 나빠지는 경우도 있을 수 있다. 그렇기 때문에 우리들은 가정에서 훈련이 지속될 수 있도록 포인트를 2~3개로 한정해서 모친에 대한 지도를 행하고 있다.

앞선 사례에서는 아이가 상체의 굽힘을 곧바로 펼 수 있을 때까지 이완시키고 상체를 세워서 허리에 힘을 넣거나 허리를 낮추거나 하기 위한 원조를 모친에게 지도했다. 그에게는 먼저 앉은 자세의 획득이 당면한 동작과제이지만 이후에 무릎으로 서기·선 자세로의 동작과제의 발전이 예상된다. 그러한 과제에 접근함에 있어서도 가정에서의 훈련지속은 중요하다. 가정에서의 훈련에서 직면하는 몇몇 문제를 논해보자.

1 _ 부모에 의한 훈련

학교나 집중훈련 캠프와는 달리 가정에서는 모친이 트레이너를 하게 된다. 그 때문에 좀처럼 훈련관계를 형성할 수 없다는 문제가 먼저 발생한다. 아이는 도망가거나 응석을 부리거나 울거나 해서 여느 때의 모자관계를 요구한다. 그 때문에 훈련을 지속해 나가는 많은 모친은 정해진 훈련장소와 시간을 일상 속에 도입해서 아이에게 훈련을 할 자세를 만들게 하도록 노력하고 있다. 이와 같이 모자가 생활 속에서 훈련이라는 상황을 구축할 수 있으면 훈련으로의 도입은 잘 될 것이라 생각된다.

그러나 훈련을 시작하고 나서 곧장 아이에게서 훈련의 방법이 다르다고 지적 받게 되면 부모는 훈련에 대한 자신감을 상실하고 만다. 이것은 기술적인 문제라고 하기보다 오히려 아이가 훈련을 빠져나가기 위한 효과적인 의사소통이라고 파악하는 편이 좋다고 생각된다. 또한 타인이 칭찬하면 훈련에 집중하지만 부모가 칭찬하는 걸로는 아이는 집중하지 않는 경우도 있다. 그러한 경우 일상생활 속에서 부모들이 몇 명씩 모여서 집단으로 훈련을 행하면 아이에게도 부모에게도 훈련의 사회적 촉진효과가 기대되리라 생각된다.

훈련의 기술적인 측면은 각지의 월례회 활동을 통해서 부모는 자신의 훈련에 대해 트레이너로부터 재확인을 받을 수 있다. 또한 그 때 실제 모자 훈련을 통해서 트레이너로부터 그 훈련관계에 대해 지도를 받는 것도 의미 있다. 더구나 한발 더 나아가 훈련관계 · 훈련기술 등에 대해 적극적으로 부모가 학습하기 위해서 모친이 전원 트레이너가 되는 집중훈련캠프도 기획되고 있다. 이와 같은 시도는 부모 자신이 훈련을 하는 것에 대한 불안이나 자신감 부족을 극복하기 위한 움직임으로서 주목된다.

2 _ 가족의 협력

모친의 훈련이력이 긴 경우는 차치하고 일반적으로는 모친이 가정에서 혼자서 훈련을 하고 있으면 끊임없이 「이걸로 되는 것인가」하는 불안은 불식시킬 수 없으리라 생각된다. 예를 들면 아이의 무릎으로 서기 과제의 원조를 하고 있을 때 어느 한쪽 다리로 아이의 체중이 흘러 들어가지는 않는가 체간은 곧바로 서 있는가 등의 불안은 거울을 사용하고 있더라도 계속 따라다니는 것이다. 이런 때 가족 멤버 중 누군가가 훈련을 관찰하고 있어서 아이의 자세가 곧바로 되어 있는가를 지적해 주는 것만으로도 모친은 안심해서 훈련을 할 수 있다. 그렇기 때문에 월례훈련회에 부친이나 연장자인 형제자매도 참가하도록 권해서 아이의 자세를 보는 법을 학습시키는 것만으로도 그 학습은 가정에서의 훈련에 크게 도움이 된다. 집중훈련캠프의 연수 프로그램 중에 부친 연수를 집어넣고 있는 캠프도 있고, 가정에 있어서의 부친의 역할은 중시되고 있다.

또한 가정에서의 훈련에는 형제자매들의 협력도 중요하다. 단지 연장자인 형제는 부모의 훈련에 협력이 가능하지만 어린 형제들은 부모에게 들러붙어서 결과적으로 훈련을 방해하는 경우도 있다. 그러나 어릴 적부터 형제들이 집중훈련캠프나 월례회에 함께 참가하고 있었던 경우 그들이 초등학교 고학년이 되면 훈련의 의의를 이해하고 모친의 훈련을 응원하거나 돕거나 하게 된다. 그리고 형제가 어릴 때에는 형제도 함께 훈련상황에 집어넣어서 장애아에 대한 훈련과 같은 내용을 그들에게도 하게하는 편이 좋다고 생각된다. 또한 그 상황에 부친이 참가할 수 있다면 가족이 동작 게임을 하고 있는 듯한 즐거운 분위기가 될 것이다. 다소 훈련의 엄격함은 옅어지더라도 지금까지 훈련을 하던 때의 형제들을 혼내기만 하던 가족 내의 의사소통은 긍정적인 변화를 기대할 수 있다.

3 _ 연장(年長) 아동의 훈련

아이가 중학교에 들어가고 체격이 커지게 되면 모친 혼자서 훈련을 원조하는 것이 보다 곤란하게 된다. 큰 아이의 훈련에는 지금까지 이상으로 가족의 협력이 필요해 진다. 그러나 사춘기인 아이의 자존심을 고려한 원조가 되지 않으면 안 된다. 아이에 따라서는 부모의 최소한의 원조 혹은 원조 없이 스스로 할 수 있는 훈련법을 찾아내서 실행하고 있는 경우도 있다. 예를 들면 자신의 체중을 이용해서 웅크리거나 서거나 해서 발목을 이완시키는 훈련, 무릎으로 서기나 무릎모아 앉기에서 고관절을 이완시키는 훈련, 휴지의 심을 이용해서 손목을 움직이는 훈련, 또 선 자세에서의 중심이동을 행하는 훈련법 등(이마이, 1983, pp.11~24; 시오노, 1983, pp.26~30)은 참고할 만하다.

특히 학교생활에서 휠체어・지팡이・보행기 등을 이용하고 있는 트레이니는 어깨 주변이나 허리의 자기 이완을 아주 짧은 시간 행하는 것만으로도 일상의 동작이 편해진다. 완전한 훈련은 되지 않더라도 가정에서 트레이니가 혼자서 훈련할 때에 주위 사람들은 따뜻하게 지켜봐 주고, 도움을 요청받았을 때에는 최대한 아이의 자주성을 존중하는 원조를 잊지 않는 것이 필요하다.

지체 부자유 동작법의 제기법 03

01 이완 훈련법

지체부자유아의 신체동작을 개선하기 위한 이론과 기법은 여러 가지가 있고 각각의 입장에서 연구 · 실천이 행해지며, 그들의 발달을 원조하고 각종 문제를 극복하기 위해 각각의 역할을 다해 왔다. 지체부자유아동 중에서 주요한 위치를 점하는 뇌성마비아동을 예로 들었을 경우 마비의 형태나 종류 · 정도 · 연령 · 합병증을 지니는 등 그들의 임상상은 지극히 복잡한 부분이 있다. 그 신체동작의 개선을 도모하기 위해서는 이론 · 기법의 충분한 습득 · 숙달이 필요하고 아동 · 학생의 장애의 상태에 응해서 적절한 기법을 적용해서 신중하게 지도할 필요가 있다.

임상심리학의 시점에서 개발된 동작훈련의 이론 · 기법(나루세, 1985)은 뇌성마비아동을 중심으로 하는 지체부자유 아동의 신체운동개선을 위해 개발된 유용한 이론 · 기법이다. 현재에서는 지체부자유 아동뿐만이 아니라 자폐증아동이나 지적 장애아 등 장애아 전반에 적용되게 되었다. 게다가 등교거부 아동 등의 부적응 아동 등의 복지영역 등으로의 적용이나 운동선수나 일반인을 대상으로 해서 운동숙련이나 건강증진을 위해 활동되게 되어, 운동법에 관한 이론 · 기법의 다면적인 검토가 정력적으로 이어지고 있다.

본고에서는 동작훈련의 원점에 돌아가서 지체부자유 아동, 특히 뇌성마비

아동의 신체운동을 개선하기 위해 유용하다고 여겨지는 이완 훈련에 대해 기술하겠다.

긴장

긴장은 이완과 대비되는 개념이며, 보통 꽉 조여진 상태나 팽팽한 상태를 나타낸 말이다. Levin(1935)은 역학적 개념을 이용해서 「긴장이란 온갖 방향으로의 힘의 대결이다」라고 하여, 어떤 행동이 발생했을 때 그것을 원동력, 내지 작용력이라고 보았다. 생리학적으로는 뇌중추 부위에 대한 자극에 대해 발생하는 흥분수준의 고양을 가리키는 경우도 있다. Jacobson(1938)에 의하면 신체 골격 내부에 그 발생원을 특정하고 「근육의 단축」 즉 근육이 수축된 상태라고 한다. Lansing들(1959, pp.1~7)은 종래의 「주의」나 「준비자세」라고 불려온 상태가 반응시간에 미치는 효과에 대해 실험했는데, 준비적 경고가 주어지고 있을 때의 반응시간이 무경고일 때보다 빠르다는 것을 보였다. Courts(1942, pp.347~367)는 긴장과 퍼포먼스의 관계가 역 U자 관계에 있다는 것을 보였다. 즉, 적절한 긴장은 퍼포먼스를 촉진하지만 긴장이 너무 높은 경우나 너무 낮은 경우에는 어느 것이고 퍼포먼스가 저하한다는 것이었다. 퍼포먼스를 높이기 위해서는 과도긴장이나 저긴장을 조정해서 적당한 상태로 만드는 것이 필요하다고 여겨진다.

이와 같이 긴장은 인간의 행동을 발생시키는 원인인 동시에 준비상태를 마련하고, 행동의 의도나 그 목적에 부합시키도록 추진해서 조절하는 역할을 지니고 있다.

뇌성마비 아동의 긴장

지체부자유 아동의 긴장의 조절기능은 일반적으로 낮은 레벨이다. 특히 뇌성마비의 그것은 문제가 심각하다. 그들이 출산 주변기의 미숙한 뇌에 발생한 무엇인가의 손상에 근거하는 영속적이며 다양하게 변화하는 자세 및 운동의 장애를 특징으로서 지니고 있다는 것을 생각하면 당연하다고 할 수 있다. 뇌의 병변은 정의상으로는 진행되지 않지만 그 손상이 미성숙한 뇌에 영향을 끼침으로 해서 자세나 운동뿐만이 아니라 다른 심신의 제 기능에도 성장 · 발달의 과정에서 이차적 장애라고도 할 수 있는 각종 뒤틀림이 발생한다. 따라서 뇌성마비 아동의 긴장에 대해서는 심신의 제 기능 전반을 시야에 넣어서 발달이나 학습 · 환경 등에 관계되는 제 요인을 포함해서 통합적으로 이해하지 않으면 안 된다.

1 _ 뇌성마비 아동의 동작

인간의 몸의 움직임을 나타내는 말로서의 신체운동은 자세가 지속적으로 변화해 가는 상태를 나타낸 것이다. 그것은 공간에 있어서의 신체와 중력방향의 시간적 관계로 파악할 수 있다. 예를 들면, 손이나 발 등의 신체 각 관절부위가 굽어짐, 뻗어짐, 뒤틀림 등의 신체 움직임이 그것이다. 보통 근육이 수축하거나 신장하거나 하는 것에 의해 운동이 발생하지만 물리적인 중력의 변화에 의해 신체의 위치가 변화하는 경우도 운동이라고 본다.

이에 반해 동작은 뇌 · 신경활동을 포함하는 신체운동을 유발하거나 그것을 조정하는 인간의 주체적 · 유의적인 자기제어활동이라고 특징지어진다. 사람이 자신의 신체를 움직이게 하고자 할 때, 어떤 움직임을 일으키고자 하는 유의적 의도가 발생한다. 이것은 신체의 움직임의 기초가 되는 계획을 만드는 단계이

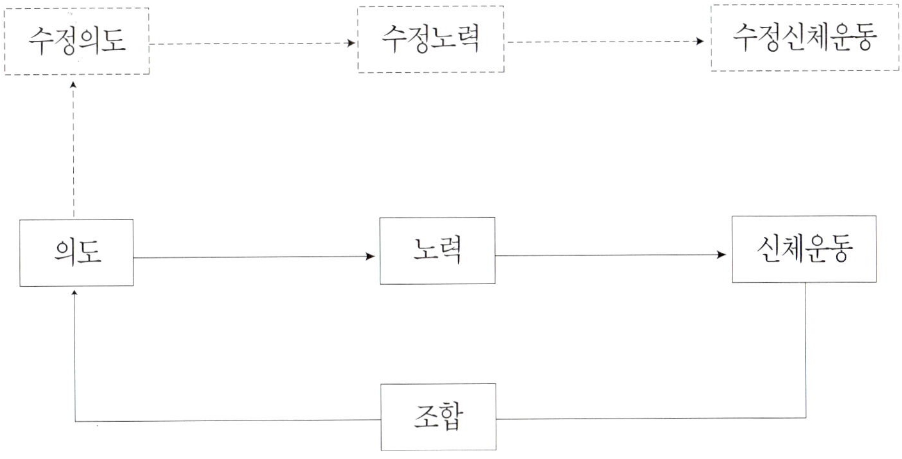

[그림 24] 동작도식

며 어떠한 순서로 신체 움직임을 실현하는 가를 결정한다. 다음으로 그 의도를 계획에 따라 실현하기 위한 노력이 행해지고 그 결과로서 신체운동이 발생한다. 소기의 의도와 그에 근거한 신체운동을 수행해 가는 과정에서 양자를 조합하는 기능이 작용하고 의도대로라면 수행을 위한 노력이 지속되고 의도에 맞지 않다면 수정이 행해진다. 이 일련의 주체적 자기 조절 활동의 전과정이 동작이며 복잡한 심적 과정으로서 존재하고 있다(그림 24).

이 도식에 근거하면 뇌성마비아동의 신체운동은 애당초의 의도와는 일치하지 않으며 발달의 과정에서 그 부전, 부자유가 형성되어 간다고 생각할 수 있다. 그 개선을 도모하기 위해서는 의도와 신체운동을 일치시키기 위한 당사자의 노력의 방법을 바꾸기 위한 시도가 필요하다는 것이다. 그 것을 위한 방법이 동작훈련이며 그들 한 사람 한 사람에 맞는 적절한 동작과제를 설정하고 그 과제해결을 쌓아가는 과정에서 동작에 관한 자기 조절 능력이 배양되고 부전・부자유가 개선되게 된다.

2 _ 뇌성마비 아동의 긴장의 종류

동작에 관한 긴장은 구체적으로는 결과로서의 신체운동에 동반하는 긴장, 즉 수의근의 수축으로서 명확하게 포착된다. 그러나 긴장은 신체운동에 한정되는 것이 아니라 동작의 전과정에 관여하고 있다. 즉, 동작의 주체자의 의도에 근거한 긴장방향으로의 심적 노력과 그 결과로서 발생하는 긴장, 그리고 자세나 신체운동을 통한 긴장이나 긴장감의 조정과 같이 동작의 수행과정에 부속해서 발생하는 일련의 자기활동으로서 이해된다. 장애아의 긴장활동은 일반적으로 적절하게 행해지지 못하지만 뇌성마비아의 경우 특히 그 장애가 현저하다. 예를 들면 입위자세를 올바르게 취하고자 하여도 턱이 앞으로 나오거나 배근이 굴곡, 고관절을 뻗을 수 없음, 무릎이 굽어짐, 발꿈치를 바닥에 붙일 수 없음 등 자세조절에 문제가 있는 것을 알 수 있다. 신체운동에 문제가 없는 듯이 보여도 실제로는 긴장의 영향이 보이는 경우도 있다. 예를 들면 컵을 손으로 잡고 입가까지 옮기는 동작이 가능하더라도 컵에 물을 넣고 물을 마시고자 하면 잘되지 않는다. 물을 마신다고 하는 목적을 능숙하게 달성하고자 하는 심적 활동이 과도한 긴장을 초래해서 손가락이나 팔꿈치가 과도하게 신전하여 컵을 입까지 옮기는 것이 불가능하다. 이것과 유사한 현상은 일반의 사람들에게서도 공통으로 볼 수 있지만 뇌성마비아동에게 있어서는 장애극복의 커다란 장벽이 될 수 있다.

이와 같이 뇌성마비 아동에게 보이는 부당긴장은 오동작이나 부전동작의 원인이 되고 동시에 옳은 동작을 학습하고 정착시키는 것을 저해하는 중요한 요인이 된다. 이 부당 긴장은 다음과 같이 분류할 수 있다.

① 만성긴장 …… 동작수행이전에 만성적으로 존재하는 긴장

② 과도긴장 …… 동작수행의 과정에 따라 해당부위에 발생하는 높은 긴장

③ 저긴장 …… 무언가 의도한 동작을 수행하고자 하더라도 해당부위에 긴장의 고조가 보이지 않아 목적을 수행할 수 없는 긴장

④ 수반긴장 …… 해당부위와는 직접관계가 없는 다른 부위에 발생하는 긴장

⑤ 잔효긴장 …… 동작수행 후에도 지속되고 있는 긴장

이완 현상

1 _ 최면에 의한 이완

최면법의 적용에 의해 각성 중에는 곤란했던 뇌성마비아동의 동작이 최면 중에 손이 움직이거나 설 수 있거나 보행이 가능하게 되었다는 등의 보고가 이루어졌다(키무라, 1968, pp.52~61 ; 오오노 히로시, 1968, pp.32~44 외). 뇌성마비 아동을 최면상태에 도입한 상태에서 신호에 맞춰서 키를 누루는 작업을 시킨 조건에서 과제에 관한 암시를 행하지 않더라도 최면전의 반응과는 차원이 다른 정상적인 반응을 보였다(츠지, 1966). 이들 사실은 단지 최면암시의 효과에 한정된 것이 아니라 최면 그 자체의 특성이 작용되고 있는 것이라 생각된다. 최면도입의 과정에서 실시되는 「눈꺼풀이 무거워져 눈을 감습니다」라던가 「점점 잠이 옵니다」, 「느긋해집니다」, 「편안해 집니다」와 같은 이완 암시와 최면유도 과정 그 자체에 각성수준을 저하시키고 심신의 이완을 가져오는 작용이 있고, 이 이중 심리과정이 이완을 가져오는 것이라 생각된다.

그러나 최면을 푼 후에는 최면적과 같은 상태로 돌아가는 경우가 많고 그 효과가 지속되지 않는다는 문제가 남았다. 최면의 반복효과(오오노 히로시, 1972, pp.115~124) 등, 최면 그 자체의 응용방법이나 암시 내지 의식하의 행동에 대해

검토를 행하고 최면의 의의를 어느 정도 재확인할 수 있었다.

2 _ 점진적 이완법

장애아에 대한 최면적용의 한계는 효과의 지속성뿐만이 아니라 지적장애나 자폐성 장애 등에 대한 의사소통의 문제를 포함해서 다양한 경우가 있다. 그 때문에 신경증의 치료법으로서 개발된 Jacobson(1938)의 점진적 이완법이나 Schultz(1932)의 자율훈련법, 놀이치료(야스나카, 1970, pp.83~92) 등을 적용함으로 해서 이완을 위한 효과적 요인이나 구체적 순서가 검토되었다. 어느 기법에서도 일정한 효과가 확인되었지만 장애아가 지니는 자세나 운동의 문제를 개선하기 위한 공통되는 과정으로 보기에는 불충분하였다. 그러한 과정 속에서 심신 불량의 원인인 긴장을 「근육의 단축」이라 파악했던 Jacobson의 기법은 장애아를 위한 이완 훈련법을 개발할 때에 유익한 단서가 되었다.

점진적 이완법에서는 신체전체를 이완의 대상으로 보고 완계(腕系)・각계(脚系)・동체계(胴體系) 및 안면계(顔面系)의 각 부위에 대해 개개의 근육군을 대상으로 해서 점진적으로 이완 과정을 진행해 간다. 예를 들면 「손목의 외굴」을 과제로 한 경우, 외굴에 의해 일어나는 근감각에 주의하면서 「긴장하는」 감각, 「이완하는」 감각에 주목하고, 긴장-이완에 대해 제어가 가능하게 될 때까지 연습을 거듭한다. 손목을 완전히 구부린 상태에서는 강한 긴장을 느낄 수 있는 것에 대해 원상태로 되돌린 상태에서는 이완된 상태를 느낄 수 있다. 보통의 상태에서는 긴장과 이완의 감각 차이를 알 수 없더라도 근육의 수축 상태의 차이를 체험함으로 해서 그 이해가 증진되게 된다. 더욱 연습을 진행해감에 의해 긴장되어 가는 감각이나 이완되어 가는 과정에 있어서도 그러한 감각을 구분하는 것이 가능하게 된다. 이 과정을 직접 뇌성마비 아동에게 적용하는 것은 어려웠지만 근전계를 이용한 피드백의 기법(오오노, 1987, pp.145~162 외)에 의해 「어깨에 힘을 빼면 편안해 진다」 등, 스스로 자신의 신체의 감각을 지각하는 것이 중요하다는 것을 알았다.

이완 훈련과 동작훈련

1 _ 동작훈련과의 관계

뇌성마비 아동의 장애개선을 위해 각종 연구나 훈련을 시도한 결과로서 동작훈련의 이론・기법이 개발되었다. 그 내용은 이완 훈련, 단위동작훈련(단관절의 한 방향에 관한 움직임의 훈련), 기본동작훈련(보행, 글자쓰기, 발성・발어의 훈련) 및 생활동작훈련으로 구성되는데, 기법의 중추를 형성하고 있는 것은 주로 뇌성마비 아동을 대상으로 해서 개발된 이완 훈련이었다.

원시반사나 편중된 자세, 어설픈 움직임을 보이는 뇌성마비 아동의 신체는 어떤 의미에서는 긴장의 덩어리처럼 보이며, 플로피 모양 특징을 보이고, 부당긴장은 보이지 않는다고 평가된 경우에도 타동적으로 원조하면서 그들의 신체를 움직여 가는 과정에서 신생아의 근긴장으로서 특징지어질 수 있는 둔한 저항이 관찰되었다. 그러한 아이들에게 갑작스레 움직임 연습을 반복하더라도 잘 되지 않는 경우가 많으며, 준비상태를 마련하는 의미에서도 혹은 움직임 그 자체를 원활하게 행할 수 있게 하기 위해서라도 이완 훈련이 필요했던 것이다.

예를 들면 동작훈련이 개발되었을 초기에는 현재에도 행해지고 있는 1주간의 숙박집단집중 훈련에 있어서 전반인 3~4일 동안은 오로지 이완 훈련이 실시되고 후반에 있어서도 그 훈련으로 조건을 갖춘 다음에 기본동작 훈련이나 단위 동작 훈련이 행해지고 있었다.

2 _ 수직계열 동작훈련과의 관계

동작훈련은 이완을 중심으로 한 기법인 것에 반해 이후에 개발된 수직계열 동작훈련(나루세, 1999)은 움직임을 중심으로 한 기법이라고 특징지을 수 있다. 「수직」은 인간이 중력에 대항해서 자신의 신체를 곧게 땅위에 세우는 것을 의미하고 있다. 이 중력에 대응할 수 있도록 「앉은 자세」, 「무릎으로 서기」, 「한쪽 무릎으로 서기」, 「선 자세」, 「보행」의 다섯 가지 기초가 되는 동작과제가 설정되어 있다. 「수직」에 적합한 동작과제에 근거해서 트레이너의 원조에 의해 트레이니의 자세 만들기부터 시작해서 트레이니가 스스로의 신체를 수직으로 만드는 몸 축 만들기에 의해 자기 조절 능력을 높이고 신체의 움직임을 유연하게 하기 위한 근육 만들기, 그리고 전후좌우의 균형 잡기 등의 과정으로 훈련을 진행시켜 간다. 수직계열 동작훈련과 동작훈련 사이에 본질적인 차이는 없다. 이완에 관한 훈련을 전면에 내세우는가 아닌가에 차이는 있지만 어느 것이나 동작부자유 개선을 위한 뛰어난 기법인 것은 부정할 수 없다. 만성긴장이 현저한 트레이니에게 이완 훈련의 소양이 없는 채로 수직계열의 동작훈련을 달성하도록 원조하는 것은 어려운 일면이 있다. 트레이너와 트레이니의 훈련관계를 비롯해서 동작과제를 수행하기 위해 심신을 안정시키거나 과제실현의 과정에서 움직임 속에서 안정을 보이고 있는지 어떤지를 확인하면서 과제를 통한 양자의 소통이 행해진다. 만성긴장을 필요한 만큼까지 경감할 수 없다면 「등 젖히기」나 「가랑이 뻗기」 등의 과제를 이용해서 트레이너의 작용에 트레이니가 몸을 맡기고 편하게 과제자세를 실현할 수 있도록 하는 훈련을 행한다. 이러한 체험을 더해가면서 수직계열 동작훈련을 실시함으로 해서 트레이니가 실제로 체험하는 동작과제 달성의 축적이 동작뿐만이 아니라 일상생활에 있어서의 심신 조절 기능의 향상으로도 이어지는 것이 생각된다.

이완 훈련

1 _ 의의

사람은 외적인 압력에 의해 행동하는 것이 아니라 자신의 의지나 판단, 결정에 근거해서 행동하는 것이 바람직하다. 보통은 그러한 의식이 확실하지 않은 채로 행동하고 생활하고 있다. 그러나 실제로 해결 곤란한 경우와 조우했을 때, 그 문제를 정면으로 바라보고 그 해결을 위한 노력을 지속하여 스스로의 존재방식을 수정하거나 강화하거나 한다. 이것은 자기조절능력이라고 불리는 심적 기능이며 그 양성은 장애의 유무에 관계없이 인간에게 공통되는 발달과정이라고 할 수 있다.

이완 훈련의 궁극적인 목적은 「자신의 부당긴장을 인식하고 그것을 스스로 이완시킨다」고 하는 자기조절의 기초기능을 높이는 것이다. 훈련 전에는 과제해결이 불가능했던 자기와 훈련에 의해 과제해결이 가능했던 자기 간을 조정하고 변모한 새로운 자기를 수용하고 새로운 행동을 전개해 간다. 이 운영은 병상에 누워서만 지내는 아이에서 보행이 가능한 아이에 이르기 까지 폭넓게 적용되어 아이가 심신을 안정시키고 신체의 움직임을 쉽게 하며, 자기 표현이나 행동을 활성화하는 등 교육이나 임상의 면에서 보더라도 중요한 의의가 있다.

2 _ 이완 체험

긴장상태에 있는 트레이니는 「긴장을 이완시킨다」라던가 「풀려가는 것을 느낄 수 있다」 등과 같은 이완 과정을 실감하는 것은 어렵다. 그 심리과정의 미묘한 변화를 의식적으로 이해할 수 없는 경우에도 「지금까지와는 신체의 느낌이 다르다」라던가 「신체가 가벼워 졌다」, 「편해졌다」 등의 체험은 훈련에 대한 동기부여나 훈련의 지속을 위한 커다란 요인이 된다. 그것을 위해서는 훈련으로 도입할 때의 트레이니 보호자에 대해 납득할 수 있는 설명을 하는 것이 불가결하다. 물론 말로써의 설명만으로는 알기 어렵기 때문에 구체적인 과제를 통한 설명이 필요하다. 「어깨 이완」이나 「체간 비틀기」 등의 과제는 알기 쉽고, 또한 「발목 이완」이나 「등 젖히기」 등의 과제도 설명하기 쉽다. 더 나아가서 실제로 훈련이 행해지고 있는 현장이나 체험했던 트레이니나 보호자 등으로부터의 정보제공이 있으면 훈련으로의 도입은 한층 부드럽게 행해질 수 있다.

3 _ 훈련관계

훈련을 담당하는 사람을 트레이너, 훈련을 받는 사람을 트레이니라고 부른다. 트레이너는 트레이니에게 적절한 훈련과제를 선택하고, 트레이니에게 그 과제를 해결하도록 작용을 가한다. 이 때 트레이너가 일방적으로 과제해결을 강요해서는 안 된다. 어디까지나 과제 해결을 하는 것은 트레이니 자신이며 해결을 위한 당사자의 의지나 의도・노력을 어떻게 이끌어 낼 것인가 하는 것이 중요하다.

당연하지만 트레이너는 불필요하게 트레이니의 긴장을 높이는 일이 있어서는 안 된다. 반대로 너무 신중해지거나 트레이니의 비위를 살피는 듯한 관계는 결코 칭찬받을 만한 것이 아니다. 과제는 당연히 트레이니의 신체에서 보여지는 부당 긴장, 특히 만성긴장의 경감・소실을 도모하고 자기이완이 가능할 때까지 훈련을 진행하는 것이다. 그것을 위해서는 트레이너는 자신의 신체를 써서 직접 트레이니의 신체에 작용을 가하고 과제달성을 위한 「의사소통」을 충분하게 행하는 것이 중요하다. 이 의사소통에 익숙해지기 위해서는 실전 경험이 필요한데, 트레이너 자신이 과제에 대해 이해하고 있는 것뿐만 아니라 트레이니가 과제를 통해서 보이는 반응에 대해서도 항상 주의하고 적절한 대응을 게을리 해서는 안 된다.

4 _ 훈련기법상의 3요소

이완 훈련을 상세하게 해설할 지면상의 여유는 없지만 대략 3개의 요서를 찬찬히 파악해 보면 좋다. 그 하나는 이완 그 자체에 대한 이해이며, 두 번째는 신체의 움직임과 이완과의 관계이며, 세 번째는 중력에 대응하기 위한 신체축을 만드는 것이다.

이완의 순수 체험

이 기법에 익숙해지기 위해서는 트레이너 자신의 「긴장」·「이완」 그리고 「긴장해 간다」·「이완해 간다」는 감각을 알 수 있는 것이 중요하다. 물론 누구나 어느 정도 「긴장하고 있다」는 감각을 남들 앞에서 체험한 경우가 있을 것이다. 평상시의 마음가짐이나 태도 그 자체가 긴장이나 이완의 상태와 밀접하게 관련되고 있다고는 하여도 새삼 「당신은 긴장하고 있습니까」, 「긴장을 풀어주세요」와 같은 소리를 들어도 금세 대응할 수 없는 경우가 많다. 그러한 평상시의 상태를 포함해서 느긋하게 마음을 놓은 상태로 유도하기 위해서는 바닥 위에 누운 상태, 이른바 이차원의 조건에서 「안정」상태나 「안정되는」 것을 맛보는 것이 중요하다. 이러한 안정감은 신체를 움직이는 것을 통해 더욱 이해를 하게 된다. 예를 들면 옆으로 누운 자세에 있어서 신체를 뒤트는 「체간의 뒤틀기 이완」 훈련에서 그 감각을 찬찬히 맛보는 것이 가능하다. 즉 신체의 긴장을 높이기 위해 서서히 부하를 가해가는 과정, 그리고 당사자가 가능한 범위 내에서의 최대한의 긴장상태를 유지하고 그 다음 천천히 본래의 상태로 되돌리면서 이완을 시켜간다. 이 일련의 과정을 체험함으로 해서 이완의 감각을 알게 되고 이완을 하기 위한 조절의 방법을 몸에 익혀간다. 중요한 것은 가장 기본적인 형태에서 충분하게 납득할 때까지 이완에 대한 이해와 실천을 거듭하는 것이다. 이 경험은 탈력이나 무력한 상태로 만드는 것을 의도하는 것이 아니라 목적 행동이나 동작을 보다 원활하게 행하기 위한 적절한 심신의 상태를 양성하기 위한 시도이다.

신체의 "움직임"과 이완

자신의 신체를 스스로의 의도에 맞게 움직이는 것에 보통 부자유를 느끼는 일은 적다. 그러나 엄지발가락을 바깥쪽으로 움직이려고 하면 어떻게 되는가? 움직이고자 하는 당사자의 의도가 전해진 것은 알겠지만 의도대로 움직일 수 있다고는 할 수 없다. 신기한 과제로서 귓불을 움직이고자 하면 많은 경우 의도는 있어도 그 부위에 의도가 전달되었는지 어떤지 알 수가 없다. 평소에 움직이지 않으니까 어려운 것도 있지만 팔을 들고 내리는 등의 비교적 단순한 움직임에 있어서도 「천천히 움직이는」 과제를 하는 것만으로도 그 조절은 어려워진다. 사람의 움직임에 관해 조절할 수 있는 범위는 반드시 넓다고는 할 수 없으며 골격구조나 근육의 작용 등의 생리학적 조건뿐만이 아니라 동작경험 등의 심리적 조건에 의해서도 제한되고 있다. 또한 신체의 각 부위를 움직일 수 있었다고 하여도 언제까지나 그 상태가 지속되는 것이 아니다. 같은 움직임을 지속하고 있는 동안에 움직임이나 자세에 왜곡이 발생해서 기묘한 움직임이 되거나 움직일 수 없게 되는 경우가 있다.

이러한 움직임의 특징은 릴레세이션과도 밀접하게 관계를 맺고 있다. 안정되어 있으면 움직임도 부드럽고 의도에 따른 노력을 행하는 것에 의해 초기의 목적에 맞는 신체운동을 실현할 수 있다. 뇌성마비 아동 등의 신체부자유 아동은 이 움직임이 어설프고 생각한 대로 자신의 신체를 조작하는 것이 불가능하다. 그들에게 이 움직임이 부드럽게 되도록 원조하는 것이 가능하다면 이완 기

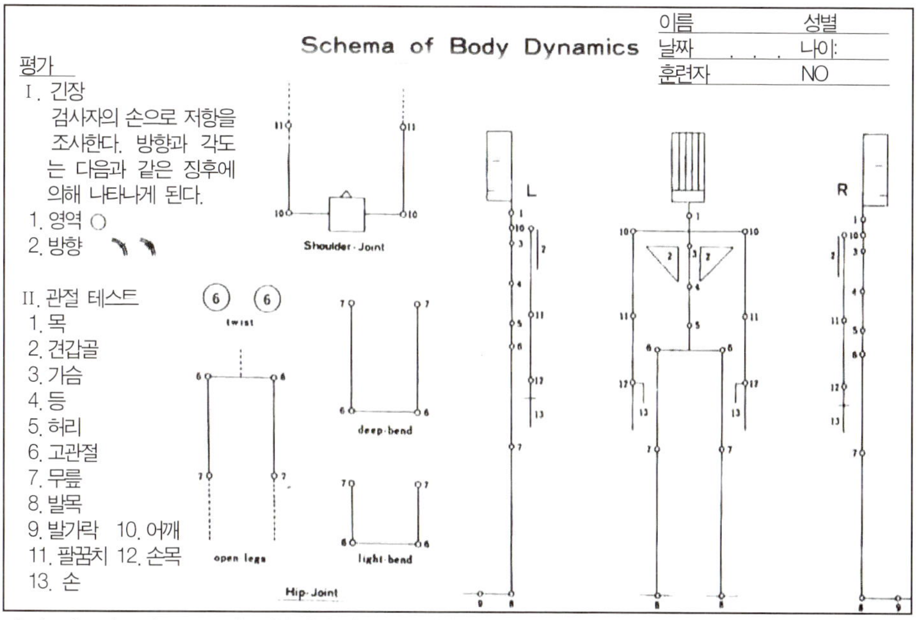

출전: 나루세 고사쿠 1985『동작훈련의 이론』, 성심서방.

[그림 25] 보디 다이나믹 도식

능을 높이는 것으로도 이어진다. 그런 의미로는 동작과제를 수행하는 과정 그 자체가 이완의 과정을 포함하고 있다고 생각해도 틀린 것이 아니다. 아니, 이완의 과정 그 자체이며 과제를 통한 「의사소통」속에서 긴장에 관한 문제를 처리하는 것과 함께 자신의 의지로 자신의 신체를 움직이는 것도 가능하게 된다.

축 만들기

수직계열 동작훈련에서는 동작과제로서 「앉은 자세」, 「무릎으로 서기」, 「한쪽 무릎으로 서기」, 「선 자세」 및 「보행」을 과제로 삼고 있다. 그러한 과제들을 통해 자기의 신체를 대지 위에 수직으로 위치시키고 중력에 대응해서 행동할 수 있는 능력을 배양하는 것을 목표로 하고 있다. 이 과정에서 수직방향으로의 입력에 의해 대지에 단단히 자신의 신체를 위치시키는 작업이 행해진다. 이것은 신체에 하나의 축을 끼워 넣는 작업, 즉 축 만들기의 과정이라 볼 수 있는데 이 성공 여부는 이완 기능에도 영향을 미치게 된다.

구체적으로는 각 동작과제를 통해서 대지에 단단히 신체를 위치시키기 위해 버티기나 발 딛기, 부드러운 움직임이 가능하도록 하기 위한 근육 만들기, 균형잡기 등의 훈련이 행해진다. 또한 그러한 훈련의 성공여부를 판별하는 중요한 지표로서 자세의 문제가 거론된다. 뇌성마비 아동의 전형적인 예로서 양쪽 어깨를 움츠리고 등을 굽히며 허리를 젖히고, 무릎을 굽히고 발꿈치를 띄워 발끝으로 서는 식의 독특한 자세를 보이는 경우가 있다. 이 자세의 특징은 보디 다이나믹(그림 25)이라고 파악되는데, 이 그림으로부터 신체축의 문제뿐만이 아니라 부당긴장의 처리 상황 등도 파악할 수 있다.

5 _ 과제의 종류

트레이너가 트레이니의 목 · 어깨 · 등 · 허리 · 팔꿈치 · 무릎 · 발목 등의 부위를 필요에 응해서 타동적으로 움직임으로 해서 의도와 신체운동의 불일치의 주요한 원인을 구성하고 있는 만성 긴장의 존재를 확인한다. 다음으로 그러한 긴장이 확인된 신체부위를 「굽히기」, 「뻗기」 및 「뒤틀기」의 기본 기법에 의해 타동적으로 이완시키는 것에서 시작하여 트레이니 스스로가 이완시킬 수 있는 것을 목표로 해서 동일 과정을 반복해서 시도한다. 훈련시간은 한 회 당 한 시간 이내를 원칙으로 하지만 트레이니의 장애 종류나 정도에 따라 적절하게 대응하는 것이 바람직하다. 과정에서 일상적으로 행하는 경우, 무리하지 않는 범위에서 실시 가능한 조건에서 행하는 것도 중요시하지 않으면 안 된다.

이완 훈련의 과제로서는 다음과 같은 것을 들 수 있다.

① 체간계

경부 이완 · 어깨(경갑부) 이완 · 가슴 젖히기 · 가슴 굽히기 · 등 젖히기 ·

등 굽히기 · 체간 뒤틀기 · 체간 젖히기 · 체간 굽히기 · 허리 뻗기 · 허리 젖히기 · 허리 굽히기 외

② 발 · 다리계

가랑이 뻗기 · 가랑이 벌리기 · 가랑이 닫기 · 가랑이 바깥으로 돌리기 · 가랑이 안으로 돌리기 · 다리 뻗기 · 다리 굽히기 · 무릎 뻗기 · 무릎 굽히기 · 발목 뻗기 · 발목 굽히기 · 발가락 젖히기 · 발가락 굽히기 외

③ 손 · 팔계

어깨 들기 · 어깨 내리기 · 어깨 굽히기 · 어깨 안으로 굽히기 · 손목 젖히기 · 손목 굽히기 · 쥐기 · 손 펴기 · 손 뻗기 · 손 굽히기 외

④ 복합계

신전 배대고 눕기 · 무릎 뻗기

상체 세우기 · 책상다리 앉기

상체 세우기 · 걸터앉기 · 선 자세 · 보행

6 _ 과제의 선택

앞서 제시한 이완 훈련의 과제는 부당 긴장(주로 만성긴장)의 평가항목이기도 하다. 이 긴장의 평가에 의해 과제가 선택된다. 여기서 기재되어 있는 과제 이외에도 신체 각 부위의 긴장이나 움직임에 관련해서 과제를 설정하는 것은 가능하다.

과제선택에서 유의해야 할 점은 다음과 같다.

① 트레이니의 부당 긴장의 평가에 의해 선택한다.

② 만성긴장이 존재하는 부위를 중심으로 과제를 선택한다.

③ 훈련의 진행 방법은 체간부에서 말단부의 순으로 진행하는 것이 원칙이

다. 목·어깨·등·허리의 부위를 우선으로 하고 다리·발이나 팔·손의 부위에 대해 긴장의 평가를 행한 다음 훈련을 실시한다.

④ 매일 훈련을 행하는 것이 바람직하다. 단지 트레이니의 연령이나 장애의 상태, 환경상황 등의 여러 요인을 고려해서 실정에 맞는 형식으로 실시하게 된다.

⑤ 훈련시간은 원칙적으로 1회 당 한 시간, 하루 세번 실시하는 것이 바람직하다. 실제로는 1주일 동안 1회, 30분 정도로 실시하는 경우도 있다. 어떤 식이든 자격을 소지한 사람에게 지도를 받아 실시할 필요가 있다.

⑥ 초보자, 경험자 모두 훈련의 실시에 있어서 신중하게 행하지 않으면 안 된다. 트레이너는 훈련내용에 대해 적절하게 설명하고 실시를 할 때에는 윤리적으로 오해를 받지 않도록 충분히 주의를 하지 않으면 안 된다.

렐렉세이션 훈련의 실기

이완 훈련의 주목적은 부당 긴장, 특히 만성긴장을 경감·제거하는 것이다. 트레이니는 일반적으로 만성긴장을 스스로 조절하는 것은 어렵다. 스스로 열심히 노력하더라도 이완시키는 것이 불가능할 뿐만 아니라 오히려 긴장을 증대시키는 일도 있다. 따라서 만성긴장을 제거하기 위해서는 트레이너에 의한 원조가 불가결하다. 트레이너가 스스로의 신체를 통해서 트레이니의 신체에 직접 작용을 가해서 과제를 전달하는데 그때 트레이니가 과제로부터 도망치는 일이 없도록 트레이니와 단단히 마주하여 원조하지 않으면 안 된다. 그리고 훈련의 과정을 통해서 순조롭게 진행되고 있다면 「그래, 그렇지」라던가 「계속 그렇게」하는 등의 말을, 그렇지 않은 경우에는 「마음 편하게 해」라던가 「좀 더 힘내렴」하는 등의 말을 곁으로 해서 그때그때의 상태를 피드백하는 것이 중요하다.

이러한 과제를 통한 트레이너와 트레이니의 관계는 신체의 접촉을 통해서 행해지기 때문에 충분한 신뢰에 근거한 훈련관계의 구축과 체험과정을 보다 실감적으로 알기 쉽게 하기 위한 양자의 "의사소통"이 중요하다.

일반적으로 초보자가 훈련의 실기를 습득하기 위해서는 자격을 지닌 슈퍼비전에 의한 지도가 필요하다. 그것을 전제로 해서 아래에 기본적인 기법에 대해 소개 한다.

1 _ 누운 자세

특별한 사정이 없는 한, 안정될 수 있는 것은 신체를 바닥 면에 수평으로 눕힌 누운 자세이다. 중력에 대응해서 신체를 일정하게 만들기 위한 노력을 그렇게 까지는 필요로 하지 않기 때문이다. 행동과잉 등의 정서적인 문제나 천식 등의 신체적 원인이 있는 경우에는 이 과정의 적용 여부에 대해 신중하게 검토할 필요가 있다.

신전 누운 자세: 전신

트레이니 당사자에게 있어서 보통 편안한 자세라고 하면 바닥 위에 신체를 눕혀 몸을 위로한 상태로 전신을 느긋하게 펴는 것이다. 부당 긴장이 현저하고 보디 다이나믹스에 뒤틀림이 보이는 뇌성마비 아동 등은 이 과제달성조차 용이하지 않은 경우가 있다. 이러한 경우 트레이너는 트레이니가 바닥위에 안심하고 누울 수 있도록 원조한다. 트레이너 혼자서 충분한 원조가 불가능한 때에는 보호자 등의 다른 보조자에게 도움을 받는 경우도 있다. 목이나 등・허리・무릎 등, 신체 전체에 신경을 쓰면서 두부나 체간부 등에서 허리・고관절

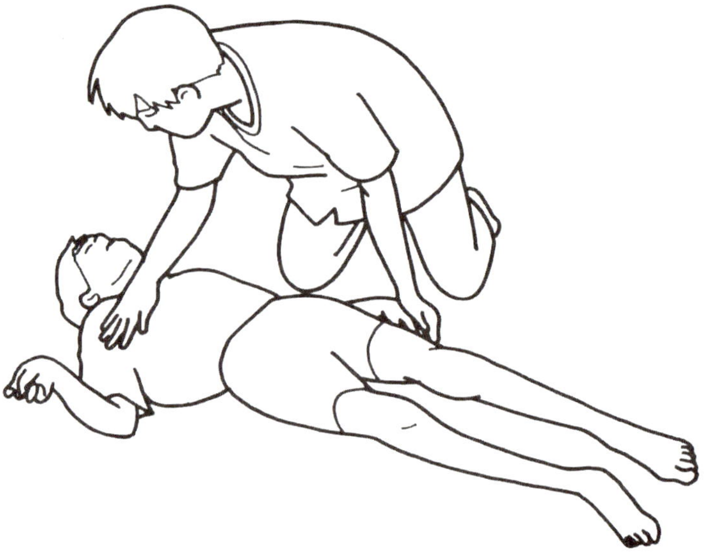

[그림 26] 신전 배 대고 누운 자세

부위 · 무릎 · 발목에 이르기까지 천천히 뻗어 간다. 이 때 앉은 자세에서 자세를 전환하는 수순을 취하면 트레이니에게 불안을 주지 않고 배 대고 누운 자세로 만들 수 있다(그림 26).

신체전체를 젖히면서 이완시키는 「가슴 젖히기」라는 방법이 있다(그림 27). 트레이너의 무릎 위에 트레이니를 태우고 한쪽 손(오른쪽)으로 머리를 지지하고 다른 쪽 손(왼손)으로 어깨를 누른다. 트레이니가 머리의 무게로 인해 천천히 이완되어 가는 것을 원조하는데, 이 때 어깨 주변이나 등, 허리 주변의 상태에 배려하는 것이 중요하다. 반면 트레이너의 한쪽 손으로 트레이니의 후두부를 지지하고 다른 쪽 가슴을 누르면서 이완시키는 것이 「가슴 굽히기」 방법이다. 이 경우 트레이니가 호흡을 멈추거나 거칠어지거나 하지 않도록 천천히 서서히 이완시키도록 한다.

비교적 안정된 상태가 확보되는 경우는 다음의 과제로 옮겨가는 것이 가능하다. 부당 긴장이 보이는 경우에는 그 부위를 이완시키도록 작용을 가한다.

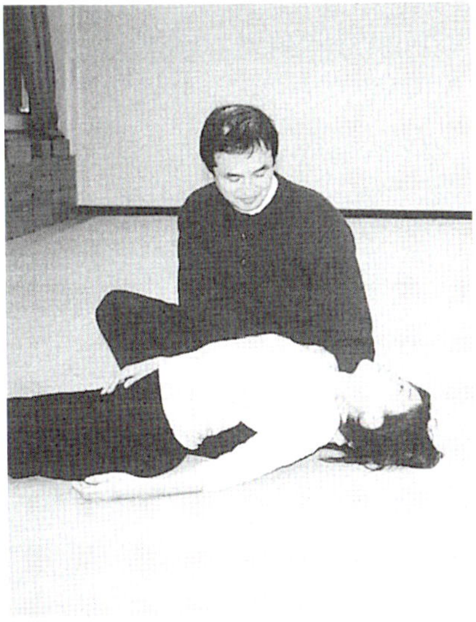

[그림 27] 가슴 젖히기

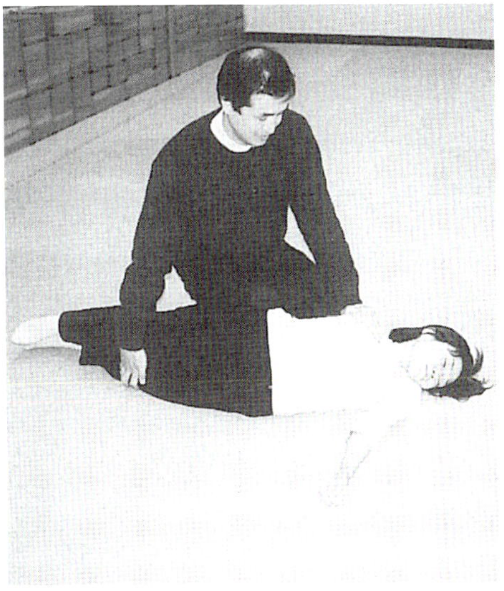

[그림 28] 체간부의 이완(체간의 뒤틀기)

이 자세에서 긴장을 이완시킬 수 없는 경우에는 자세를 바꿔서 긴장부위에 대응되는 훈련을 행하게 된다.

옆으로 누운 자세: 체간부

체간부의 이완은 적용범위가 넓을 뿐만 아니라 이완의 기본기법이라고도 할 수 있는 것으로 충분히 숙지하고 있는 것이 좋다. 트레이니를 옆으로 누운 자세로 만들고, 요부가 바닥에 직각이 되도록 트레이너의 손이나 발, 무릎 등을 써서 고정한다. 한쪽 손으로 트레이니의 어깨를 누르고 타동적으로 조금씩 힘을 가해서 누른 어깨부분을 바닥에 붙을 수 있도록 원조해 간다(그림 28). 이때, 무리하게 부하를 걸거나 견부를 바닥에 붙이는 시도는 피하지 않으면 안 된다.

2 _ 앉은 자세

앉은 자세는 일반적으로 배 대고 누운 자세보다 긴장이 높다. 그 때문에 타동저항을 가함으로 해서 비교적 용이하게 부당 긴장의 존재를 확인하는 것이 가능하다. 훈련에 의해 그 긴장을 경감・제거하고 자기 이완이 가능하게 되면, 앉은 자세의 조절기능이 높아져서 스스로 자세를 유지하는 것이 가능해질 뿐만 아니라 손・발을 구사한 외계로의 작용이 가능하게 되고 심신의 제 기능이 보다 활성화된다.

어깨 주변

어깨 주변도 이완의 중요한 대상부위이다. 여러 기법이 있지만 기본적으로는 견갑부의 이완이 비교적 많이 사용되고 있다. 트레이너는 트레이니의 신체를 무릎으로 지탱하고 양 어깨를 손바닥으로 감싸듯이 붙잡아 뒤로 서서히 젖히면서 이완시켜 간다(그림 29).

등 젖히기

트레이니를 책상다리 앉은 자세로 만들고 후방에서 트레이너의 발로 양 다리를 벌려서 아래쪽 방향으로 누른다. 다음으로 트레이니의 머리가 젖혀지거나 앞으로 넘어가지 않도록 지지하고 트레이너는 상체를 젖힐 수 있도록 양 어깨에 부하를 주면서 조금씩 후방으로 끌어간다. 긴장이 강하면 이완되는 것을 기다리고 어느 정도 이완되는 느낌이 든다면 움직이기 시작한다(그림 30).

이것은 이완을 위한 것일 뿐만 아니라 트레이니의 트레이너에 대한 신뢰도, 혹은 훈련의 수용 정도를 확인하는 과정이기도 하다.

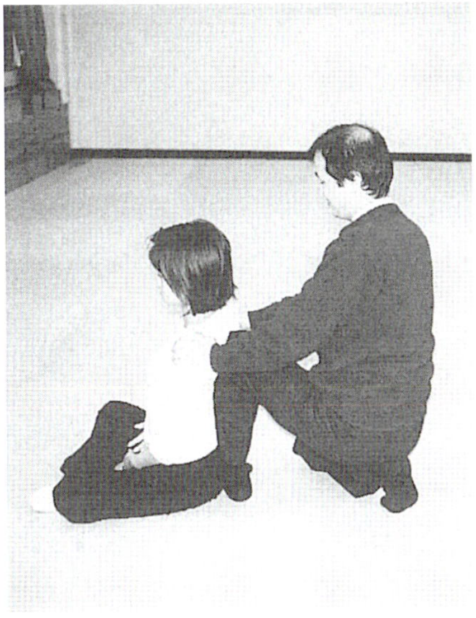

[그림 29] 어깨 · 흉부의 이완

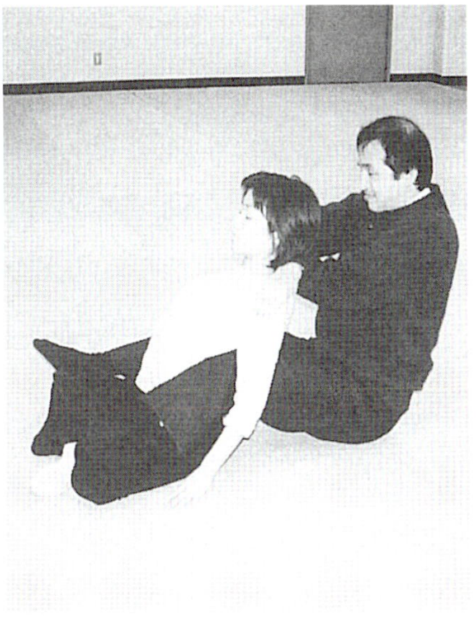

[그림 30] 등 젖히기 이완

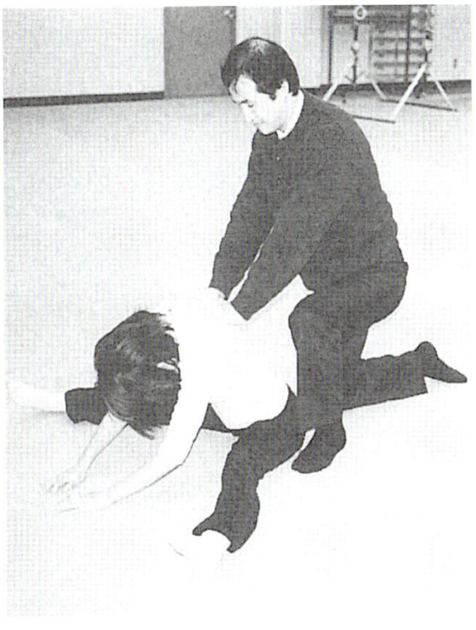

[그림 31] 어깨 · 상체굽히기 이완

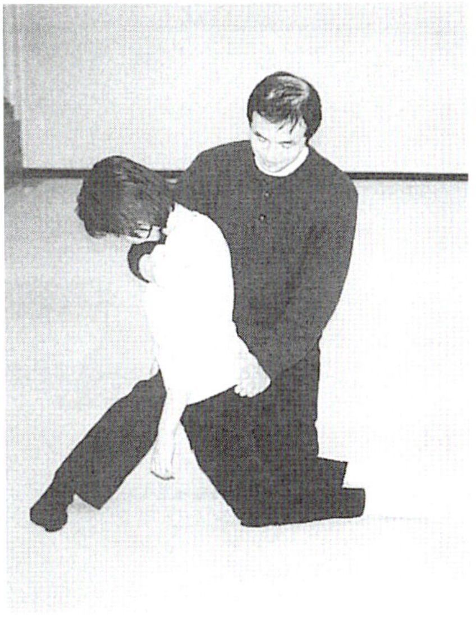

[그림 32] 허리 이완(위임)

등 굽히기

앉은 자세에서 양 발을 벌리고 체간부를 전방으로 서서히 굽혀간다. 보통 트레이니는 스스로 굽힐 수 없기 때문에 트레이너의 원조를 필요로 한다(그림 31). 그러나 고관절이나 무릎에 무리한 부하가 걸리지 않도록 주의 깊게 이완시켜 가는 것이 중요하다.

앉은 자세

앉은 자세에 있어서 「젖힘」과 「굽힘」의 과정을 써서 체간부를 중심으로 한 이완을 행하는 것에 의해 자기 이완의 기능이 높아져 간다. 이들 수순은 수직계열 동작훈련의 기법으로 이어지는 것인데 특히 앉은 자세에서는 허리의 이완이나 움직임을 만들어 냄으로 해서 자세유지의 기능도 높아진다. 이 경우, 목・등・허리를 곧게 하고 바닥에 엉덩이를 붙여서 좌우로 체중을 걸고 수직방향으로 힘이 들어가도록 원조한다. 이 수순이 잘 진행되면 앉은 자세에서의 이완이 거의 완성되었다고 볼 수 있다.

무릎으로 서기나 선 자세에서도 마찬가지라고 할 수 있으나 이완의 시점에서 말하자면 무릎으로 서기 자세에서의 허리 이완이 효과적인 기법이며, 앉은 자세에서의 등 젖히기의 이완과 함께 "위임 탈력"이라고 불리고 있다. 트레이니에게 무릎으로 서기를 시켜서 타동보조에 의해 약간 앞으로 기울어진 자세를 취하게 해서 「〈」모양으로 굽은 엉덩이를 트레이너가 한쪽 손(왼손)으로 누르고 다른 쪽 손(오른손)으로 상체를 지탱한다(그림 32). 요부의 긴장이 이완됨에 따라 누르고 있는 손에 힘을 더해 간다. 이 과정을 취함으로 해서 이완이 진행되는데 중요한 것은 트레이니가 트레이너를 신뢰해 몸을 맡겨서 충분히 이완할 수 있게 되는 것이다. 이와 같이 관계성에 근거한 이완은 「위임 탈력」이라고 불리며 앉은 자세에서의 등 젖히기 이완 등도 이 범주에 포함된다.

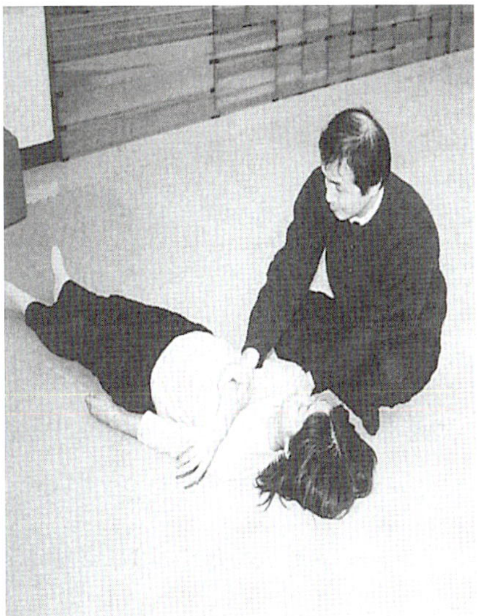

[그림 33] 어깨 굽히기 이완

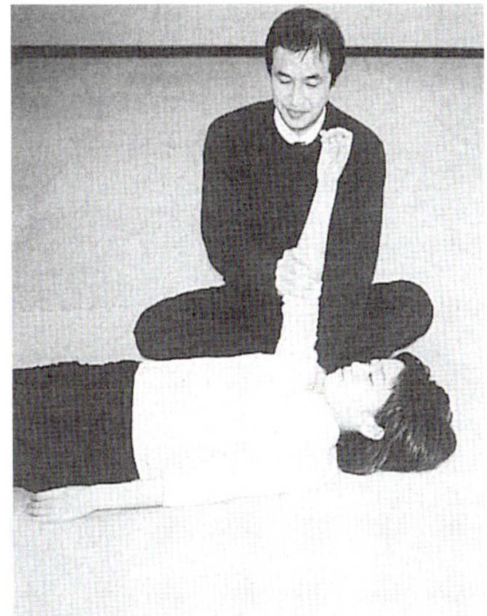

[그림34] 어깨 얼리기 이완

3 _ 상지동작계의 훈련

앉은 자세를 안정시켜서 상지를 유효하게 조작할 수 있도록 하는 것은 일상생활 자립이나 학습활동, 사회에 대한 적응 능력을 배양하기 위해 도움이 된다. 물론 부자유스러운 손이나 각각의 손가락을 움직이는 방법에 대해서도 학습하게 되므로 상지동작을 위한 기본적인 과정을 소개하겠다.

이완 훈련

상지동작에 관련되는 이완의 방법은 「어깨 굽히기」(그림 33), 「팔꿈치 뻗기」, 「팔꿈치 굽히기」, 「손목 뻗기」, 「손목 굽히기」, 「쥐기」, 「손 이완」, 「손 뻗기」, 「팔 들어올리기」(그림 34), 「팔 내리기」 등이 있고 트레이니의 상태에 응해서 필요한 이완 훈련을 행한다. 이러한 훈련은 앉은 자세의 안정과도 이어지고 과제가 되는 상지동작 그 자체의 학습에도 직결된다.

팔의 들어올리기・내리기나 안으로 굽히기 바깥으로 굽히기 등 팔을 움직이면서 이완시켜가는 것은 상지동작에 있어서 필요한 훈련이다. 특히 견갑부의 움직임에 부당 긴장이 보이기 때문에 이완시켜 두면 좋다. 그 순서는 트레이니의 견갑부에 한쪽 손(왼손)을 대고 다른쪽 손(오른쪽)으로 팔꿈치를 감싸듯이 들고 견갑부를 고정해서 팔꿈치를 잡은 손으로 안쪽 방향으로 서서히 부하(타동저항)를 가해서, 이완되는 것을 기다리며 굽혀 간다(그림 33).

팔의 들어올리기・내리기는 자폐증 아동 등의 행동 조절을 위한 과제로서 잘 이용되고 있는데 여기서는 움직이면서 이완시켜가는 과제로서 보겠다. 이 때 팔의 긴장에 신경을 써서 조금이라도 긴장이 느껴질 때에는 이완될 때까지 기다려서 들어올리게 한다. 이 시도는 도중에 긴장이 발생했을 때에는 몇 번이고 같은 것을 반복해서 끝까지 부당긴장이 없는 상태에서 부드럽게 팔을 올릴 수 있을 때까지 계속한다(그림 34). 팔 내리기도 마찬가지의 요령으로 행한다.

상지동작(단위동작훈련)

"단관절의 한 방향성 움직임"을 단위동작이라고 부르며, 상지의 움직임 학습을 위한 기초훈련이다. 트레이니의 상태에 응해서 앉은 자세 계열의 이완 훈련을 행하고, 준비상태를 마련한다. 특히 완계(腕系)의 움직임을 개선하기 위해서는 어깨 주변을 이완시키는 것이 중요하다. 「어깨 굽히기」나 「견갑부의 젖힘 이완」, 「팔 벌리기」, 「팔 닫기」, 「팔 들어올리기」, 「팔 내리기」에 관한 이완을 반복해서 지도한다. 다음으로 이완된 부위의 단위동작을 지도한다. 이 훈련은 이완 훈련과 병용하는데, 트레이니의 상태에 따라 앉은 자세 또는 배 대고 누운 자세에서 행한다.

기본동작훈련

단위동작이 어느 정도 가능하게 되면 환경과의 대응을 필요로 하는 움직임의 습득으로 나아간다. 이것은 기본동작이라고 불리며 몇몇 단위동작의 조합으로 구성된다. 예를 들면 글자쓰기의 경우, 팔 동작(팔의 들어오리기 · 내리기, 팔꿈치의 굽히기 · 뻗기), 손 동작(손목의 굽히기 · 뻗기, 손가락의 쥐기, 손가락의 펴기), 펜 쥐기 동작(펜 잡기, 펜 두기, 펜 놓기, 펜 누르기, 펜 들기), 글자쓰기 동작(점찍기, 짧은 선 긋기, 횡으로 긴 선 긋기, 종으로 긴 선 긋기, 짧은 선 연속 긋기, "#"쓰기, "O"쓰기, "S"쓰기) 등의 훈련이 행해지고 있다. 이 밖에 「보행」이나 「발성 · 발어」가 기본동작에 포함되는데, 어느 것이든 이완 훈련을 기초로 한 프로그램으로 구성되어 있다.

지금까지 기술해온 바와 같이 이완 훈련은 부당긴장을 스스로의 노력에 의해 경감 · 제거할 수 있도록 하는 것을 목표로 하는 것인데 그 의의는 단지 안정이 가능하도록 되는 것에 그치지 않는다. 오히려 이완 훈련을 행함으로 해서 편하게 발어할 수 있거나 손을 쓸 수 있거나 걸을 수 있거나 하게 된 예에서 볼 수 있듯이 일상생활에 있어서의 심신의 제기능의 개선에 밀접하게 이어져 있는 것에 큰 의의가 있다. 물론 장애가 중도 · 중복화됨에 따라 이완 훈련만으로는 기대한 바와 같은 효과를 들 수 없는 경우도 있다. 그러한 경우에는 수직계열 동작훈련을 시야에 두고 적절한 프로그램을 구성하여, 기법상의 개량을 행하면서 찬찬히 훈련을 해 가는 것이 중요하다.

02 단위동작훈련법

일상생활에 있어서의 단위동작의 의미 · 위치부여

1 _ 영아의 동작발달

영아의 동작을 관찰하고 있으면 신생아기의 영아는 외부로부터의 자극에 의해 입에 들어온 것은 무엇이 들어왔는가 하는 것에는 관심 없이 빨거나 손이 닿은 물건은 뭐든지 잡거나 발바닥을 간질이면 발가락을 쫙 펴서 젖히거나 하는 등의 행동을 보인다. 이 시기의 아이는 몇몇 반사행동을 갖고 있으며 그것들에 의해 환경에 적응하기 위한 메커니즘에 의존하고 있다.

이와 같은 여러 반사에 둘러싸인 운동능력도 반사행동에서 반응행동으로, 불수의운동에서 수의운동으로 변해가며 뭐든지 무차별적으로 빨거나 잡거나 하는 듯한 일은 없어진다. 그 대신에 손가락을 펴거나 닫거나 하는 동작을 자주 행하게 된다. 끊임없이 손목을 빙글빙글 돌리거나 손가락을 폈다가 닫았다가 하는 동작을 반복해서 행한다. 또한 생후 3개월 무렵까지는 배 대고 기기를 시키면 목을 높이 들려고 하는 노력을 하면서 빈번히 다리를 굽히거나 펴거나 하는 동작을 반복해서 다리의 굽히고 뻗는 방법을 학습하고 있다.

1~8개월인 영아의 - 물건에 손을 뻗는 행동에 대해 Bruner들(1979)은 실험적인 관찰을 했다. 그 결과, 반사적 행동을 거쳐 유의적 활동에 도달하는 발달 과정을 찾아냈다. 즉 생후 6주에서 「양 어깨를 끌어올리듯이 해서 양 팔을 굽히는 반 중력적 운동」이 보이고 생후 10~12주에는 다가오는 물체에 가만히 응시하고 입을 빈번히 움직이면서 「머리와 양 어깨, 양 팔로 펌프로 물을 끌어들이는 듯한 운동」이 발생하고 「힘껏 때리는 듯이 손을 흔드는 동작」이 시작된다. 그리고 흔드는 주먹을 물체의 방향을 향해 내리친다. 이렇게 해서 생후 3개월 반~4개월 반 동안 물체에 천천히 손을 내밀어서 붙잡게 된다.

또한 피아제는 「딸랑이를 흔드는」 동작을 통해서 사람이 물건을 조작하는 동작을 습관적인 동작패턴에 편입시키기 위해서는 올바르게 지각하는 시각적 활동 조절, 대상으로의 거리를 파악하는 운동 조절, 물건을 잡는 손가락의 조절, 물건을 들어올리는 근력 사용의 조절과 같은 일련의 조절행위가 이루어지고 있다고 보고 있다.

2 _ 동작발달에 있어서의 단위동작의 위치부여

이들 영유아의 동작 관찰에서도 그들의 활동의 많은 부분은 신체의 많은 부분에서의 일반화된 운동이 포함되어 있는 것을 알 수 있다. 동작의 과정에서는 양 팔이나 양 다리를 포함하는 신체 전체가 운동에 참여한다. 이 확산적 내지 단괴적인 활동은 비명 등과 같은 여러 자극에 의해 환기된다. 반사행동은 초기의 생물적 발달과 성장에 관계되어 있는데 반응행동으로 변화하는 신생아 동작은 점차로 생활경험으로부터의 영향을 받은 것이 많아진다. 손을 입으로 가져가는 동작의 획득에는 자신의 손을 입에 가져가려고 해서 팔을 구부리는 동작을 거듭 반복해서 행한 결과 생각한 대로 손을 입으로 가져갈 수 있게 된 것이다. 그리고 미분화되고 단괴적인 움직임에서 신체 각 부위가 분화되어 손이나 발, 체간 등에 개개의 독립된 특유의 움직임이 가능한 국면 운동으로 바뀌어 간다.

이와 같이 인간의 동작 발달을 보면 손발을 구부리거나 뻗는 동작을 반복함으로 해서 구부리는 패턴, 뻗는 동작 패턴을 학습했던 것이다.

신체의 각 부위가 자신의 의도 아래 움직일 수 있게 되고 다른 부위는 움직이지 않고 있을 수 있도록 통제할 수 있게 되면 각각의 부위가 특유의 움직임이 가능한 특수성을 증대시키게 된다.

더 나아가서 물건을 손으로 붙잡아 입으로 가져가는 식의 목적적인 동작이 가능하게 된다. 물건을 입으로 가져가거나 때리거나 하는 동작을 반복하는 과정에서 동작적으로는 힘을 넣는 방법, 빼는 방법을 배우고 동작에 유효한 동작방법을 배우고 있는 것이다. 움직이는 방법, 「힘을 넣는다, 힘을 뺀다」는 것을 배우고 있는 것이다.

각각의 동작은 그 활동의 양과 성질에 강하게 의존하고 있는 것으로 말하자면 "경험에서 배우는" 것이라는 것을 알 수 있다. 이것으로부터 아이가 환경을 알거나, 물건에 대한 여러 성질을 아는 것뿐만 아니라 환경을 조작하는 능력이 길러지는 것은 동작의 발달과 그 사용에 의한 부분이 크다.

영아가 자신의 신체를 움직일 수 있도록 되는 과정에서도 알 수 있지만 의도적으로 자신의 신체를 움직일 수 있게 되는 동작은 하나의 관절을 중심으로 해서 굽히거나 뻗거나 하는 관절운동에서 시작되고 있다.

그런데 골격과 관절의 움직임으로서 의식되어 의도할 수 있는 관절운동 속에서 가장 단순하고 의미있는 동작은 신체의 한 관절을 중심으로 해서 일정한 방향으로 게다가 규정량만큼 움직이는 동작인데, 이것을 「단위동작」이라고 부를 수 있다. 팔꿈치 관절의 부위에 있어서의 동작으로는 「팔꿈치를 굽히는 동작」이나 「팔꿈치를 뻗는 동작」 등이 단위동작인데, 두 동작은 독립된 단위동작이라고 생각할 수 있다.

동작훈련에 있어서의 단위동작의 중요성

1 _ 운동학습에 있어서의 동작의 단위

일상생활에서의 신체를 움직일 때는 여러 부위를 동시에 사용해서 의도한 방향으로 신체를 움직이고 물건을 조작하는 것을 통해 목적을 달성하는 것이 대부분이다. 자신의 손발 그 자체만을 움직이는 사태는 일반적으로는 도수체조 등과 같이 손발을 자유롭게 조작해서 특수한 과제를 수행하는 듯한 경우를 제외하고는 볼 수 없다.

책상 위의 연필을 집는다. 이것이 불가능하다면 「책상 위의 연필을 취하는 동작」의 훈련을 집중적으로 해야 한다는 생각이 있다. 이와 같이 일상생활에 있어서의 필요한 동작을 끄집어내서 그것이 가능하게 되는 것을 목적으로 훈련을 행하는 것이 합리적이라고 보는 것이다.

훈련의 결과, 목적하던 동작이 가능하게 되더라도 그로 인해 다른 동작도 마찬가지로 가능하게 된다는 보장은 없다. 목적을 달성하는 것이 중심적인 관심사이기 때문에 동작의 모양새나 효율은 고려하지 않는 경우가 많다. 동작이 가능하게 되더라도 그 동작에 필요한 고유의 긴장 방법을 정확하게 학습하지 않은 채로 그 동작에 관련된 관절부위, 예를 들면 어깨, 팔꿈치나 손목 등의 부위에 불수의적인 과도한 힘인 수반긴장이 들어가서 그 부위의 동작 수행이 방해 받거나 또 그 동작을 하는 것에 직접 관계가 없다고 생각되는 반대 팔 등의 부위에까지 불필요한 긴장이 발생해서 이상한 모양새가 몸에 익어버리는 경우도 있다. 이 부당한 긴장의 처리가 새로운 과제로서 더해지는 경우가 있다.

그래서 동작학습에서는 선택하는 동작의 단위나 내용은 다음과 같은 요건을 만족하고 있을 필요가 있다.

동작주체에 동작감각을 명확화할 수 있을 것

동작학습은 동작주체인 아이가 자신의 신체를 생각한 대로 움직일 수 있게 하는 것을 목표로 해서 행해지는 활동이기 때문에 자신의 신체를 움직이고자 의도한 동작주체가 자신의 신체의 움직임 보다 잘 알고 있을 필요가 있다. 움직이고 있는 감각이 변별하기 쉽고 움직이는 방법의 감각이 얻어지기 쉬운 동작단위로 행해질 필요가 있다. 그것은 각 부위마다의 국부적인 움직임이고 게다가 의미 있는 동작으로서의 단순한 신체운동의 단위인 것이다.

불수의운동이나 부당긴장을 억제할 수 있을 것

물건을 잡으려고 손가락으로 쥐고자 생각하여도 손가락뿐만이 아니라 팔꿈치나 팔 전체가 멋대로 움직여서 물건을 쥘 수 없는 동작부자유가 있다. 이것은 목적하는 손가락의 관절부위를 움직이고자 하면 부당한 힘이 들어가 버려서 자신의 의도와 무관하게 움직일뿐더러 움직임에 동반하여 같은 팔의 팔꿈치나 어깨도 움직이기도 한다. 생각한 대로 동작을 할 수 있도록 하기 위해서는 동작주체 및 트레이너가 멋대로 들어가 버리는 힘을 조작할 수 있고 그 움직임에 관련된 부위의 부당한 긴장을 최소한으로 억제하는 원조가 용이한 운동단위를 고르지 않으면 안 된다.

이완행동학습을 촉진하기 위해 긴장과 이완의 분화가 가능할 것

움직이기 위해 필요한 힘을 넣는 방법이 알기 쉬운 것은 그것은 또한 이완된 상태가 유지되기 쉽다는 것이기도 하다. 힘을 넣지 않고 그것이 유지 가능한 것. 또는 어떤 부위에 힘을 넣었을 때, 동시에 그 부위에 힘을 넣지 않고서 있을 수 있다는 것은 긴장과 이완과의 감각이 파악하기 쉽다는 뜻이기도 하고 긴장과 이완과의 변별이 가능해져서 이완된 상태를 스스로 유지할 수 있는 자기이완을 획득하기 쉽다는 것이다.

신체감각의 분화를 도모할 것

일반적으로 장애아동의 신체 감각은 미분화된 상태이기 때문에 동작학습에 있어서는 신체 각 부위의, 특히 움직이기 힘든 부위를 한정해서 동작을 행함으로 해서 그 부위에 집중할 수 있고 부위간의 차이를 보다 잘 인식할 수 있다. 움직이고자 하는 부위와 움직이지 않고 있는 배경이 되는 부위를 분화할 수 있고 인식할 수 있게 되는 것이다. 신체부위간에 「도(圖)」와 「지(地)」의 관계를 확립시킬 수 있는 부위간의 분화가 진행되는 것이다.

주의집중의 조작을 할 것

복잡한 동작에서는 동시에 복수의 부위를 관련시켜서 움직이는 것이기 때문에 신체의 여러 부위에 주의를 집중시키지 않으면 안 되게 된다. 하나의 관절에 있어서의 움직임을 특히 의식시켜서 의도적으로 움직이는 것으로 자신의 신체에 대한 주의를 집중할 수 있고 그 부위와 다른 부위와의 신체감각이나 동작감각을 변별하고 더 나아가 그것을 강화·확대해 가는 것이 요구된다.

복잡한 동작에 대한 일반화를 할 것

단계적으로 행해지는 힘을 넣는 방법, 힘을 빼는 방법, 움직이는 방법의 학습은 통합되어 몇 개의 관절부위를 동시에 사용하는 식의 동작으로 일반화되어 간다. 아주 단순한 동작을 할 수 있게 되는 것에서 시작해서 점차 복잡한 동작으로 스스로 통제할 수 있는 범위를 확대해 나가는 방법은 복잡한 동작부터 시작했을 때에 발생하는 여러 곤란이 보다 해결되기 쉽다.

2 _ 동작학습에 있어서의 단위동작의 의의와 내용

단위동작의 동작학습에 있어서의 의의

사람이 신체운동을 할 때에는 유효한 방향으로 힘을 넣어서 움직이는 것과 힘을 이완시키는 것을 동시에 행하고 있다. 동작의 학습에서도 이완시키는 훈련을 하고 있을 때는 힘을 빼는 것을 직접 목적으로 하고 있는데 간접적으로 움직이는 것도 행하고 있다. 또한 움직이는 훈련을 목적으로 해서 행하고 있을 때에는 이완시키는 훈련도 동시에 행하고 있는 것이다. 잘 힘을 빼지 않으면 생각한 대로 동작을 할 수 없고, 잘 움직이지 않을 때에는 부당한 힘이 들어가 버리고 있는 것이다. 즉 힘을 빼는 방향과 힘을 넣는 방향이란 노력하는 방향이 다른 것뿐으로 거기서 행해지는 동작은 공통된다. 동작의 학습에 있어서는 힘을 넣는 것과 힘을 빼는 것은 표리일체인 관계에 있다. 그런 의미에서 단위동작에 의한 훈련에서는 움직이는 훈련과 동시에 힘을 이완시키는 훈련을 동시에 행하는 것이다.

자신의 손발을 움직이는 방법을 익히는 등의 동작을 학습하는 것이 목표인 경우는 움직임이 분명하고 움직이는 방법을 배우기 쉬운 동작 단위를 고르지 않으면 안 된다. 움직이는 신체의 부위와 움직임의 범위 및 방향을 한정해서 행할 필요가 있다.

단위동작의 내용

■ 관절을 중심으로 해서 움직인다.

긴장이 있는 곳을 발견하기 위해서는 여러 방향으로 움직여 보면 되지만, 그렇다고 해서 무턱대고 움직여도 된다는 것은 아니다. 긴장이 강한 아이는 움직이는 부위 사이의 구별이 불가능할 정도로 신체부위가 미분화된 상태에 있다. 움직일 때에 몇몇 관절을 동시에 움직이면, 아이는 지금 어디를 어떤 식으로 움직여지고 있는지를 알 수 없게 돼버린다.
그래서 처음은 신체의 어느 한 부위를 축으로 해서 움직이지 않으면 안 된다. 그것은 이완시키는 훈련을 할 때와 공통되는 것인데, 한 관절을 중심으로 한 관절운동을 하는 것이다.
예를 들면 팔꿈치를 굽히는 동작을 할 때, 어깨도 함께 움직이고 마는 일이 있다. 팔꿈치 관절을 축으로 해서 움직일 수 있도록 트레이너는 한쪽 손으로 아이의 어깨를 고정해주고 팔과 몸통의 접합부 부근에서 팔과 어깨를 분리시키고, 또 다른 한 손으로 앞 팔을 살며시 붙잡고 다른 상완을 지주로 해서 팔을 굽히게 한다. 이와 같이 일정한 부위를 기준으로 해서 움직일 때에는 다른 부위를 한 손으로 단단히 붙잡거나 지지해 줘서 그 부위가 움직이지 않도록 유지해 주며, 목적으로 하는 부위만을 움직일 수 있도록 보조해 주는 것이다.

■ 방향을 한정해서 움직인다.

의도한 방향으로 움직이는 훈련도 처음에는"굽힌다"는 방향에 대한, 또는 "뻗는다"는 방향에 대한 움직임을 충분히 반복해서 훈련한다. 그 때 굽히고 뻗는 두 방향의 동작을 동시에 계속하여 연습하면 잘되지 않는 경우가 많다. 굽힐 때의 힘 빼기는 이렇다, 뻗을 때의 움직이는 방법은 이렇다 하는 식으로 한 방향의 움직임의 감각을 파악할 수 있도록 배려해서 주의를 집중시켜서 천천히 행한다. 굽히는 동작은 잘 했는데, 뻗을 때는 잘되지 않는다던가 뻗는 것은 좋지만 굽히는 것은 곤란하다거나 하는 식으로 한 관절에서도 움직이는 방법에 따라 딱딱한 곳, 움직이기 어려운 곳이 다르게 나타난다. 한 방향으로 움직이기 시작하는 것을 도중에 다른 방향으로 움직여서 마치 목적하는 방향으로 움직이고 있는 듯이 보이는 것을 깨닫는 경우도 있다.

■ 목적하는 범위를 움직인다.

사람 신체의 관절을 중심으로 해서 움직이는 범위는 신체의 부위에 따라 약간 차이는 있지만 한 방향으로 움직일 수 있는 가동범위가 존재한다. 이 근육·골격구조적으로 움직일 수 있는 한계까지 관절운동을 지향하지 않으면 안 된다. 그 아이가 움직일 수 있는 범위전체에 걸쳐서 움직여서 긴장이 없는가 움직이고 있는가를 확인하는 것이다. 신체 각 부위의 가동범위에 대한 전문적인 지식을 지니고 있는 것이 가장 좋지만 스스로 그 부위를 중심으로 움직여 보면 팔을 위로 들어올리면 어깨의 어느 부근까지 움직일 수 있는가 발목이 어느 정도까지 굽어지는가 알 수 있을 터이다. 발목이 정강이까지 굽어진다는 식의 판단은 없을 것이다. 일정한 방향으로 움직여 보면 그 움직임의 과정 속에서 곤란한 부분을 상세하게 체크할 수 있다. 많은 사례를 겪은 임상적 경험과 팔꿈치 굽히기 동작을 실험적으로 분석한 소견으로 말하자면, 동작의 시작부터 끝까지의 과정 속에서 특정 부분의 움직임이 곤란하게 되는 듯하다. 특히 움직이기 시작했을 때, 30~40도 부근, 90도 부근, 120도 부근과 같이 동작의 도중 및 마지막 부근에서 많이 볼 수 있다.

서서 걷고 있는 아이와 같이 장애의 정도가 경도라고 판단되는 사례 중에 표면상으로는 힘이 빠지고, 그다지 나쁜 부분이 눈에 띄지 않는데도 보행 등의 복잡한 동작을 하게 되면 어딘지 모르게 이상한 모양새를 보이는 것이 있다. 이 아이에게 한 관절을 축으로 한 일방향 동작, 예를 들면 고관절을 중심으로 해서 다리를 밖으로 굽히는 단위동작을 가동역 한계까지 움직이게 해 보면 생각지도 못한 곳에 딱딱함이 남아 있는 것을 발견하는 일도 있다. 이것은 긴장이나 움직이기 어려운 것을 이 이상은 움직이지 않는다는 생리적 한계라고 잘못 판단한 결과, 복잡한 동작을 할 때에 나타나게 되는 것도 있다.

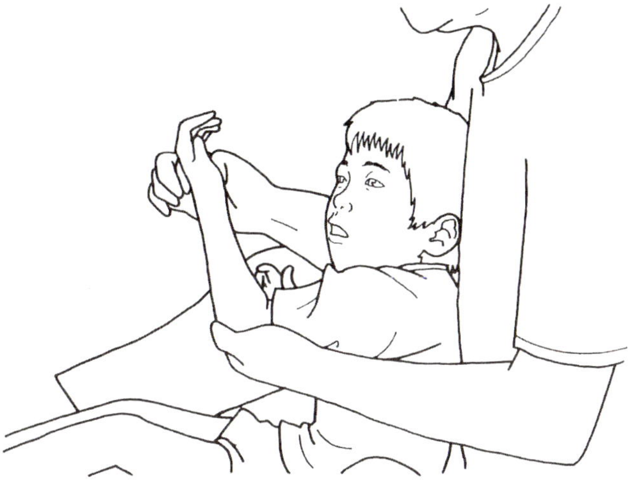

[그림 35] 팔꿈치를 굽히는 동작

단위동작에 의한 동작학습

영아와 같이 아직 스스로 움직임을 경험해본 적이 적은 아이는 특별하게 움직이는 훈련을 하지 않더라도 이완의 체험을 한 것만으로 긴장의 배분이나 힘을 넣는 방향이 변화해서 움직임이 유발되는 듯한데, 일반적으로는 힘을 빼게 하면 움직이게 하는 동작의 학습을 목적으로 해서 하지 않으면 올바른 동작의 획득은 불가능하다. 연습하지 않고 가만 내버려 두면 전보다도 오히려 나쁜 모양새로 돌아가고 마는 경우마저 있다.

그래서 **그림** 35에 보인 "팔꿈치를 굽힌다"라고 하는 동작을 예로 해서 어떤 식으로 단위동작에 의해 훈련을 하면 좋은지를 생각해 본다.

① 가능한 한 편안한 자세를 취하게 한다. 아이의 상태나 연령 등에 따라 배

대고 누운 자세, 앉은 자세, 의자에 앉은 자세 등 이완할 수 있는 자세를 고른다. 앉은 자세에서의 팔꿈치를 굽히는 동작 훈련을 상정하자면 작은 아이의 경우는 트레이너는 아이를 끌어안듯이 배후에, 그것도 등에 딱 붙어서 앉는다. 큰 아이의 경우는 마주하고 앉는다.

② 트레이너는 목표로 하는 팔의 상완부분이나 팔꿈치 관절 아래를 한 손으로 잡거나 단단히 지지한다. 팔꿈치 관절부위를 축으로 해서 굽히기 위해 다른 한쪽 손으로 앞 팔 또는 손목을 살며시 잡는다. 그리고 「힘을 풀고 편하게 있어보렴」하고 지시한다. 이때 국부뿐만이 아니라 어깨 등의 다른 부위에 부당한 힘이 들어있지 않은 것을 확인한다.

③ 타동적으로 움직인다(원조에 의해 움직여졌을 때 힘을 빼고 위임 탈력이 가능한 것을 목표로 한다). 지금부터 움직이고자 하는 움직임의 과정을 한 관절을 중심으로 한 방향으로 가동범위를 천천히 타동적으로 움직인다. 이것이 움직이는 훈련의 첫걸음이다. 여기서부터 움직이고자 하는 범위를 어디에서 어디까지 어떤 식으로 움직이면 좋은가의 감각을 일으켜서 운동량을 체험시키는 것을 목적으로 행한다. 올바른 움직임의 방향의 이미지를 만드는 것이기도 하다. 이때 움직이고자 하는 범위에 부당한 긴장이 발생하지 않는가를 확인하는 것도 필요하다.

만약 부당한 긴장이 발생했을 때에는 움직이면서 긴장을 이완시키지 않으면 안 된다. 또 이 타동적으로 움직이는 것만을 계속하고 있어서는 조금이라도 빨리 움직이도록 만들어주지는 트레이너의 초조함이나 움직였다는 만족감・안심이 채워지는 일은 있어도 아이가 스스로 생각하는 대로 움직일 수 있게는 되지 않는다.

④ 국부(팔꿈치 관절)를 중심으로 해서 움직일 수 있는 한계 위치에서 굽히는 방향과 반대로 뻗는 방향으로 힘을 가해 저항을 가한다. 그 위치는 동작의 시작과 도중과 끝의 경우이다. 여기서도 국부의 움직임에 관심이 가

게 되어 주의가 쏠리게 되지만, 다른 부위에도 힘이 들어가지 않도록 유의한다.

이런 식으로 트레이너의 손이나 손바닥으로, 아이가 움직이고자 하는 방향에 대해 반대 방향으로 힘을 가한다.

⑤ 「트레이너의 손을 밀어 보렴」이라는 식으로 지시하고 더욱 밀어준다. 필요한 긴장상황을 확인하면서 천천히 힘을 넣어서 민다.

그렇게 하면 충분히 이완되어 있는 아이는 밀리고 있는 방향을 국부로 감지하고 거기에 주의가 향하게 되어 어느 부위의 어느 곳에 힘이 가해지고 있는가를 깨닫는다. 처음에는 시행착오적으로 여러 방향으로 힘을 넣어온다. 이것을 반복하는 사이에 어쩌다 아주 약한 힘이기는 하지만 기대하는 방향으로 힘을 넣어오는 것을 트레이너가 감지하는 경우가 있다. 그때 즉시 강화를 시켜서,

「그래 그래, 좀 더 오래 밀어 보렴」라고 말해서 올바른 방향으로 힘을 넣는 노력을 원조한다. 또 목적하는 방향으로 힘이 들어가면 그 때마다 강화를 부여한다.

⑥ 움직이는 방향으로 힘이 들어가지 않을 때는 주어진 저항에 반발하는 노력을 시키고자 생각해서 아무리 시도해도 전혀 힘이 들어오지 않는 경우가 있다. 본디 움직일 수 있을 만큼의 힘이 갖춰져 있지 않은 것은 아닌가 하는 무력하면서도 부동(不動)인 것이 있다. 이때 움직이고자 하는 노력에 의해 국부에 생각하고 있는 방향과는 별개의 방향으로 힘이 들어가서 움직임을 하고 있는 것과 전혀 힘을 안 넣으려고 하고 있는가 생각될 정도인 경우의 두 가지 타입을 볼 수 있다.

이와 같은 경우는 해당 부위만을 움직일 수 있도록 다른 부위는 단단히 지지해서 재차 관절운동으로 돌아가서 어딘가에 부당한 긴장이 남아있지는 않은가를 확인해볼 필요가 있다. 전후・좌우・상하와 가동범위를 빠

짐없이 움직여 본다. 비틀어도 본다. 그러면 비틀거나 했을 때에 지금까지 거기는 가동범위의 한계라고 생각되었던 부분에 움직이자마자 아이가 튀어올라 아파하는 듯한 강한 긴장을 발견하는 일이 있다. 이와 같이 힘이 들어가지 않는 것은 국부에 심과 같은 긴장이 강하게 들어가 있는 곳이 있어서 목표하고 있는 곳에는 전혀 힘이 들어가지 않도록 하고 있는 경우를 많이 볼 수 있다. 재차 이완을 시킨 다음 목적하지 않은 곳에 힘이 들어가거나 움직이거나 하지 않도록 아이의 신체 반응을 확인하면서 전술한 방법으로 움직이는 노력을 시켜보면 목표로 하는 동작이 싹트기 시작하는 일도 적지 않다. 또한 힘이 들어가지 않고 잘못된 방향이나 부위에 힘이 들어가 버리면 움직이는 것을 중단해서 원래의 이완상태로 돌아가 올바른 동작의 방법을 반복한다.

또 하나로 국부 이외의 부위에 강한 긴장이 있어서 목표로 하는 부위의 동작에 필요한 힘이 들어가지 않는 것이 있다. 예를 들면 목의 경우는 어깨에, 손이나 팔꿈치의 경우는 어깨에, 가랑이의 경우는 허리에, 다리의 경우는 가랑이에 등과 같이 그 부위와 관련되는 쪽의 보다 신체의 중심에 가까운 부위에 힘이 들어가는 경우가 있다. 이와 같은 때는 다른 부위의 이완을 하고 난 뒤에 힘이 들어가지 않았던 부위의 동작을 하면서 「지금 어깨에 힘이 들어 갔어요」라던가 「이번에는 발에 힘이 들어가고 있어요」라고 하는 식으로, 말이나 신체를 통해 그릇된 힘이 들어가고 있는 것을 전하고 「이번에는 힘이 잘 들어가고 있어요」라던가 「그래 그래」하는 말로 바른 동작을 강화시켜 준다. 또 힘이 들어가고 있는 부위를 가볍게 만져 주거나 조금 두들겨 주면 스스로 그 곳에 주의하여 힘을 빼는 경우도 있다.

이런 식으로 해도 아직 힘이 들어가지 않는 부위가 있을 때는 그 국부의 동작의 개선에만 힘을 쓰지 말고 좀 더 전체적인, 특히 신체의 중심 부위인 어깨 · 체간 · 허리 등의 이완을 염두에 두고 국부로의 힘의 넣는 방식의 변화를 기다리는 편이 좋은 듯하다.

⑦ 움직임에 동반해 잘못된 힘이 들어가 동작이 도중에 멈추거나, 생각지도 못한 방향으로 움직여서 의도한 동작과는 다른 동작이 되어 버리는 경우가 있다. 그때는 올바르게 움직일 수 있는 시점에서 동작을 멈추고 움직이기 힘든 부분이나 잘못된 방향으로 움직이기 시작하는 부분은 ④, ⑤의 방법에 따라 움직이고자 하는 방향과는 반대방향에서 저항을 가해, 그곳을 이완훈련의 수순에 따라 힘을 뺀 다음 올바른 방향으로 움직이는 훈련을 한다. 올바른 방향으로 힘이 들어갔을 때에는 「그렇지, 그렇지」하는 등의 말로서 바른 반응을 강화한다.

⑧ 다른 부위에 부당한 힘이 들어가서 움직이고자 하는 부위의 동작을 방해하는 일이 있다. 동작의 연습을 계속하다 보면 이완훈련에서는 나타나지 않았던 부당한 긴장이 다른 부위에서 출현한다. 예를 들면 목을 움직이는 연습을 하고 있는데 어깨에 힘이 들어가는 일이 있는데 아무리 목을 잘 움직이고자 생각해도 불가능한 경우가 있다. 이와 같은 다른 부위의 부당한 긴장이 국부의 동작 수행을 방해하고 있다. 목표로 하는 부위에 잘못된 방향으로 힘을 넣게 하거나 전혀 힘이 들어가지 않는 상태로 만들어 버리는 것이다. 잘못된 동작에는 이와 같이 다른 부위에 부당한 긴장이 들어가서 움직이고자 하는 부위의 동작을 방해하고 있는 경우를 많이 볼 수 있다.

이것에 대해서는 다른 부위의 긴장을 타동적으로 억제해서 긴장하기 어려운 자세로 유지해 줘야 한다. 또한 이것은 목표로 하는 부위와 다른 부위와의 동작을 위한 긴장과 이완을 스스로 제어할 수 있는 것이 불가능하기 때문에 생각하고 있는 부위의 의도적 긴장을 강화하는 것과 함께 이완훈련을 재차 행해서 다른 부위의 수반긴장을 억제하는 방법을 배우게 한다.

⑨ 움직이기 시작해도 다른 부위의 긴장이 심해서 이것이 국부의 동작에 그릇된 힘을 넣게 하게 된다. 국부에 전혀 유효한 힘이 들어가지 않고 동작이 나타나지 않도록 하고 있기 때문에 다른 부위에서의 긴장을 배제할 수 있도록 다시금 이완훈련을 할 필요성이 생긴다. 다른 부위의 긴장을 풀고 국부에 힘이 잘 들어가서 생각했던 동작이 가능해지기 시작하더라도 다른 부위에 또 다시 그릇된 힘이 들어가는 경우가 있다. 이 단계에서는 다른 부위를 타동적으로 이완시키지 않아도 다른 부위에 가볍게 접촉하고 있는 것뿐인 원조로도 이완이 가능하다. 예를 들면 팔꿈치를 움직이는 동작을 할 때에 다른 부위인 어깨에 손을 놓는다던가 손바닥으로 가볍게 탁탁 두들겨 주는 것만으로도 어깨의 힘이 빠지게 된다.

게다가 조금 더 숙달하게 되면「봐봐요, 어깨가 올라가기 시작했어요」라던가 「발목에 힘이 들어 갔어요」하는 식으로 말로서 지시하는 것만으로 아이는 그 부위의 이완의 요령을 알고 있기 때문에 금세 힘을 빼게 된다. 이와 같이 다른 부위의 긴장을 제거하는 보조 방법은 타동저항을 주는 방법과 마찬가지로 아이의 움직임이나 긴장에 대응해서 처음에는 타동적으로 강하게 주고 있던 힘을 점차로 약화시켜, 가볍게 접촉하는 정도까지 만든다. 아이는 그렇게 하면 국부에만 집중할 수 있어서 목표로 하는 동작의 과정을 의도적으로 통제해서 천천히, 게다가 확실하게 움직이는 노력이 가능하게 되어 간다.

⑩ 동작의 습관화・자동화. 의도한 방향으로 움직이는 것이 가능하게 된 것은 다른 부위에 부당한 힘이 들어가지 않고 국부에 필요최소한도이기는 하지만 유효한 방향으로 힘이 들어갈 수 있게 된 결과이다. 움직이는 것을 이제 막 잘할 수 있게 된 아이는 어느 방향으로 어디까지, 어떤 식으로 움직이겠다 하는 의도에 근거해서 움직이고 있기 때문에 동작의 과정

에서는 힘의 배분 방법을 생각해서 조정해갈 필요가 있다. 동작 초기에는 몰랐던 것이 지금은 필요에 따른 동작의 방향을 알 수 있어서, 유효한 방향으로 힘을 넣을 수 있는 것이다. 동작이 시작되면 유효한 방향으로 힘을 넣는 것을 유지할 수 있고, 또 도중에 멈추거나 방향이 다른 부분에서는 국부적으로 힘을 너무 넣거나 하지 않도록 부드럽게 힘을 배합해서 조정한다. 이와 같이 의도한 바대로 신체 운동의 수행이 획득되면 아이는 강하게 의도하고 노력하지 않아도 생각대로 동작이 습관화되어 자동적으로 가능하게 되어가는 것이다. 움직이는 것에 대한 의욕뿐만이 아니라 움직임에 대해 적극적 · 능동적이 되어 그 효과는 다른 여러 활동에 까지 미치게 된다.

단위동작의 과정에 수반되는 처리와 원조

단위동작훈련에 의해 움직이는 방향, 힘을 넣는 정도와 힘을 빼는 정도의 감각을 나오게 하는 계기를 주는 시도를 하고 있자면, 저항이 주어진 방향으로 힘이 들어가 움직이는 느낌이 나오는 경우가 있다. 계속해서 힘을 넣어서 움직이는 노력을 하도록 원조, 격려해준다. 이 움직임에는 빠르게 움직일 것을 결코 요구해서는 안 된다. 오히려 천천히 저항에 대해 일정한 속도로 움직여 가는 것에 중점을 두어야 한다. 움직이는 것이 완전히 우연적으로 발생한 유효한 방향의 긴장에 의한 결과라고 할지라도 이것이 의도한 방향으로 움직이고자 하는 노력을 싹인 것이다. 이 싹을 눈치 채고 그것을 이끌어내 줄 수 있는가가 훈련에 있어서 원조의 중요한 포인트 중 하나이다. 다음으로 단위동작훈련의 과정에 수반되는 트레이너의 처리와 원조에 대해 고찰한다.

1 _ 접촉하고 움직여서 딱딱함(훈련과제)을 이해한다.

뇌성마비인 아동은 일반적으로 태어났을 때에는 말랑말랑하던 것이 신체를 움직이기 시작하면 딱딱해져서 연령이 늘어감에 따라 그것이 심해져 가는 것이 보통이다. 부당한 방향으로 힘이 들어가 움직이지 않게 되거나 또는 움직였다고 하더라도 생각했던 방향과는 다른 방향으로 움직이고 말아서 목적을 이루는 것이 불가능하다. 부당한 긴장이 생각한 대로의 동작을 불가능하게 하고 있는 최대의 원인이다. 신체의 움직이기 어려운 부위의 긴장을 제거하고 유효한 방향으로 힘을 넣어 의도한 대로의 동작이 가능하도록 단위동작에 의한 이완훈련을 행한다.

훈련에서는 신체부위 속의 어느 위치에 어떤 식으로 긴장이 존재하는가, 있다고 한다면 그것이 어느 정도의 힘인가, 그것이 어떤 식으로 움직이기 어려운가, 어떤 식의 영향을 주고 있는가 등에 관해 아는 것이 훈련을 하는 사람의 첫 과제가 된다. 그러나 이 긴장이 신체의 어느 부위에 있고 어느 정도인가 하는 것은 아이를 밖에서 바라보고 있는 것만으로는 이해할 수 없는 것이다. 우선 실제로 아이의 신체부위를 만져서 움직여서 확인해본다—아이의 신체의 국부에 직접 접촉해서 자신의 신체를 통해 이해하는 것이다. 목표로 하는 부위에 힘이 들어가 있는가 빠져있는가는 이쪽저쪽으로 움직여보면 잘 알 수 있다. 대략 모양새가 이상한 부위, 움직이기 어려운 부위, 축 늘어져 있는 느낌이 나는 곳에 심한 긴장이 있다고 어림잡아, 우선 그 부위를 확인해 보면 좋다.

처음 훈련을 하는 사람은 「여기가 딱딱하네요」라는 말을 들어도 힘이 들어가 있는지 이완되어 있는지 구별하기 어렵다. 정말로 딱딱한지 어떤지를 알 수 없을 때에는 아이의 자유로운 쪽 팔다리를 움직이거나 다른 아이의 신체를 움직여서 비교해보면 알기 쉽다.

2 _ 신체감각으로 신체의 딱딱함, 움직이기 어려움을 안다

이와 같이 "딱딱함"이라는 느낌을 머리로 이해하는 것이 아닌 훈련하는 사람 스스로가 자신의 신체의 감각으로 「아아, 그렇구나」하고, 신체를 통해 실감하는 것이 불가결한 요소이다. 옷감의 경우에서도 아무리 부드러움에 대해 설명을 하여도 정말로 부드러움을 이해할 수 있는 것은 아니다. 직접 만져서 딱딱한가 힘이 빠졌는가를 실감하지 않으면 안 된다는 것은 트레이너가 단지 스스로의 이해를 넓히는 것뿐만이 아니다. 이완훈련이나 움직이는 훈련을 할 때에 아이의 어느 부위에 힘이 들어가는가, 빠져 있는가, 그것이 좋은가 나쁜가, 어떻게 하면 좋은가를 감지해서 그것을 말이나 신체접촉 등의 매개수단에 의해, 그때그때 「그래요 그래요, 지금 잘 하고 있어요」라던가 「좀 더 힘을 빼봐요」하는 식으로 노력의 좋고 나쁨을 아이에게 피드백시켜 주지 않으면 안 된다. 신체를 통해서 알고, 신체를 통해서 전달하는 것이 훈련을 보다 효과적으로 진행함에 있어서의 중요한 포인트 중 하나이다.

「힘이 빠져있다」, 「힘이 잘 들어가 있다」, 「잘 움직이고 있다」하는 식으로 신체를 통해 감지하는 경험을 지녀야 한다.

3 _ 신체를 통해 아이에게 전달한다.

단위동작에 의한 훈련에서는 하나의 관절부위를 중심으로 해서 일방향・규정량 움직이는 것을 목표로 한다고 기술했는데, 그 부위는 수술의 경험의 유무와 관계없이 너무 급격하게, 더구나 너무 강하게 힘을 가하지 않도록 배려한다. 움직일 수 있다고 억지로 하거나 하면 근육이나 건을 다치게 할 수도 있고 잘못하면 뼈에까지 이상을 가져올 수도 있다. 이래서는 아이와의 훈련관계나 훈련습관이 무너지는 것은 물론이고 괜히 아이에게 불안감이나 공포심을 안겨

주는 결과가 될 수 있다. 손으로 힘을 가하는 것은 항시 점차로, 천천히 해야 하며, 신체를 통해 느끼면서 조절한다.

03 앉은 자세 훈련의 의의와 방법

앉은 자세의 의의

「서기」, 「걷기」가 긴장, 「자기」(옆으로 눕기)가 이완을 나타낸다면, 「앉기」는 긴장과 이완의 균형이 잡힌 자세이다. 「앉기」라고 하는 활동자체가 정신생활과 깊은 연관이 있다. 동양의 역시는 「앉은」 자세에서의 명상 문화를 길러왔다(온다, 1992). 스즈키・하루키(1992)는 앉은 자세가 기분에 미치는 영향을 검토해서, 고개를 숙이고 등을 구부린 자세는 「생기가 없다」는 등의 부정적인 의식성(意識性)을 낳는다고 보고하였다. 또한 쿠마타니(1994)는 지능이 높은 병상생활을 하는 지체부자유아동에게 동작법을 적용해서, 단기간으로 앉을 수 있게 된 사례에서 좌우판단 등의 공간인지의 방법이 대상을 기준으로 한 방법(책상의 모서리에 붙인 스티커 쪽이 「오른쪽」)에서 자신의 신체를 기준으로 한 방법(체중이 실린 쪽의 엉덩이가 「오른쪽」)으로 변화했다고 보고하고 있다. 이와 같이 「앉기」는 단지 자세동작의 획득과 같은 운동학습의 측면에 그치지 않고 정신세계나 지각・인지의 확립에 중요한 역할을 한다는 것이 시사되고 있다.

어떠한 앉은 자세가 훈련자세로서 좋은가?

그렇다면 훈련자세로서 어떠한 자세가 바람직한가? 「앉은」 자세에는 다리를 펴고 앉은 「다리 펴고 앉은 자세(長坐位)」, 무릎을 꿇고 앉는 「무릎 모아 앉은 자세(正坐位)」, 양 다리를 옆으로 포개서 앉는 「옆으로 앉기」, 양 발을 허벅지 바깥쪽으로 빼서 엉덩이를 바닥에 붙여 앉은 「W자 앉은 자세(割坐)」, 다리를 교차해서 앉는 「책상다리 앉은 자세」 등이 있다. 앉은 자세를 취할 수 있는 뇌성마비 환자 중 많은 수는 일상생활에서는 W자 앉기를 취하고 있다. 이것은 뇌성마비 환자의 자세긴장의 특징 중의 하나인 「가랑이의 힘이 안쪽으로 들어가는 것」(내전근이 긴장함)에 기인하고 있다. 이 W자 앉은 자세는 「서기」, 「걷기」에는 방해적인 자세가 된다. 실제로 W자 앉은 자세를 흉내 내서 그 자세에서 일어서면 양 무릎이 붙고 양 하지는 벌어지는 자세가 된다. 또 「옆으로 앉기」는 척주를 뒤틀게 해서 좌우를 불균형하게 만들기 때문에 부적절하다. 「무릎 모아 앉은 자세」는 배근을 펴서 심신을 안정시키는 방법이라고 하지만, 뇌성마비 아동의 경우 고관절의 긴장 때문에 금세 W자 앉기가 되기 쉽다는 점과 배근을 너무 뻗어서 허리가 젖혀지기 쉽다는 결점이 있다. 그래서 동작법에서는 책상다리 앉기나 양 발바닥을 붙이는 발 모아 앉은 자세(樂坐)로 훈련을 행한다.

자세를 읽는다, 마음을 읽는다.

앉은 자세 훈련의 일반적인 순서를 기술하기 전에 트레이너(원조자)의 마음가짐에 대해 언급하고 싶다. 먼저 트레이너는 트레이니(동작법을 체험하는 사람)의

「자세를 읽는」 것이 가장 중요하다. 자세를 읽는 방법으로는 ① 봐서 읽는다, ② 만져서 읽는다, ③ 움직여서 읽는다, ④ 따라 해서 읽는다 등의 4가지가 있다. 자세를 읽는 것은 나아가서는 마음의 활동을 읽는다는 것이다.

1 _ 봐서 읽는다.

「봐서 읽는다」란 어깨가 올라가 있다, 머리가 숙여져 있다, 등이 굽어 있다 등이다.

2 _ 만져서 읽는다.

다음으로 그 뒤틀린 부위를 만져서 「만져서 읽는다」. 그렇게 하면 근육이 딱딱하게 굳어 있거나 고무공과 같은 탄력을 느끼는 경우가 있다. 신경증 등의 마음의 문제로 고민하고 있는 사람은 어느 한 부분만 응어리처럼 딱딱해져 있는 경우가 있다. 뇌성마비 아동·환자에서도 항상 힘이 들어가 있는 부위는 건이나 근육이 뼈처럼 딱딱해져 있는 경우가 있다. 반대로 전혀 힘이 들어가지 않는 부위는 축 늘어져 있다.

3 _ 움직여서 읽는다.

다음으로 「움직여서 읽는다」. 이 읽기 방법이 동작법의 기법의 중심이다. 예를 들면 등을 트레이너의 양 무릎 부분으로 고정하고 트레이니의 상체를 조금 뒤로 젖히듯이 움직인다고 하자. 그 때 다양한 반응이 돌아온다.

① 전방으로 신체를 움츠린다. 또 보조를 하고 있는 트레이너의 손을 뿌리치

려 한다.

② 머리는 뒤로 젖혀지듯이 움직이나 등은 딱딱해서 움직이지 않는다.

③ 트레이너의 유도 이상으로 움직이려 한다.

④ 스스로 함께 후방으로 움직이려고 한다.

이러한 반응에서 마음의 활동양식을 읽는다. ① 의 반응은 「반발 · 저항」이다. 아마도 일상생활에서도 타자의 바람직한 제안을 받아들이기 힘들 것이라 상상된다. 이 반응양식을 취하는 트레이니는 자폐적인 아이가 많다. 또한 타자와의 교류를 거부하는 부적응 아동도 이러한 반응을 보이는 경우가 있다. ② 의 반응 양식인 트레이니는 그때까지 훈련을 받은 것이 없는 뇌성마비 아동이나 등이 굽어진 고령자에게서 볼 수 있다. 움직이고 싶지만 어디를 움직여야 좋을지 알 수 없다. 내지는 등을 움직이고 있다고 생각했는데 목이 움직이는 경우다. ③ 의 반응양식은 의욕적이긴 하지만 상대를 너무 의식하거나 상대에게 너무 맞추고자 하는 신경증적인 사람에게 보기 쉽다.

4 _ 따라 해서 읽는다.

「봐서 읽는다」, 「만져서 읽는다」, 「움직여서 읽는다」를 시도한 뒤에 트레이니의 자세 자체를 「따라 해」보면 트레이니의 자세의 양상이나 마음의 활동양식을 읽을 수 있다.

이하에 기술한 훈련 순서는 그와 같은 트레이니의 마음의 활동양식을 진찰하기 위함이며, 또한 그것을 바람직한 체험양식으로 바꾸어가는 것을 원조하는 순서이다.

훈련순서

훈련 순서는 무릎으로 서기, 선 자세 훈련과 마찬가지인 스텝으로 구성되어 있다. 즉 ① 형태를 만들기(위임 탈력), ② 주동화(혼을 불어넣기), ③ 분절 만들기, ④ 좌우의 균형이다.

1 _ 형태를 만들기(위임 탈력)

뇌성마비 아동에서는 책상다리 앉기나 발 모아 앉기에서의 앉은 자세를 옆에서 보면 많은 경우 「머리가 앞으로 숙여진다, 턱이 올라간다, 등이 구부정하다, 엉덩이를 뺀다, 무릎이 올라간다」 등과 같은 특징이 보인다(그림 36). 뒤에서 보면 척주는 좌우 중 어느 한쪽으로 굽어서 「측만」인 경우가 많다. 등이 오른쪽으로 튀어나왔을 경우 중심은 오른쪽에 실려서 왼쪽 허리가 젖혀져 있으며, 허리의 뒤틀림이 보인다. 또한 오른쪽 가랑이에 아탈구나 탈구가 있는 경우가 많다. 배 대고 눕기에서 허리를 세우면 다리의 길이가 오른쪽이 짧아 보이는

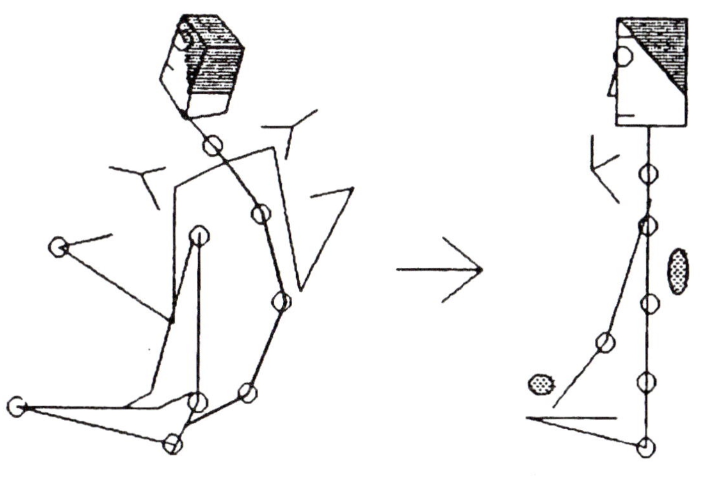

[그림 36] 뇌성마비 아동에서 보여지는 책상다리 앉은 자세의 특징과 형태를 만드는 원조

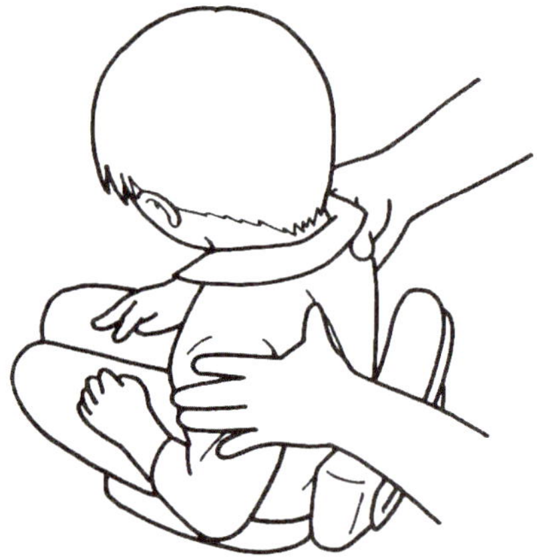

「손가락에 힘을 넣지 마렴」
「허리, 발, 팔에 집중하고 허리, 발, 팔은 편하게 하자」
「자, 어깨의 짐을 내려봅시다」(어깨의 힘이 빠져도 지탱하고 있는 손의 힘을 바로 풀지는 않는다. 5초 정도 지나고 천천히 놓아간다. 그때 「후우 하고 숨을 내쉬는 등의 릴렉스 반응」이 나타나면 좋습니다)

[그림 37] 어깨의 젖힘

데, 이것은 허리의 뒤틀림과 오른쪽 가랑이의 아탈구나 탈구로 인한 것으로 다리가 짧은 것이 아니다. 굽거나 젖혀지거나 한 부위는 만성적으로 긴장이 들어가 있거나 힘이 전혀 들어가지 않거나 둘 중 하나이다. 단, 곧게 펴지지 않으면 안 되는 것이 아니라, 트레이니 스스로 "이완한다", 트레이너에게 "몸을 맡긴다"는 것이 중요하다.

어깨 이완(어깨의 젖혀짐)

이것은 앉은 자세 훈련이라 하기보다는 심리요법의 동작법으로서의 주요과제라고 할 수 있다. 책상다리 앉은 자세가 바람직하지만 의자에 앉은 자세에서도 가능하다. 신경증적인 사람에게 갑작스레 책상다리로 앉으라고 하는 것은 저항을 유발할 수 있고 심리임상의 면접실에서는 반드시 그러한 장소(매트를 깔아놓은 공간)가 확보되지 않는 경우도 많다. 의자에 앉은 채로 「어깨를 이렇게 움직여 주세요」(그림 37)하고 트레이너가 모델을 보여주고 실행하게 한다. 평소에 그러한 동작을 할 일이 없기 때문에 팔꿈치만을 뒤로 움직이거나 머리를 젖히거나 한다. 그래서 살짝 그 움직인 팔꿈치나 후두에 손을 대고 「여기는 움직이지 마세요」라고 지적하면,「저, 어떻게 하면 되나요?」하고 놀라거나 웃거나 한다. 그런 관련은 트레이너가 제안한 과제는 간단해 보이지만 의외로 간단하지 않아서 한 번 해보자고 생각하게 하는 동기를 부여하게 된다. 그때가 되어서야 비로소 어깨에 손을 대고 이렇게 하는 거라고 바람직한 동작 방법을 타동적으로 전달한다. 그리고 한계까지 움직인 상태(젖혀진 상태)에서 「자, 어깨의 짐을 내려놓듯이 힘을 빼봐요」하고 말을 건다. 트레이너는 트레이니의 어깨를 되돌리지 않고, 그 위치에서 단단히 어깨를 잡는다. 만약 스윽하고 이완이 된다면 그 이완의 느낌을 맛보여 주고 계속해서 「좀 더 벌려(젖혀) 봅시다」 하고 말을 건다. 이제 더는 움직일 수 없는 상태까지 젖힌 다음 트레이너는 타동적인 보조를 약하게 한다. 천천히 힘을 푸는 편이 트레이니에게 있어서 신체의 감각을 알기 쉬운 경우와 한 번에 푸는 편이 좋은 경우가 있기 때문에 어떤 느낌인가를 물어가면서 좋은 느낌이 들도록 만들어 간다.

허리의 위임 탈력

「가랑이를 꺾는」과제. 책상다리 앉기를 취했을 때, **그림** 36과 같이 엉덩이가 뒤로 빠진 사람은 먼저 이 과제를 행한다. 뇌성마비에 국한된 것이 아니라 신경증인 사람에게도 전혀 허리를 움직일 수 없는 사람이 있다. 유연성 테스트로 선 자세에서 양 손을 바닥 방향으로 닿게 하는 「선 자세 몸 앞으로 굽히기」가 있는데, 이 테스트에서 바닥에 손을 붙일 수 없는 사람은 허리가 부드럽게 움직이지 않는 경우가 많다.

상체를 전방방향으로 굽혀서 가랑이를 꺾듯이 허리를 이완시킨다. 가랑이를 꺾는 것은 가랑이에 손을 끼워 보면 잘 알 수 있다. 골반이 서고, 게다가 앞으로 쓰러져 가기 때문에 가랑이에 끼운 손은 뺄 수 없게 되지만 그렇지 않으면 상체만 꺾이고 허리가 움직이지 않기 때문에 끼운 손은 빠지고 만다.

순서는 **그림** 38과 같이 허리에 트레이너의 무릎을 대고 등에 트레이너의 손

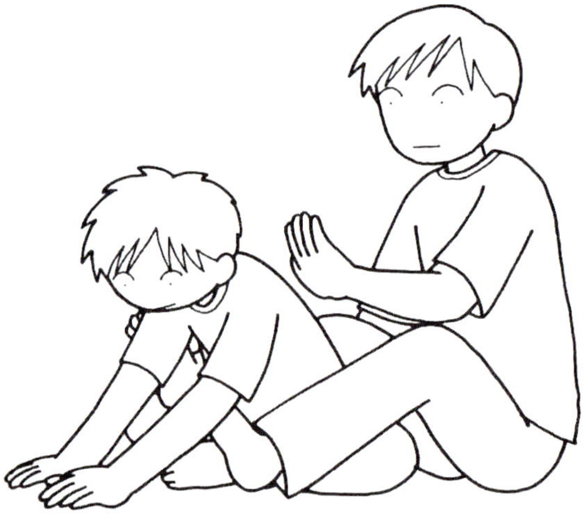

[그림 38] 앉은 자세에서의 「가랑이를 꺾는」 과제

을 대서 「힘을 빼요, 양 팔꿈치도, 목도, 양 발도……」하고 말을 걸면서 행한다. 트레이너는 등에 댄 "손"으로 꾹꾹 눌러서는 안 된다. 호흡과 함께 체간이 앞으로 접혀서 이완되어 가는 느낌을 "손"으로 느끼도록 한다. 기분 좋은 아픔은 괜찮지만 너무 아픈 것은 좋지 않다. 아파하거나 싫어하거나 하면 아주 약간 상체를 되돌린다. 그래서 아픔이나 거부가 없어진다면 다시 한번 조금 상체를 굽히도록 등에 댄 손으로 보조한다. 이완시키는 느낌이 좀처럼 나오지 않는 사람에게는 등에 댄 트레이너의 손을 밀치는 듯한 힘을 일단 넣게 하면 이완시키는 느낌이 나오기 쉽다. 또한 주의할 점은 뇌성마비 아동의 경우 상체를 앞으로 굽혔을 때 가랑이가 아닌 배에서 꺾여서 엉덩이는 뒤로 빠진 채로 남아 있기 쉽기 때문에 허리를 일으키면서 가랑이를 접도록 원조한다. 상체가 얼마나 깊이 앞으로 숙여지는가가 아니라 허리가 서고 가랑이가 꺾이는가 하는 것이 중요하다. 이 과제를 끝내는 방법이 포인트 중 하나이다. 상체를 일으킬 때, 트레이너는 허리에 댄 무릎의 보조를 늦추지 않는다. 단단히 허리를 밀어 넣어 둔다. 잘된다면 트레이니에게서 허리가 서는 느낌을 받게 된다.

또한 전방이 아닌 오른쪽(왼쪽) 방향으로 상체를 쓰러트려 간다. 방향을 조금 바꾸면 왼쪽(오른쪽) 허리나 허벅지 부분에 과도 신전을 하는 느낌이 나는 경우가 있다. 좌우방향으로 이완시키면 전방의 이완이 더욱 진행되는 일이 있다.

등을 젖힐 정도로 맡긴다.

「등 젖히기」과제. 앉은 자세에서의 자율 과제라고 하면 일반적으로 이 과제를 가리킨다. 이 과제가 지극히 중요하기 때문에 본 강좌 제1권(나루세, 1995, pp.211~219)에서 상세하게 기술하고 있다. 포인트는 등을 보조하는 트레이너의 "무릎"과 머리나 턱을 보조하는 "손"이다. 무릎은 등에 대는데, 대는 등의 위치에 따라 트레이니의 체험이 달라진다. "손"은 턱과 후두(後頭)를 받치는데 피부를 잡아당기지 않도록 주의한다. 「뒤로, 하나 둘, 와아 -」하고 말을 걸면서 "무릎"을 댄 등을 지지점 삼아서 상체를 뒤로 움직인다. 트레이니의 반응에 신경을 쓰면서 아픔이나 거부가 있으면 약간 되돌린다. 트레이니의 등이 구부러진 부위를 "무릎"의 지지점으로 삼으면 이른바 「들고 있다는 느낌」이 된다. 그때 트레이니의 엉덩이에서 트레이너가 대고 있는 등의 부위까지는 젖힘도 없고 굽힘도 없는 곧 바른(수직) 상태가 바람직하다. 딱딱해져 있는 등의 부위가 이완되지 않고 겉보기만 상체가 뒤로 젖혀지거나, 또한 허리를 젖힘으로 해서 등의 딱딱해진 부위가 도망가는 경우도 있다.

뒤로만이 아니라 좌우로 비스듬하게 움직이는 과제도 넣으면 좋다.

자폐증 아동의 경우 만지기만 해도 싫어하는 일이 있지만, 이와 같은 경우는 우선 「남에게 맡기기」과제부터 행한다. 그것은 등에 댄 무릎을 떼고, 뒤에서 끌어안는다. 끌어안음으로 해서 기분이 좋아졌다면, 다음으로 조금 전의 과제를 행한다. 이 과제는 자폐경향 · 과잉행동 경향이 있는 아이들에게는 적절한 과제이다. 또한 스트레스로 부모의 뒤를 따라다니는 등의 퇴행이 보이는 지체

부자유 아동의 경우 만지는 것을 싫어해서 상체를 앞으로 쓰러뜨렸지만 그 움직임을 따라가, 우선 뒤에서 끌어안는 자세가 되도록 유도하자 점차 과제를 받아들이게 되었다(토미나가冨永, 1995).

뇌성마비나 등이 굽어진 사람은 딱딱하게 굳은 곳을 폄으로 해서 기분이 좋아지는 것을 느낄 수 있다. 등이 구부정하게 되어 있던 것을 그때까지 느끼지 못했다가 딱딱해진 등을 이완시켜서 펴게 되자 「시원하다」는 느낌을 받는 경우가 많다. 또 등이 곧게 뻗어지면 무릎으로 서기나 선 자세에서의 균형도 잡기 쉬워지고 머리도 서기 쉬워지기 때문에 그것만으로도 세계관이 달라진다.

2 _ 주동화(혼을 불어넣는다)

위임 탈력으로 모든 부위의 이완이 달성되면, 다음으로 엉덩이에서 머리로 막대기 같은 힘을 넣는 연습을 한다. 뇌성마비 아동 중에 목을 세울 수 없는 아이에 대해서는 「목 - 등의 원리」라고 불리는 훈련법이 있다. 그 원리는 목이 서지 않는 것은 목에 힘이 없는 것이 아니라 등이나 허리에 부당한 긴장이 있기 때문이며 그 때문에 목에 힘이 잘 안 들어가는 것이라 생각할 수 있다. 그래서 허리나 등에 들어가는 부당한 긴장을 고려해서 좋은 힘을 넣는 연습을 하지 않으면 목은 서지 않는다.

목이 올라가지 않는 아이에게 장난감을 눈앞에 가져가서 격려해서 목을 들어올리게 하는 지도를 곧잘 보곤 한다. 그와 같은 아이가 힘을 넣는 모습을 보면 양 어깨가 올라가고 팔꿈치도 굽었으며 목 뒤쪽에 꾸욱 힘을 넣으면서 열심히 올리려고 하고 있었다. 분명히 「의도」는 활성화되어 있지만 힘을 넣는 모습은 괴로워 보였다. 앉은 자세에서 근육의 긴장을 재는 근전도를 측정해보면 뇌성마비아동은 여러 부위에 근방전이 보인다(후쿠시마 · 토미나가, 1995). 한편 정상인에게는 거의 근방전이 보이지 않는다. 그럼 어째서 정상인의 목이 서 있

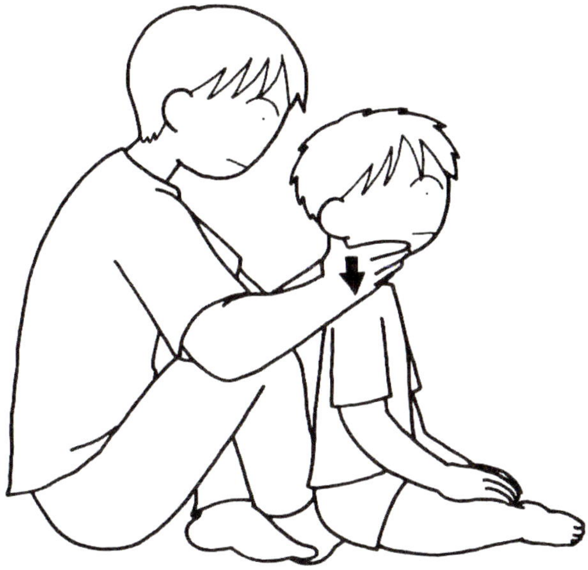

[그림 39] 앉은 자세에서 「눌러붙이기」와 「놓는다」 원조

는가 하면 앞으로 쓰러지려 하면 등이나 목 뒤의 근육이 활동하고, 뒤로 쓰러지려 하면 목 앞의 근육 등이 약간씩 활동한다. 머리를 지탱하는 데에 필요한 만큼의 근긴장을 흔들리면서 발휘한다. 그런데 정상인에도 장시간 워드를 치거나 하면 어깨 결림을 느낀다. 그것은 머리가 앞으로 기울어서 그것을 지탱하고자 해서 등이나 목 뒤의 근육을 지속적으로 긴장시킨 결과 혈관이 저지되어 아픔을 느끼는 것이다. 이야기가 빗나갔지만, 이완에서 긴장, 긴장에서 이완을 마음먹은 대로 할 수 있는 것이 중요하며 그 연습을 목을 세우는 동작에서도 행할 수 있다. 그래서 우선 이완된 상태에서 힘을 넣지 않으면 안 되는 상태로 만들어 간다. 그것이 「놓겠어요」하는 원조나 「억누르기」 원조이다. 트레이너는 보조하고 있는 자신의 손으로 트레이니가 잘 힘을 넣고 있는가 어떤가를 느끼지 않으면 안 된다. 잘 힘을 넣고 있지 않는데도 보조의 손을 놓아버려서는 덜컥 머리가 떨어지거나 젖혀져 버린다.

원조의 요령은 트레이너가 트레이니의 신체 축을 느끼는 것이다. 머리에서 엉덩이에 걸쳐서 하나의 축으로서 힘이 들어가 있는가 하는 것이다. 이미지로서의 몸의 축은 어떤 뭉쳐진 전체적인 힘이며, 그 힘이 들어가도록 「놓겠어요」 하는 원조나 「억누르기」 원조가 존재한다(그림 39).

3 _ 분절 만들기

앉은 자세에서의 「분절」은 「허리」에 해당한다. 덧붙이자면 무릎으로 서기에서의 「분절」은 가랑이이며 선 자세에서의 「분절」은 가랑이, 무릎, 발목이다. 앉은 자세에서 목에서 엉덩이까지 한 줄기로 힘이 들어가더라도 그 상태로는 쓰러지고 만다. 뒤로 쓰러질 듯하면 허리를 조금 낮춰서 균형을 잡는다. 그러한 동작이 가능한 것이 여기서의 목표가 된다. 막 앉을 수 있게 된 건강한 영유아가 허리를 빈번히 움직이고 있는 것을 곧잘 보게 되는데 그것은 자기훈련을 하고 있는 것이다.

이 허리를 움직이는 과제는 건강 아동이라도 그리 간단하지는 않다. 허리를 움직이고 있다고 생각해도 등이 젖혀지거나 목이 젖혀지거나 한다. 그 동작 방법을 잘 읽어내서 그것을 파악할 수 있는 원조가 필요해 진다. 신경증이나 건강한 사람에서는 움직여 버리는 부위(예를 들면 등)에 살짝 손을 놓는 것만으로 「아, 움직이고 있다」하고 알아차릴 수 있을지도 모르고, 뇌성마비 아동에서와 같이 어떤 식으로 움직여야 좋을지 모르는 경우는 어깨에서 허리로 한 줄기 축을 만들고 허리만이 굽어지는 느낌이 나오도록 어깨로 단단히 억누르는 원조가 필요할지도 모른다.

4 _ 좌우 균형: 좌우 밟기

뇌성마비 아동 중 많은 경우는 척주의 뒤틀림이 있는 측만을 보인다. 이것은 등의 근긴장의 불균형에 의해 발생한다고 여겨진다. 등의 긴장의 불균형이 원인이라면 줄어든 쪽을 펴도록 이완시킴으로 해서 측만이 개선될 것이라 생각하기 쉽지만 이 방법으로는 일단 줄어든 쪽의 근긴장이 이완되더라도 다시 원래대로 돌아가기 쉽다. 겨우 혼자서 앉을 수 있게 된 뇌성마비아동의 측만은 자기 나름대로의 힘을 넣는 방법으로 지면에 신체를 세우고자 한 결과물이라고 생각된다. 자기 나름의 힘을 넣는 방법이 현저하게 나타나고 있는 것이 엉덩이의 밟기이다. 예를 들면 등이 왼쪽(오른쪽)으로 튀어나오고 왼쪽(오른쪽) 어깨가 올라가 있는 아이의 좌우의 엉덩이 아래에 트레이너의 "손"을 두면 왼쪽(오른쪽) 엉덩이가 무겁고 오른쪽(왼쪽) 엉덩이의 "손"은 가볍다고 느낀다. 이것은 오른쪽(왼쪽)에 체중을 실을 수 없다는 것을 보여주고 있다. 즉 왼쪽(오른쪽) 엉덩이에 밖에 신체를 실을 수 없는 결과. 상체가 쓰러지지 않도록 오른쪽(왼쪽)방향으로 쓰러져 균형을 잡은 결과로서 왼쪽(오른쪽) 등이 튀어나온 것이라 생각된다. 그러니 튀어나와 있는 등의 부분의 이완훈련을 하기 보단 앞선 예로 말하자면 체중을 실을 수 없는 오른쪽(왼쪽) 엉덩이에 체중을 싣고 그런 다음 힘을 넣는 훈련을 한다.

정리

앉은 자세는 긴장도 이완도 아닌 명상의 자세이며, 중력에 대해 처음으로 엉덩이로 「서는」 자세이기도 하다. 중력과 대면함으로 해서 자신의 신체 축이 명료해지고, 또한 전후좌우상하와 같은 지각인지가 명확해진다. 훈련순서는 무릎으로 서기, 선 자세와 마찬가지로 4가지 스텝으로 이루어지는데 ① 형태 만들기(위임 탈력), ② 주동화(혼을 불어넣기), ③ 분절 만들기, ④ 좌우 균형 잡기이며,

그 방법을 설명했다. 후쿠시마 · 토미나가(1995)는 뇌성마비 아동에 대한 앉은 자세 훈련에서의 근전도와 비디오 분석으로부터 원조의 요인으로서 「기법인자」와 「태도인자」가 있는 것을 지적했다. 기법인자란 훈련순서에서 기술한 1~4의 스텝의 숙련도이며 태도인자란 「아이의 움직임을 기다리고 있는」 등에서 보여지는 공감성이나 의사소통의 요인이다. 기법만을 중시해서 의사소통이 되지 않는 훈련은 뇌성마비 아동의 긴장을 보다 증대시키는 것을 알 수 있었다. 그리고 기법과 태도 모두가 있어서 비로소 좋은 훈련성과를 올린다는 결과가 도출되었다. 아이의 주체적인 마음의 움직임을 파악하는 태도야말로 중요한 것이다.

04 무릎으로 서기와 그 훈련법

무릎으로 서기의 조건

1 _ 무릎으로 선 자세

중력과 바닥 면에 대한 신체부위의 상대적인 위치관계를 자위(姿位), 중력과 바닥 면에 대한 동작이 신체에 나타나는 역동적인 형상 내지는 형태를 자세라고 해서 구별하면 무릎으로 서기 자세는 무릎을 바닥 면에 붙이고 대퇴에 체간을 올린 자위이다. 이 무릎으로 서기에는 양 무릎으로 서기와 한쪽 무릎으로 서기가 있다. 전자는 양 무릎을 바닥에 붙이는데 반해 후자는 한쪽 무릎만 바닥에 붙이고 한쪽 하퇴는 세워서 앞으로 내민다. 이 본서에서는 양 무릎으로 서기를 무릎으로 서기라고 하고, 한쪽 무릎으로 서기는 한쪽 무릎으로 서기라고 표기하겠다.

무릎으로 서기는 양 무릎을 꺾고 바닥에 대퇴를 세워서 체간을 세울 수 있는 것이 최소한의 요건이 된다. 그리고 무릎으로 서기 자세를 취할 수 없는 사람에게 보조를 해주면서 무릎으로 서기 자위를 취하게 할 때에는 머리에서 무릎까지를 중력에 대해 선 상태로 지탱할 수 있을 만큼의 내성이 근골격계에 있는가 없는가, 또한 체간부의 뒤틀림이나 꼬임, 허리나 고관절의 긴장의 정도, 고관절 탈구의 유무 등에 대해 누운 자세나 앉은 자세 등에서 파악해 둘 필요가 있다.

그런데 뇌성마비 아동이 취하는 무릎으로 서기 자세에서는 턱 내밀기 · 배 내밀기 · 엉덩이 내밀기 등의 특징을 자주 볼 수 있다. 이 자세특징은 목이나 허리의 젖힘이나 어깨나 고관절의 굽힘 긴장에 기인하고 있으며, 뇌성마비 아동뿐만 아니라 다른 장애아의 무릎으로 서기 자세에서도 볼 수 있다. 그러나 이러한 무릎으로 서기는 부득이 하게 자세변환을 하게 되면 반굴 상호 긴장 밸런스가 무너져서 순식간에 중력에 의해 뭉개지고 만다. 겨우 자세를 유지하는 것만으로도 벅찬 무릎으로 서기에서는 중력에 다양하게 대응하는 것은 불가능하다.

안정된 무릎으로 서기 자세가 되기 위해 요구되는 조건은 외력 등의 방해요인에도 자위의 유지가 가능하고 또한 무너진 자세를 복원하는 중력대응 동작, 즉 수직계 동작이 가능한 것이다.

이와 같은 무릎으로 서기는 중력에 따라(수직으로) 곧은 몸 축에 불필요한 긴장을 뺀 체간이 실려서 바닥을 양 하퇴와 양 발등으로 가볍게 누르면서 양 무릎으로 단단히 밟아 자세를 지탱한다. 체간과 대퇴, 그것을 연결하는 고관절과의 사이에는 언제라도 중력에 유연하게 대응할 수 있는 역동적인 관계가 성립되어 있다. 이와 같은 무릎으로 서기를 획득시키는 기본적인 훈련 순서는 아래와 같다.

2 _ 무릎으로 서기 순서

무릎으로 서기의 자위(姿位) 만들기

무릎으로 서기 자위를 만드는 법은 먼저, 양 슬두를 모아서 양 대퇴를 가볍게 붙여 양 하퇴와 양 발등을 평행으로 해서 목에서 무릎까지를 보조의 지지에 맡겨 (위임) 탈력시켜 곧게 만든다. 그대로 목과 허리에 젖힘, 어깨와 고관절에 굽힘이 나오지 않도록 주의하면서 바닥에 수직으로 세운다. 목에서 무릎까지의 부당한 긴장은 앉은 자세 등의 훈련에서 미리 처리되어 있지만 무릎으로 서기 자세는 앉은 자세보다 중심이 높고 게다가 세운 대퇴에 체간을 올린다는 조건이 더해지기 때문에 새롭게 긴장이 출현하는 경우가 많다. 이 긴장은 이완훈련으로 처리하는 경우도 있지만 대퇴에 체간을 수직으로 정확하게 올림으로 해서 대부분 해소된다.

허리의 젖힘과 고관절의 굽힘이 어찌하더라도 계속 출현하는 경우는 그 상태가 강한 긴장에 의한 것이 아니라면 체간을 수직인 채로 고관절을 꺾어 허리가 젖혀지지 않도록 꼬리뼈의 윗변을 무릎 방향으로 누르면서 고관절을 곧게 되기까지 편 다음 되돌린다. 그러나 고관절에 강한 굴긴장이 있을 때에는 체간을 단단히 지지하고 두부방향으로 당기듯이 하면서 목에서 무릎까지를 기울게 한다. 그것과 동시진행으로 하복부를 전방으로 내밀 듯이 꼬리뼈의 윗변을 무릎 방향으로 눌러, 골반을 회전시켜 허리를 안정시키면서 고관절을 펴간다. 이때 엉덩이를 충분히 밀어 넣을 수 있을 정도로 고관절을 완전히 펴는 것이 좋다.

허리와 고관절이 곧게 펴지면 위임 탈력 상태인 몸을 단단히 지지해서 수직으로 만든다. 몸을 세워가는 과정에서 허리가 젖혀지거나 가랑이가 굽거나 하면 처음으로 되돌아간다. 이와 같이 위임 탈력으로 수직인 무릎으로 서기 자위를 만든다.

수직으로의 입력

수직 무릎으로 서기가 가능해지면 그 자세를 유지하는 훈련에 들어간다. 수직 자세를 지지하면서 「좋아요, 좋습니다」하고 말을 걸고, 목과 어깨와 고관절이 굽거나, 등이나 허리가 젖혀지지 않도록 서서히 보조를 약화시켜 간다. 수직 힘이 들어가게 되면 지지 보조가 가벼워지기 때문에 그것을 잘 살피면서 상부의 지지부터 순차적으로 풀어가는데, 그 과정 중 어느 하나라도 젖힘이나 굽힘이 발생하면 수직 무릎으로 서기로 되돌아가서 처음부터 반복한다.

이 순서로 수직으로 힘이 들어가지 않는 경우는 체간을 수직으로 유지하면서 고관절을 타동적으로 꺾어, 꺾인 위치에서 주동적으로 고관절을 수직으로 되돌릴 수 있도록 만들어 간다. 처음에는 고관절을 꺾는 폭을 좁게 하고, 수직 방향으로 힘이 들어가게 되면 점차로 넓혀 간다. 이 훈련에서는 자세를 유지하는 수직 방향의 입력을 촉진하기 위해 지지 보조를 약화시키거나 보조의 방향이나 강약을 바꿔서 수직 감각을 파악시키는 등, 수직 체험이나 동작감을 명료하게 하는 고안이 필요하다. 이렇게 해서 목에서 무릎까지가 수직 상태인 무릎으로 서기 자세를 만들어 간다.

분절 만들기에서 수직으로의 복원

목에서 무릎까지 수직인 무릎으로 서기 자세가 가능해지면 다음은 고관절을 분절로 삼아 수직으로 복원하는 동작을 확립시켜가는 과정이다. 그것을 위해서는 체간을 수직으로 한 채로 주동적으로 고관절을 꺾는 것, 그리고 본래의 자세로 되돌리는 것이 훈련과제가 된다. 고관절이 꺾이기 힘든 경우 무릎 모아 앉기를 시키듯이 타동적으로 고관절을 완전히 꺾고, 또 체간이 대퇴에 완전히 접할 때까지 이완시킨다. 주동적으로 고관절을 꺾을 수 있게 되면 엉덩이가 내려가지 않도록 아래에서 지지하고, 처음에는 고관절을 꺾는 폭을 적게 하고 점차로 꺾는 폭을 크게 하면서 주동적으로 수직 자세로 되돌리도록 만들어 간다.

이 훈련의 과정에서는 양 무릎이나 양 다리가 떨어져서 벌어지거나 가랑이를 꺾지 못하고 허리가 꺾이거나 체간이 전후로 기울거나 하지 않도록 단단히 보조하는 것이 중요하다. 그리고 꺾는 폭을 다양하게 변화시켜도 고관절을 유일한 분절로서 수직으로의 복원을 유연하게 할 수 있는 무릎으로 서기를 만들어 나가게 된다.

유연한 수직 대응

고관절을 주동적으로 유연하게 꺾을 수 있게 되면 체간을 수직으로 유지해서 전후좌우의 균형을 잡을 수 있고 자세에 영향을 줄 수 있는 외력에도 견디며, 설령 자세가 무너지더라도 본래대로 복원할 수 있는 수직 대응이 가능한 무릎으로 서기 만들기를 목표로 한다. 곧은 무릎으로 만들기 자위를 타동보조로 좌우 중 어느 한 방향으로 기울게 해서 그 위치에서 보조를 약하게 해서 무릎의 밟기와 대퇴의 버티기 훈련을 행한다. 수직 자세로는 처음 몇 번은 타동적으로 돌리고 밟기와 버티기나 나오기 시작하면 주동적으로 되돌리도록 만들어 간다.

수직까지 주동적으로 돌아가는 것이 가능해지면 다음은 주동적으로 기울이는 훈련으로 옮겨간다. 이것도 경사량은 아주 적은 것에서부터 시작해서 서서히 크게 만들면서 수직과 경사의 일련의 왕복동작을 주동적으로 가능하게 만든다. 전후 균형잡기 훈련도 마찬가지로 진행하는데, 이 균형 훈련에서는 양 무릎 사이가 크게 떨어지거나 또는 양 하퇴나 양 발끝이 八자 모양으로 벌어지거나 하지 않도록 주의한다. 전후좌우의 균형잡기가 가능하게 되면 대각선 전후 등 여러 방향에서의 균형 훈련을 행한다.

수직 균형잡기가 충분히 가능하게 되면 양 무릎 사이를 떨어뜨려 수직 체간을 좌우 둘 중 한 쪽의 대퇴에 주동적으로 평행 이동시켜 올리는 것이 다음 과제가 된다. 이 훈련에서 밟기 · 버티기 · 다양한 균형잡기를 확실하게 할 수 있게 되면 무너진 자세에서 안정된 무릎으로 서기로 되돌아가는 동작을 숙달시킨다.

무릎으로 서기로 변하는 삶

1 _ 무릎으로 서기의 의의

무릎으로 서기는 한쪽 무릎으로 서기와 함께 무릎 모아 앉기 에서 선 자세로 이행함에 있어서 취해지는 중간적인 자위이다. 그런데 일본의 일상생활에 있어서의 앉은 자세는 책상다리 앉기나 옆으로 앉기가 많아지고 예전만큼 무릎 모아 앉기를 취하는 일은 적어졌다. 따라서 앉은 자세에서 선 자세로 이행하기 위한 일어서기 과정에서는 네발 기기나 높은 기기, 또는 웅크리고 앉기 등의 자세를 거치는 것이 일반적이다. 무릎으로 서기 자세를 취할 기회는 종교상이나 예의상, 혹은 특정한 직업이나 무언가의 표현을 할 때 등의 특수한 목적이나 상황 이외에는 그다지 없다. 또한 사람의 발달과정에 있어서도 무릎으로 서기 자세는 붙잡고 서기 시기의 일시적으로 보이는 과정으로 네발 기기 등과 같이 중요시되는 자세는 아닌 듯하다.

이와 같이 사람에 있어서 반드시 필요하지는 않다고 여겨지는 무릎으로 서기가 동작법에서는 중요한 훈련과제의 자위로서 여겨진다. 그 이유는 동작법이 뇌성마비 아동이 주가 되는 지체부자유 아동의 동작훈련으로부터 발전해온 것이기 때문이다. 그들은 지체의 운동기능에 장애가 있고, 그들의 자세는 몸의 꼬임이나 굴만곡(屈彎曲) 등으로 뒤틀려 있는 경우가 많다. 나루세(1973)는 뇌성마비 아동들의 이와 같은 신체적인 특징이 부당한 근긴장에 기인하며, 그 긴장을 의도대로 제어할 수 없는 동작부자유의 결과라고 해서, 그들의 지체부자유를 개선하기 위한 동작훈련을 개발했다. 그리고 무릎으로 서기를 보행이라는 기본동작을 획득하는 과정에서의 하위 동작 중의 하나로서 설정했다.

무릎으로 서기는 애당초 선 자세를 위한 자세평가나 허리의 이완 등의 훈련 자위로서 여겨졌으나 훈련대상 아동의 장애 상태가 점차로 중도화됨에 따라 그들의 발달자세로서 의미가 있는 것으로 여겨지게 되었다. 그리고 무릎으로 서기 훈련은 선 자세나 보행을 획득시키는 것뿐만 아니라 무릎으로 서기 자세 그 자체의 획득을 목적으로 행해지게 되었다. 동작 훈련법은 이러한 발전경위를 통해 훈련 기법이 지체부자유 이외의 장애의 개선 등에 적용되게 되어 그것과 병행해서 수직계열 동작훈련(수직계열 훈련)법으로 발전하게 되는 등, 임상동작법으로서 발전한다.

수직계열 훈련에서는 지구라고 하는 사차원 세계에 몸을 수직으로 위치시키는 체험과 수직계열 동작의 획득을 목표로 하는데, 무릎으로 서기가 앉은 자세・선 자세・보행과 함께 훈련과제가 되었다. 무릎으로 서기의 주요 동작부위는 체간과 대퇴를 협동시키는 허리나 고관절이며, 허리 주변의 수직계열 동작의 획득이나 숙달을 도모하기 위해 앉은 자세 훈련과 선 자세 훈련의 중간적인 훈련자세로서 활동되고 있다. 그러나 무릎으로 서기는 신체를 사차원 공간에 위치시키는 동작 자세로서 무릎이나 발까지를 제어 대상으로 삼는 선 자세 정도까지는 아니더라도 앉은 자세보다는 중심이 높아서 자체 조작은 고차원적인 것이 된다. 따라서 수직계열 훈련에 있어서의 무릎으로 서기에 요구되는 것은 단지 무릎으로 서기나 보행 등의 자세 획득이나 안정화를 도모하는 수직계열 동작의 획득만이 아니라 머리에서 무릎까지의 수직 체험에 의해 지구환경에 대한 적절하고 역동적인 자체 조작을 제어하는 자기활동의 확립을 도모하는 것이다.

예를 들면 무릎으로 서기 훈련은 앉은 자세에서의 수직계열 동작이 불충분한 사람에게 있어서는 앉은 자세에서는 얻을 수 없는 수직 체험을 하게 되는 것이며, 그가 보다 중심이 높은 자세를 획득해 나가는 과정에서의 중요한 훈련이 되기도 한다. 또한 병상생활, 혹은 앉은 자세를 취할 수 없는 사람의 무릎으로 서기 훈련은 보조를 받는다고는 하여도 무릎으로 서기라고 하는 상황에 놓임으로 해서 지금까지와는 전혀 다른 수직 체험을 하게 된다. 더 나아가 선 자세나 보행이 가능하더라도 허리 주변의 긴장 때문에 자세나 동작이 안정되지 않는 사람에게 있어서는 이러한 것들의 개선을 도모하기 위한 허리나 가랑이의 훈련을 선 자세보다도 중심이 낮은 훈련자세로서 안정된 무릎으로 서기에서 행할 수 있게 된다. 그런 뜻에서 무릎으로 서기 훈련의 의미에 대해 사례를 통해 검토하고자 한다.

2 _ 사례 1

이것은 A양의 수직계열 동작훈련의 맹아기에 실시된 심리 재활훈련 1주간 캠프의 사례이다. 그녀는 자폐적인 14세의 뇌성마비 아동으로 과거에 같은 1주간 캠프를 2회 경험하였다.

A양의 캠프 직전의 상태는 다음과 같았다. 강한 신생아성 근긴장이 전신에 잔존해 있고 전형적인 G패턴을 보이고 있었다. 특히 고관절의 긴장이 강하고 무릎 모아 앉는 자세는 어떻게는 취할 수 있지만 책상다리 앉기는 불가능하다. 또한 허리 · 고관절 · 무릎 · 발목의 좌우불균형적인 강한 만성 긴장 때문에 무릎으로 서기 · 선 자세 · 보행 중 어느 것도 짧은 시간의 자세유지는 가능하지만 금세 등부터 무너지듯이 후방으로 쓰러지고 만다. 집단에는 참가하지 않고 혼자서 「읍빠 -」하는 난해한 소리를 다발하고 사람이 접근하면 배타적인 언동을 취한다.

극도의 긴장상태로 캠프에 참가한 A양은 진단상담도 하기 어려웠고 초회 훈련은 일단 그녀가 잘한다고 주장하는 무릎으로 서기부터 시작되었다. 그러나 훈련자세조차 취할 수 없어서 첫날은 그대로 끝나 버렸다. 그날 밤은 긴장에 의한 전신 떨림으로 그녀는 잠을 잘 수 없었다. 다음날은 훈련거부 태도를 보였으나 앉은 자세에서의 체간이나 허리 · 가랑이 이완훈련에 착수한다. 각 부위가 점차로 이완되어 책상다리 앉기를 혼자서 취할 수 있게 되고, 무릎으로 서기의 허리 안정 훈련도 어떻게든 가능해지기 시작했다. 종합지도에서 「그녀는 무릎으로 서기를 곧게 취할 수 있게 되면 세상이 보이기 시작할 겁니다」하는 슈퍼비전을 얻었다. 이 날도 A양은 그다지 수면을 취하지 못했다.

3일째 중반쯤이 되어서 겨우 타동적으로 허리를 안정시킬 수 있게 되었지만 힘을 넣는 것이 아직 불가능하기에 허리를 움직일 수는 없다. 그래서 무릎으로 서기에서의 허리가 처지는 것을 방지하는 것과 그 위치에서의 일어서기 훈련을 행하기로 했다. 그러자 허리에 수직 방향으로 힘이 들어가기 시작하고 고관절을 펴서 무릎으로 서기 자세의 유지를 하기 시작했다. 얼마지 않아 거의 직선으로 무릎으로 서기를 취할 수 있게 되었다.

이즈음부터 A양의 훈련태도가 급변한다. 훈련거부적인 언동은 적어지고 적극적으로 훈련에 참여하게 되었다. 표정도 풀리고 밝아졌으며 빈번하게 발성하던 난해한 소리도 없어진다. 그리고 이 훈련 섹션 종료직후부터 혼자서 화장실에 가기 시작하거나 지금까지 제대로 신을 수 없었던 슬리퍼를 신고 걷는 등 지금까지의 일상생활에서는 없었던 행동을 볼 수 있게 되었다. 또한 배타적이던 다른 트레이니에 대해 적극적으로 대화를 하는 등 우호적인 관계를 취하기 시작했다. A양은 이 날을 경계로 수면을 취할 수 있게 되었고 선 자세나 보행 자세도 상당한 개선을 보이고 캠프를 종료했다.

3 _ 사례2

이것은 뇌성마비 B양 16세의 동작훈련 월례회에 있은 사례이다. 그녀는 6년 동안의 동작훈련 이력과 4회의 심리 재활훈련 1주간 캠프를 경험했다. 그녀는 혼자서 앉은 자세 · 무릎으로 서기 · 선 자세를 취할 수 있지만 왼쪽 고관절의 굽힘과 오른쪽 허리의 젖힘이 강해 무릎으로 서기는 외부로부터의 약간의 흔들림에도 무너져 버리며, 선 자세는 짧은 시간 동안만 유지할 수 있었다. 또한 앉은 자세·무릎으로 서기·선 자세의 모든 자세에서 양 어깨를 내굴(內屈)하고 오른쪽 상지의 팔꿈치와 손목을 굽히는 수반긴장의 미묘한 균형을 유지하고 있으며 이 긴장을 이완시키면 허리에 힘이 빠지듯이 무너지고 만다. 이 수반긴장은 보행시에는 오른쪽 상지의 격한 떨림이 되어 나타나며 보행 동작을 저지하는 요인이 되고 있었다.

지금까지 이 부당한 긴장은 누운 자세나 앉은 자세에서의 이완훈련으로 처리되어 왔지만 일시적인 효과는 있었으나 무릎으로 서기나 선 자세를 취하면 다시 같은 패턴인 긴장이 출현해 버리는 상태에 있었다. 그래서 나루세(1988a)가 지적하는 「수반긴장(운동)에 대한 대처보다도 정동작(正動作: 주동작)에 대한 대책」이 필요하다는 생각을 바탕으로 무릎으로 서기에서 목부터 가랑이까지를 수직으로 만들기, 무릎으로의 밟기를 확실하게 하기, 허리와 가랑이의 유연한 수직 동작을 숙달시키기 등과 같은 기본 순서에 철저하게 근거하여 훈련했다.

타동보조를 하면서 수직 자세를 만들고 수직으로 힘을 넣게 만들고자 하지만, 어찌해도 허리를 젖히게 되고 오른쪽 상지에 힘을 넣고 만다. 그래서 고관절을 꺾어 가랑이를 뻗으면서 허리를 안정시키는 훈련을 반복해서 행하자 허리와 가랑이에 수직 방향의 힘이 들어가게 되었으며 허리도 그다지 젖혀지지 않게 되었다. 잠차 고관절의 꺾는 폭을 넓혀 좌우나 대각선 후방으로도 수직 무릎으로 서기 자세로 돌아가는 훈련을 진행했다. 그 결과 오른쪽 상지의 수반긴장이 거의 없어지고 혼자서 거의 수직인 무릎으로 서기를 취할 수 있게 되었으며 조금씩 무너진 자세에서 본래의 무릎으로 서기로 되돌리는 것도 가능하게 되었다. 선 자세도 안정되어 가벼운 보조는 요하지만 보행도 부드럽게 행하게 되었다. 동작의 개선과 함께 표정도 밝아져서 일상생활에 적극성이 나오기 시작했다.

4 _ 사례 3

다음은 서거나 달리기는 물론 미세성을 필요로 하는 동작이나 행동도 가능하지만 자폐적인 경향을 강하게 보이는 아이의 사례이다. 그런데 이와 같은 아이들의 자세에서는 어깨를 둥글게 하고 턱을 내밀고 허리를 젖히거나, 대퇴를 내선시켜 X자형 다리모양을 하고 있거나, 발목을 외반시키거나, 체간을 S자형 측만으로 만들고 있는 등의 공통성을 자주 볼 수 있다. 특히 무릎으로 서기는 뇌성마비 아동의 자세특징과 유사한 경우가 많다. 동작의 특징으로서는 다리에 체중을 실어 지면을 밟고 버티는 것이나 한쪽 무릎으로 서기나 천천히 걷는 것 등의 좌우비대칭 동작을 찬찬히 행하는 것 등이 의외로 어렵다. 또한 필요로 하는 허리의 동작을 등의 움직임으로 대신하거나 허리를 좌우로 회전시켜서 교대로 다리를 내밀듯이 해서 걷는 등, 허리 주위가 그다지 분리되지 않은 듯한 움직임도 관찰된다.

그들의 이와 같은 동작의 어설픔이나 불완전함은 지체부자유라고 하는 범주에서는 벗어난다고는 해도 동작부자유라고 이해 가능하다. 이러한 그들에게 동작법이 적용되는데, 임상적으로는 동작의 개선보다도 정동(情動)이나 행동의 개선이 주목된다.

C군은 강도(强度)인 자폐성을 보이는 13세 학생이었다. 그에게는 일상생활에 지장을 초래하는 운동부자유는 전혀 없었지만 전술한 자세나 동작의 특징을 지니고 있었다. 보행 모습은 허리를 회전시켜서 발바닥 전체를 바닥에 붙여서 타박타박 걷는 어설픈 것이었다. 발 붙여 앉기와 한쪽 무릎으로 서기 자세를 취하지 못하고 무릎으로 서기는 매우 불안정했다. 표출언어는 유아기 이후에는 난해한 고함소리 이외에는 전혀 존재하지 않고 언어지시에도 거의 반응을 보이지 않는다. 모든 행동에 자기 중심적이고 상대를 무시하는 듯한 양상이 보이며 또한 몇몇 상동행동이나 신경질적인 행동도 보였다. 이와 같은 C군에 대

해 자세와 행동의 개선을 목표로 주 1회 40분간으로 1년간 21섹션의 동작훈련을 행했다. 훈련경과는 아래와 같다.

훈련과제의 추이와 C군의 행동변화에 따라 훈련섹션은 크게 두 시기로 나눠졌다. 그 1기가 이완훈련 중심으로, 훈련과제의 수용과 관계형성이 이루어진 시기이다. 초회 섹션은 누운 자세에서의 팔동작 과제와 체간 뒤틀기로 시작했다. 훈련체제가 맨투맨이었기 때문인지 누운 자세를 취하는 것에 관한 지시는 의외로 순순히 받아들였으나 막상 훈련에 들어가자 저항 · 거부 · 도망을 보여서 과제를 잘 수행할 수 없었다. 그래서 다음 회에는 몸의 밀착도나 구속성이 높은 책상다리 앉은 자세에서 체간의 뒤틀기나 젖히기에 있어서의 위임 탈력훈련부터 시작했다. 이 탈력 과제로 의사소통이 가능하게 되어서 누운 자세에서의 팔동작이나 체간 뒤틀기 훈련도 가능하게 되었다. 이와 같은 훈련이 그 이후의 섹션에서 얼마간 계속되었다. 과제의 수용 상황은 난해한 고성을 다발하며 도망치려고 하거나 신경질적인 행동을 일으켜서 거부하는 등 날마다 다양했다.

누운 자세나 앉은 자세에서의 이완훈련은 서서히 진척되어, 9섹션 경이 되자 이완과제에 대해서는 거의 정확하게 대응할 수 있게 되었고 책상다리 앉기의 수직계열 훈련도 시도할 수 있게 되었다. 훈련 중의 거부나 도망도 거의 안 보이게 되었고 의사소통을 잘 취할 수 있게 되어서, 언어 지시에도 대응하게 되었다. 그러나 이 시점에서는 C군으로부터의 의사소통 행동은 없었으며 훈련장면에서 볼 수 있게 된 행동적인 변화도 일상생활에서는 보이지 않는다.

이러한 훈련경과 속에서 수직계열 훈련기 즉 2기로 들어간다. 훈련자위는 앉은 자세나 선 자세에 비해 안정성이 결여되는 무릎으로 서기를 선택해서 대퇴에서의 버티기와 무릎으로의 밟기, 허리의 수직 입력에서 수직 자세 만들기를 훈련과제로 삼았다. 훈련순서는 2)와 마찬가지이다. 고관절을 꺾는 것이 불가능하기 때문에 타동적으로 꺾으면 대퇴에서 자세를 지탱하지 못하고 주저 앉아 버리며, 그 이상의 훈련을 진행하는 것에 대한 격한 저항을 보이기 때문에 훈련이 불가능하게 된 경우도 있었다.

15섹션 무렵부터 허리에 수직 방향의 힘이 들어가게 되고 무릎으로 서기나 선 자세, 또는 보행 모습도 개선되기 시작했다. 그런데 이즈음부터 훈련시간 중에 「C군」하고 이름을 부르자 어렴풋한 발음이지만 「예」로 들리는 대답을 하기 시작했던 것이다. 언어표출은 훈련효과의 평가과제로서, 초회 때부터 훈련 전후의 인사 활동 속에 포함되어 있었다. 인사행동은 조기에 취할 수 있게 되었지만 호명에 대한 대답이나 「부탁드립니다」, 「고맙습니다」 등의 말로 응답하는 과제에는 전혀 라고 해도 좋을 정도로 마음을 보이고자 하지 않았다. 그러나 「너의 이름은?」, 「배가 고플 때엔?」, 신체의 부위를 가리키며 「여기는?」하는 등의 간단한 물음에 대해 우물쭈물하면서 대답하는 동작을 취하기 시작하고, 입 모양을 흉내 내면서 「K・B」, 「밥」, 「눈, 코, …」 등과 같이 지금까지 들을 수 없었던 "그럴 듯한" 말을 써서 대답하게 되었다.

이후 지시를 착실히 따르게 되고 간단한 말로 의사소통이 성립하게 되었다. 학교생활의 측면에서는 차분함이 나오기 시작해서 신경질적인 행동은 거의 보이지 않으며 이해하기 곤란한 고함이나 상동행동 등도 눈에 띄지 않게 되었다.

5 _ 정리

이상의 사례에서 공통되는 것은 무릎으로 서기 훈련에 의해 요부의 부당한 긴장이 처리되어 목에서 무릎까지에 걸쳐 수직방향으로 힘이 들어가게 되어, 무릎으로 서기 자세와 동작이 개선되어 선 자세나 보행도 보다 안정화된 것이다. 그리고 무릎으로 서기라고 하는 비일상적인 자위에서의 수직 체험과 병행해서 A양이나 B양, C군의 행동에 바람직한 변화가 보인 것이다.

A양이나 C군은 이완훈련으로 과제에 따라 몸을 조작하기 쉬워지고 타자나

타자가 지시하는 과제를 수용하게 되었다. A양이나 C군에게 있어서 이완훈련은 자신의 몸을 의도대도 조작하거나 타자나 과제를 수용하거나 할 수 있는 자기 형성을 촉진시키는 것으로 기능했다고 생각된다.

무릎으로 서기 훈련에서는 수직 체험과 수직계열 동작의 획득 과정에서 A양은 훈련관계나 생활행동에 급격한 변화를 보이고 C군은 언어에 의한 의사소통 행동이 싹트는 것을 보이기 시작했다. B양도 허리에 수직 힘이 들어가게 되어 오른쪽 상지의 수반긴장이 소실되고 무릎으로 서기뿐만이 아니라 선 자세도 안정되어, 보행동작을 부드럽게 할 수 있게 되었다. 표정이나 행동에게도 바람직한 변화가 보였다.

이러한 3가지 사례에서 보여진 무릎으로 서기 훈련에서의 변화는 자기의 존재방식이나 존재감이 지구라고 하는 사차원 공간에 자신의 몸을 수직으로 위치시키는 경험과 결과를 통해, 명료하게 되었다는 것에 유래하는 것은 아닐까? 즉, 무릎으로 서기의 체험을 중심 삼아 그들이 그때까지 형성해온 자기와 자신의 신체 자기와 과제, 자기와 타자 등의 관계성을 기반으로 자신감과 여유를 지니고 외부세계에 작용을 가하는 새로운 자기활동을 싹트게 한 것은 아닐까 추측된다.

A양과 C군은 무릎으로 서기 훈련으로 타자나 외부세계와의 상호관계를 넓히고 적극적인 자기활동을 전개하는 것이 가능하게 되었다. B양은 수반긴장을 제어하는 자기활동을 성립시켜 동작공간이나 생활체험 세계를 보다 넓히는 자신감을 가지게 되어 그러한 것이 그녀의 표정이나 행동에 밝음이나 능동성으로 나타난 것이라 생각된다.

나루세(1988b, pp.1~8 ; 1992, pp.43~52)는 사람이 지구라고 하는 사차원 세계에 있어서의 생존의 기본 내지 원형은 몸 축을 지면에 수직으로 위치시키는 것이며 그로 인해 자기와 자신의 신체가 물리적 환경이라는 관계 속에서 다양한 동작을 행하면서 그때까지 알지 못했던 다양한 새로운 체험을 쌓아가면서 인식의 개선 혹은 존재의 확인을 하게 되고 자기를 중심으로 한 세계관을 형성해 간다고 여긴다. 이 나루세의 이론은 좀 전의 사례를 설명하고 있다. 무릎으로 서기 훈련의 의미에 대해서도 나루세의 이론으로 이해하는 것이 가능하다.

05 선 자세와 그 훈련법

선 자세는 앉은 자세 · 무릎으로 서기 · 보행과 함께 수직계열 동작훈련법에 있어서의 주요한 훈련과제 중의 하나이다. "선다"고 하는 동작은 삼차원 공간 속에 중력에 대응하면서 머리부터 발끝까지 전신을 수직으로 만든다는 것이다. 따라서 몸을 수직으로 만든다는 것으로 말하자면 몸 전체를 그렇게 조작하는 선 자세는 그 완성이라고도 할 수 있는 동작이다. 또한 선다고 하는 것은 보행이라고 하는 더욱 동적인 동작의 출발점이기도 하다. 제대로 설 수 없으면 어설프고 불안정한 걷기 밖에 할 수 없게 된다. 말하자면 선 자세는 움직임을 시작하기 위한 기본 자세이다. 이와 같이 몸 전체를 수직으로 해서 움직임의 기본을 형성한다는 점에 있어서 선 자세는 수직계열 훈련 중에서도 극히 중요한 위치를 점하고 있다고 할 수 있을 것이다.

설 수 있기 위한 조건

그림 40의 ⓐ는 혼자서 잘 설 수 없는 아이에게 선 자세를 취하게 할 때에

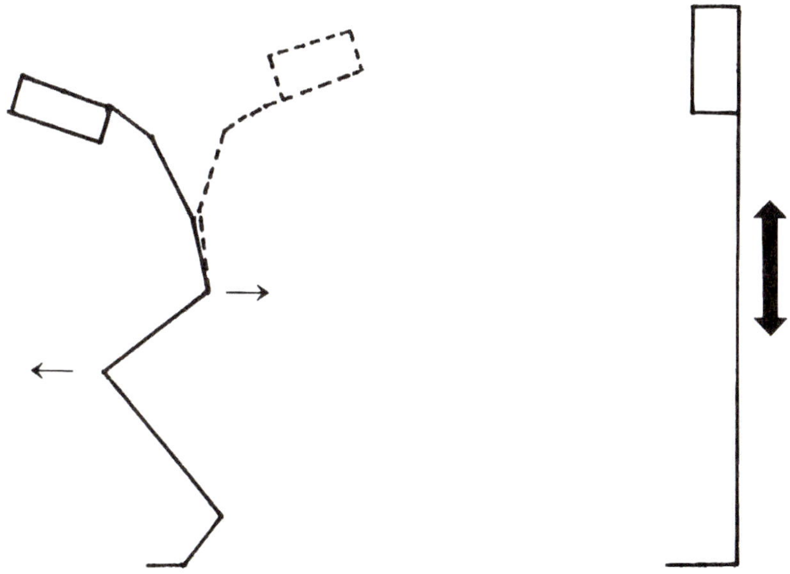

ⓐ 잘 설 수 없는 아이의 경우

ⓑ 곧게 섰을 때

[그림 40] 선 자세와 힘의 입력법

자주 볼 수 있는 자세 패턴을 보인 것이다. 무릎이 굽어지고 허리가 나오고, 상체는 전방으로 굽어지거나 후방으로 젖혀지는 이른바 G패턴 모양 자세가 되어 있다. 이와 같은 자세가 되는 것은 허리나 무릎 등 몸의 각 부분에 →로 표시한 바와 같은 전후방향으로 힘을 넣고 있기 때문에 아니다. G패턴에서 빠져 나오지 못하고 그러한 방법으로 밖에 힘을 넣을 수 없기 때문에 설 수 없는 것이다.

따라서 서기 위해서는 G패턴에서 빠져 나와 몸을 곧게 펼 수 있는 힘을 넣을 수 있도록 되는 것이 필요하다. 즉 전후 등의 옆으로 밖에 넣을 수 없는 힘을 **그림** 40의 ⓑ의 ↕로 표시한 듯이 상하 수직 방향으로의 힘으로 바꾸는 것이다. 이와 같이 옆으로 빠지고 있는 힘을 한데 모아서 수직 힘으로 전환시킬 수 있게 되는 것이 설 수 있기 위한 기본조건이며, 선 자세 훈련이란 아이가 그때까지의 힘을 입력 패턴을 버리고 전신을 수직으로 만드는 새로운 힘의 입력법을 획득하기 위한 훈련이라고 할 수 있다.

선 자세 훈련의 기본적 순서

그럼 선 자세 훈련의 방법에 대해 그 개요를 소개하겠다. 여기서는 아직 잘 설 수 없는 아이의 선 자세 훈련을 통해 이야기를 진행시켜 가지만, 이미 설 수 있더라도 그것이 불안정하거나 자세에 뒤틀림이 보이거나 하는 등의 아이의 경우에도 훈련의 방법은 기본적으로 차이는 없다. 또한 선 자세 훈련의 방법에 대해서는 토쿠나가德永(1988)이나 코가古賀(1991) 등에도 상세하게 기술되어 있으므로 그들 문헌도 참고했으면 한다.

1 _ 선 자세를 취하게 한다.

선 자세 훈련은 우선 선 자세를 취하게 하는 것에서 시작된다. 트레이너는 **그림 41**에서 나타낸 바와 같은 보조로 아이에게 선 자세를 취하게 한다. 그 때 양 다리는 평행으로 모으고 발의 폭은 발과 발 사이의 공간이 조금 벌어지는 정도로 좁게 한다. 이것은 「차렷」자세 때와 같이 양 발꿈치를 붙여서 발끝을 벌린 서기 방법이나 발과 발을 크게 벌린 서기 방법으로는 자신의 발로 단단히 지면을 밟고 선다는 선 자세 훈련에서 가장 중요한 서기 위한 노력을 하는 방법에 대한 감을 잡기 어렵기 때문이다.

트레이너는 한쪽 손으로 아이의 허리가 뒤로 빠지지 않도록 단단히 막고 다른 한쪽 손으로 아이의 상체의 젖힘이나 굽힘을 막는다. 또한 트레이너의 다리로 아이의 무릎이 굽어지지 않도록 발꿈치가 후방으로 어긋나거나 뜨거나 하

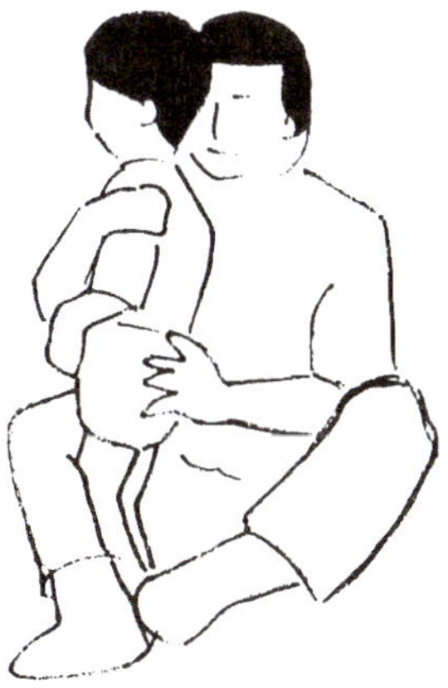

[그림 41] 선 자세 훈련의 기본자세

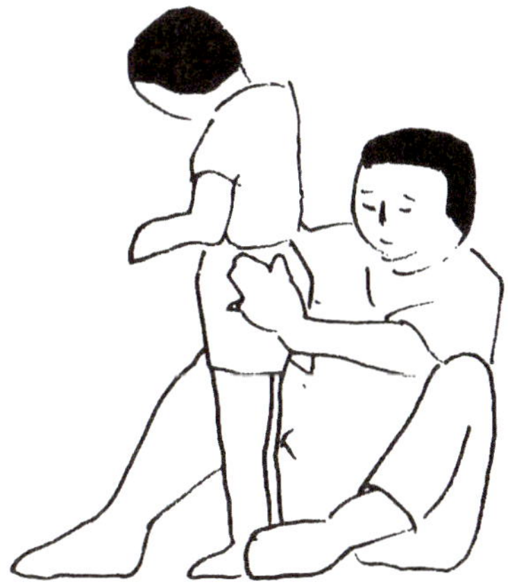

[그림 42] 허리 넣기

지 않도록 무릎과 발꿈치를 막는다. 그리고 발꿈치 - 무릎 - 허리 - 목이 일직선이 되도록 아이를 서게 한다.

이때 허리가 뒤로 빠져 엉덩이가 나온 자세인 채로는 무릎이 충분히 펴지지 않거나 반대로 무릎이 너무 펴져서 반장(反張)이 나오기 쉬워지거나, 또는 상체가 전방으로 굽어지거나 휘기 때문에 허리를 단단히 밀어 넣는 것이 중요하다(**그림 42**). 그렇다고 해서 허리나 무릎을 너무 펴면 상체가 후방으로 젖혀지기 때문에 그러한 과도 블록을 주의하면서 전신이 곧은 수직이 되도록 원조한다.

2 _ 수직방향으로 스스로 힘을 넣게 한다.

트레이너의 보조에 의해 선 자세를 일단 취할 수 있게 되면 다음으로 아이가 스스로 전신에 수직방향으로 힘을 넣어 스스로 선 자세를 유지할 수 있게 만든다. 즉 트레이너의 보조에 의해 어떻게든 선 자세를 취할 수 있게 된 것을 그 보조를 조금씩 줄여가면서 아이가 스스로의 힘으로 혼자서 설 수 있도록

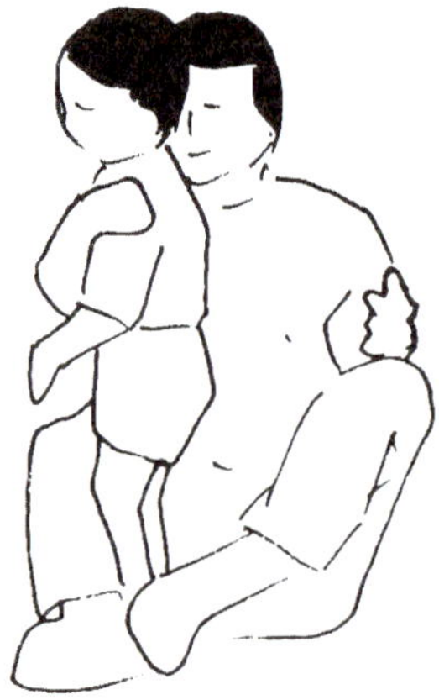

[그림 43] 허리의 원조를 제거한다.

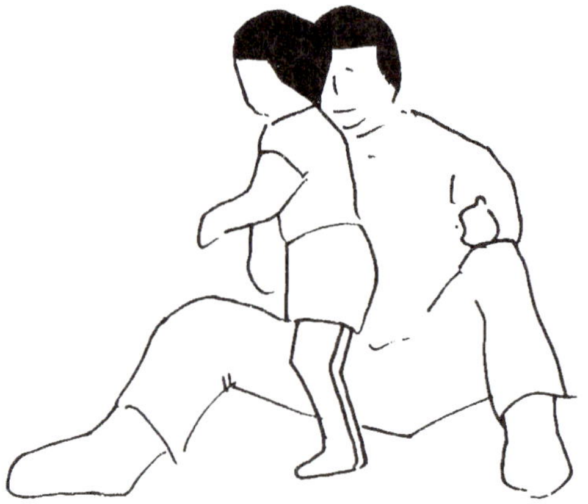

[그림 44] 허리 · 무릎의 원조를 제거한다(혼자서 선다).

하는 것이다.

트레이너는 **그림** 41에서와 같은 식의 보조로 아이를 서게 한 다음 각각의 블록을 약간씩 강하게 하거나 약하게 하거나 해서 아이에게 무릎을 펴고 발끝치로 바닥을 밟고 허리에 힘을 넣어 상체를 곧게 만들도록 촉진시킨다. 그리고 아이가 트레이너의 촉진에 응해서 힘을 넣게 되면(그렇기보다는, 넣어 올 듯한 느낌이 든다고 하는 편이 정확할지도 모르겠다) 허리나 무릎의 블록 보조를 아주 약간만 줄여준다. 그때 보조를 줄이는 것은 가능한 한 재빠르게 행하는 것이 좋다. 천천히 행하면 아이는 모처럼 넣고자 했던 힘을 빼버릴 수도 있고, 또 트레이너에게 몸을 맡기게 되기 쉽기 때문이다.

타이밍 좋게 보조를 잘 제거하면 아이는 스스로 수직방향으로 꾸욱 힘을 넣게 된다. 처음에는 순간적이고 아주 약한 힘에 지나지 않지만 반복해서 행하는 사이에 단단하고 확실한 것이 된다. 그리고 허리에 아이가 힘을 넣어서 상체가 안정되게 되었다면 허리의 보조를 제거하고(**그림** 43) 무릎에도 힘을 넣어 발부터 머리까지 수직이 되는 힘의 입력이 가능하게 된다면 무릎의 보조도 제거해서 혼자서 설 수 있도록 한다(**그림** 44).

3 _ 편하게 안정시켜서 설 수 있게 만든다(분절 만들기).

일단 선 자세에서 수직방향으로 힘을 넣는 것이 가능해져서 혼자서 설 수 있게 되더라도 처음에는 발목이나 무릎 · 허리 · 어깨 등에 과도한 힘이 들어가서 그야말로 무리해서 서있는 것이 보통이다. 그 때문에 그 선 자세는 아직 지극히 자유도가 적은 상당히 불안정한 것에 지나지 않으며 약간 균형을 무너뜨리면 금세 쓰러지고 만다. 그래서 자유도를 증가시켜 편하게 안정되게 설 수 있게 하기 위해 힘을 너무 넣기 쉬운 부분(=분절)에 대해 그곳만을 적절하게 이완시켜서 움직일 수 있게 하는 것이 필요하다. 즉 하나의 막대기에 지나지 않는 선 자세를 몇 개의 "분절"별로 나눠서 사용할 수 있도록 하는 것이다.

가장 자주 볼 수 있는 것은 **그림** 45의 ⓐ와 같이 전신을 곧게 수직으로 만들고 있어도 허리나 무릎, 발목을 능숙히 쓸 수 없고 그러한 부위에 불필요한 힘을 넣어서 과도하게 펴서 서 있는 경우이다. 게 중에는 무릎이 완전히 펴져서 뒤로 젖혀져 버린(=反張) 듯한 아이도 볼 수 있다. 그와 같은 아이의 경우에서

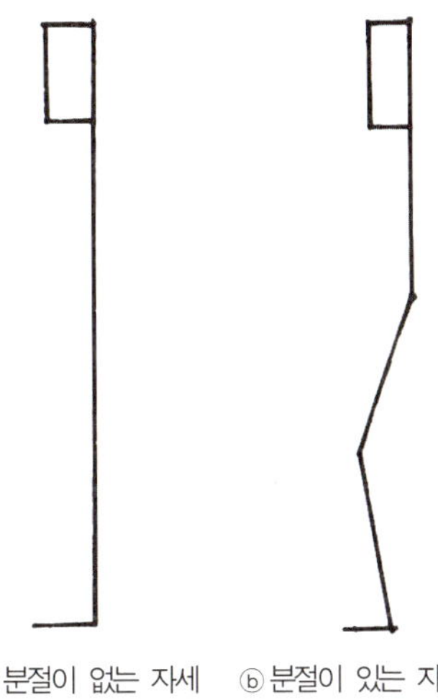

ⓐ 분절이 없는 자세 ⓑ 분절이 있는 자세

[그림 45] 분절 만들기

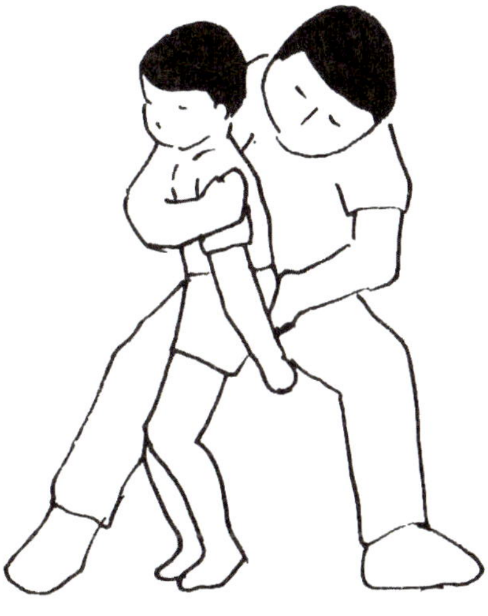

[그림 46] 꺾기 훈련

는 **그림** 45의 ⓐ상태에서 허리를 굽히도록 시켜도 전혀 무릎을 굽힐 수 없거나 약간이라도 무릎을 굽히면 덜컥하고 전부 꺾여서 쓰러져 버리거나 둘 중 하나가 되고 만다.

이와 같은 아이에 대해서는 허리(가랑이)・무릎・발목을 이완시켜서 **그림** 45의 ⓑ와 같이 그들 부위를 적절하게 굽힌 자세를 취할 수 있도록 만드는 것이 필요하다. 그것을 위한 훈련이 꺾기・튀기(*원어 ポキ・ピョン)라고 불리는 것이다.

꺾기 훈련에서는 트레이너는 **그림** 46과 같은 보조로 어깨에서 바닥방향으로 힘을 넣으면서 상체를 곧게 한 채로 무릎을 굽히게 한다. 무릎이 굽어져도 아직 트레이너가 가하고 있는 바닥 방향으로의 힘에 반발해서 무릎을 뻗으려고 하는 긴장이 느껴질 때에는 더욱 바닥방향으로 힘을 가해서 그것에 반발하는 힘이 덜컥하고 없어질 때까지 무릎을 굽히게 한다. 그때가 꺾기 점이라고 불리는 시점이며 여기에 이르면 무릎이 덜컥 꺾여서 전신이 무너져버리므로 쓰러지지 않도록 아이의 몸을 단단히 유지해 주지 않으면 안 된다.

이 꺾기 훈련에서 중요한 것은 허리가 뒤로 빠지거나 젖혀지거나 하지 않고 상체는 곧게 되어 있을 것, 발바닥 전체가 바닥에 붙어 있을 것 게다가 가랑이도 이완되어 꺾여있을 것 등이다. 처음에는 트레이너가 상당히 강한 힘을 가해 주지 않으면 무릎이 굽어지지 않으며, 또한 꺾기 점에 이르면 딱하고 하반신이 꺾이고 마는데 반복하는 사이에 점차로 딱하고 꺾이는 느낌이 경감되어 가볍게 힘을 가하는 것만으로도 아이가 가랑이나 무릎, 발목의 힘을 빼서 무릎을 자연스럽고 편하게 굽히게 된다.

꺾기 점에 도달하면 이번에는 거기서부터 아이에게 무릎을 천천히 펴도록 시킨다. 아이는 어깨나 허리 등에 불필요한 힘을 넣어 한 번에 튀어 오르듯이 무릎을 과도하게 신전시키기 때문에 트레이너는 어깨에서 바닥방향으로 힘을 가하면서 가능한 한 천천히 조금씩 무릎을 펴도록 만든다(**그림** 47). 어느 정도까

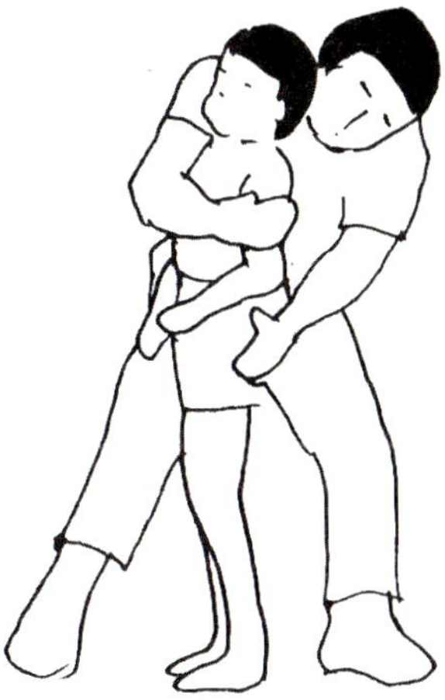

[그림 47] 튀기 훈련

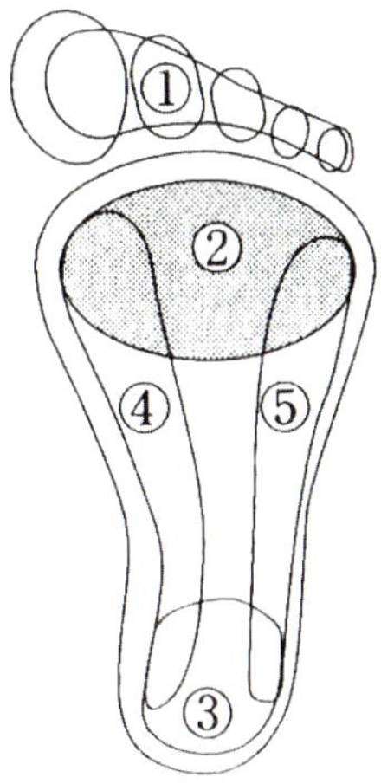

[그림 48] 발의 밟는 위치

지는 천천히 무릎을 펼 수 있게 된 아이라도 어떤 곳에 다다르면 갑자기 깡충 하고 뻗는 경우가 많기 때문에 그러한 지점(튀기 점)에 이르면 보다 확실하게 블록을 해서 무릎이 과도신전을 일으키지 않도록 해 준다. 이것이 튀기 훈련이며 이것도 반복해서 행하는 사이에 깡충 튀어 오르는 듯한 뻗기는 점차로 없어져서 무릎이나 허리에 적절한 힘을 넣어 천천히 편안하게 무릎을 펼 수 있게 된다.

4 _ 단단히 지면을 밟고 서게 한다

허리(가랑이)나 무릎 등을 적절하게 움직여서 편하게 여유 있는 선 자세를 취할 수 있도록 하는 훈련에 이어－그렇다기 보단, 실제로는 그와 같은 훈련과 병행해서 행해지는 경우가 많고 또한 그 편이 효과적이지만－발바닥으로 단단히 바닥을 밟고 서는 훈련을 행한다.

아이가 선 자세를 취하고 있을 때에 발바닥의 어느 부분으로 바닥을 밟고 있는지를 잘 살펴보면 어느 특정 부분만으로 밟고 있는 것을 자주 볼 수 있다.

특히 제대로 된 서기가 불가능한 아이에게서는 그것이 현저하다. 예를 들면 상체가 아직 앞으로 굽은 아이에게서는 **그림** 48의 ①의 발가락에만 힘을 넣어서 서있는 경우가 많다. 반대로 상체가 뒤로 기울어진 느낌의 아이에게서는 ③의 발꿈치만으로 바닥을 밟고 있는 경우가 많다. 또한 다리가 내선(內旋)하고 있는 듯한 아이에서는 ④외선(外旋)하고 있는 듯한 아이에서는 ⑤의 부분만으로 서있는 것을 자주 볼 수 있다.

단단히 바닥을 밟고 설 수 있다고 하는 것은 필요에 응해서 발바닥의 여러 부위로 바닥을 제대로 밟을 수 있다는 것이다. 그래서 특정 부분으로밖에 바닥을 밟을 수 없는 아이에 대해서는 그 이외의 부분으로도 밟을 수 있도록 하지 않으면 안 되는데, 그 때 맨 먼저 ②의 부분으로 밟을 수 있게 하는 것이 중요하다. 그것은 스스로 ①~⑤ 각각의 부위로 밟고 서는 경험을 해보면 잘 알 수 있는데 ②의 부분으로 밟을 때가 바닥을 단단히 밟고 서 있다는 실감을 가장 많이 얻을 수 있기 때문이다.

그렇다고 하여도 이 ②의 부분으로 무턱대고 밟기를 한다는 것은 어렵기 때문에 훈련의 순서로서는 먼저 발바닥의 여러 부분으로 바닥을 밟는 느낌을 체험시키는 것에서부터 시작한다. 예를 들면 선 자세를 취하게 해서 전신을 조금씩만 앞으로 기울게 하여 ①로 밟는 것을 체험시킨다. 또 조금만 뒤로 기울여서 ③으로 밟는 것을 체험시킨다. 이런 식으로 해서 여러 다양한 방향으로 몸을 조금씩 기울여서 여러 곳으로 밟는 감각을 파악시키도록 한다. 물론 ②로 밟는 것도 거기에 포함시키는데, 그 경우 몸을 약간 앞으로 기울여서 무릎을 조금 굽히게 하면 그것을 하기 쉽다. 이러한 것을 통해 이 ②의 부분으로 밟고 서 있을 때가 가장 안정되게 서 있다는 것을 실감시키는 것이다. 그리고

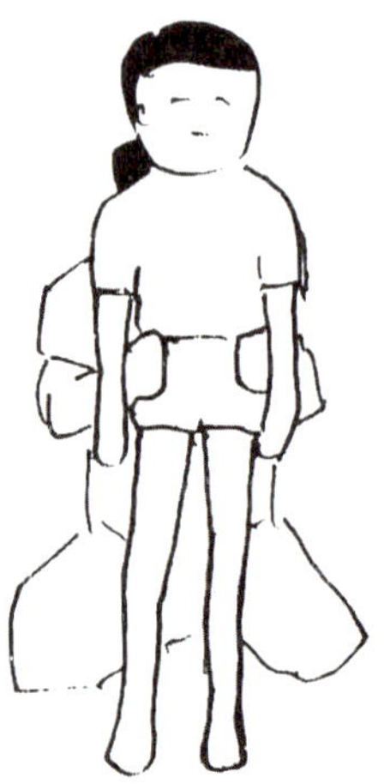

[그림 49] 한쪽 발 밟기

트레이너의 원조를 조금씩 줄여가서 아이가 스스로 ②의 부분으로 바닥을 밟을 수 있게 만들어 간다. 이렇게 해서 ②로 단단히 바닥을 밟을 수 있게 되면 아이의 선 자세는 한층 더 안정되게 된다.

5 _ 중심을 이동시켜서 한쪽 발로도 밟고 설 수 있게 한다.

양 발로 지면을 밟고 설 수 있게 되면 다음으로 한쪽 발로도 단단히 바닥을 밟고 서는 훈련을 행한다. 이 훈련은 선 자세에서의 균형을 잘 잡기 위한 훈련임과 동시에 그 후의 보행을 위한 출발점이 되는 훈련이기도 하다.

트레이너는 **그림** 49와 같이 아이의 양 발을 조금 벌려서 세우고 허리를 들어 중심을 천천히 한쪽 다리로 이동시켜 간다. 중요한 것은 한쪽 다리에 중심을 실어 그곳으로 지면을 밟게 하는 것이다. 중심을 이동시키는 것에만 신경을 쓰다 트레이너가 너무 크게 허리를 이동시키면 몸이 기울어지게 되고, 그러한 상태에서는 한쪽 발로 땅을 밟는 느낌을 파악하기가 어렵게 된다. 그때까지 양 다리에 실려 있던 중심이 이동시킨 쪽의 다리에만 걸리는 것을 느끼게 되면 그 위치에서 멈춰서 한쪽 다리에 중심을 올린 느낌을 맛보도록 하지 않으면 안 된다. 그 때 허리에서 발을 향해서 바닥 방향으로 트레이너가 약간 힘을 가해주면 밟는 느낌이 나오기 쉽다.

이렇게 하여 좌우 어느 쪽 발로도 한쪽 발로 밟고 서는 것을 연습하는데, 대개 중심을 실어서 밟기 쉬운 쪽과 그렇지 않은 쪽으로 나뉘는 것을 볼 수 있다. 중심을 실어서 밟는 것이 어려운 쪽에서는 무릎이 신전하거나 허리가 뒤로 빠지거나 상체가 그 쪽으로 쓰러지는(이 훈련에서는 상체는 곧거나 중심을 싣는 쪽과는 정반대 쪽으로 약간 기울어져 있는 정도가 좋다) 경우가 많다. 그러한 경우가 보이면 무릎을 한 번 더 굽히게 하는 등, 적절한 원조의 방법을 고안해서 가능한 한 잘 못하는 쪽에서도 중심을 싣고 한쪽 발로 밟을 수 있도록 만들어 간다.

선 자세 훈련의 주의 사항

선 자세 훈련 전체를 통해서 트레이너가 주의하지 않으면 안 되는 몇 가지를 들어보겠다.

1 _ 아이를 넘어뜨리지 않는다.

아직 서 본 적이 없는 아이에게 있어서 선 자세를 취한다고 하는 것은 매우 힘든 일이다. 앉은 자세나 무릎으로 서기보다도 많은 부위를 미묘하게 조작하지 않으면 안 되며, 몸 위치도 바닥보다 훨씬 높아진다. 그렇게 때문에 조금이라도 균형을 무너뜨리면 금세 쓰러지고 만다.

이러한 자세의 붕괴는 아이에게 불안감이나 공포심을 유발하기 쉽다. 겨우 어느 정도까지 설 수 있게 되더라도 한번 털썩 넘어져 버리면 공포심이 선행되어 그 이후에는 서는 것에 대해 소극적이 되고 마는 아이도 많다. 또한 그것뿐만이 아니라 넘어짐으로 해서 다치는 일도 있다. 특히 아직 서 본 적이 없는 아이의 경우에는 뼈가 약한 경우가 많아서 골절이나 염좌 등을 일으킬 위험이 있다. 따라서 선 자세 훈련에서는 트레이너는 항상 아이의 급격한 자세 붕괴에도 금방 대처할 수 있도록 안전한 보조의 방법을 생각해서 아이를 넘어뜨리지 않도록 주의하는 것이 중요하다.

2 _ 부분에 집착하지 않고 전체를 본다.

예를 들면 선 자세에서 무릎이 굽어진 채로 좀처럼 펼 수 없는 아이에 대해 무릎을 밀어 넣어 펴는 것만을 신경 쓰고 있으면 허리의 블록이 소홀해져서 설령 무릎을 펴더라도 허리는 뒤로 빠진 상태가 되는 경우가 있다. 이와 같이 어느 한 부분에만 눈을 빼앗기면 선 자세 전체의 상을 보지 못하게 되는 경향이 있다.

무릎이 펴지지 않는다는 것은 그 부위만의 문제가 아니라 허리나 발목 등의 부위와의 관련 속에서 전체적으로 파악해 가지 않으면 안 된다. 즉 아이가 떠안고 있는 문제를 국부적으로 처리하는 것이 아니라 전신을 수직으로 한다는 커다란 틀 속에서 유기적으로 관련 지어 대처해 가는 것이 중요하다는 것이다.

특히 서기 위해서는 머리에서 발끝까지 전신의 각 부위를 능숙하게 조작하는 것이 필요하다. 그 때문에 앉은 자세나 무릎으로 서기와 비교해도 트레이너가 신경을 쓰지 않으면 안 되는 부위가 상당히 많아진다. 물론 하나하나의 부위에 세심하게 주의를 기울이는 것도 중요하지만 그것보다도 그러한 부분 부분의 문제를 선 자세라고 하는 자세 전체의 역동성 속에서 파악하는 견해가 트레이너에게 보다 요구된다고 할 수 있다.

3 _ 형태(결과)만을 보지 않는다.

선 자세 훈련은 단순히 결과적으로 그 자세를 취할 수 있게 되면 된다는 것이 아니다. 여기서 중요한 것은 서기 위해서는 어떠한 노력을 하면 좋은가 하는 것을 아이 자신이 파악할 수 있게 하는 것이다. 그것을 위해서는 트레이너가 일방적으로 선 자세를 취하게 하는 것이 아니라 선 자세 속에서 트레이너의 작용에 아이가 응하고 그것에 대해 또 트레이너가 응해 가는 의사소통을 통해 아이가 적절한 힘의 입력 방법을 익혀가는 과정이 중요하다. 그러나 어쨌건 선 자세를 취할 수 있게 되면 된다는 식으로 자칫 잘못하면 선다는 형태에만 시선을 빼앗겨서 의사소통이라고 하는 것이 나중으로 밀려나 버릴 수도 있다. 설 수 있었는가 하는 결과에만 주목하지 않도록 트레이너는 항시 주의하지 않으면 안 된다.

설 수 있어서 변화하는 삶

1 _ 세계를 정복한 느낌─Y군의 체험

Y군은 30세인 뇌성마비 청년이다. 그는 전신에 강한 긴장이 있고 긴 세월 동안 거의 병상에서 생활을 보내왔다. 수년 전부터 동작법의 훈련을 받게 되어, 아직 몸 여러 부분에 불필요한 힘을 넣고는 있지만 일단 어떻게든 책상다리 앉기를 할 수 있게 되었다. 앉은 자세 훈련도 상당히 진전을 보이게 된 어느 해의 훈련 캠프에서 고관절 탈구가 있기 때문에 충분히 주의를 하면서 무릎으로 서기나 선 자세를 취하도록 시켜 보기로 했다. 몸집도 크기 때문에 선 자세를 취하게 하는 데에 4~5명 정도의 보조가 필요했고 그럼에도 처음에는 잘되지 않았다. 오른쪽 다리를 뻗어 발을 땅에 붙이는 것은 보조가 있으면 비교적 매끄럽게 가능했지만 왼쪽 다리는 가랑이도 무릎도 굽어진 상태로 꽤나 강한 보조를 하더라도 펴지지 않아 발이 공중에 뜬 채였다. 본인도 어떻게든 왼쪽 다리를 뻗으려고 노력하나 오히려 상체 등에도 불필요한 힘을 넣고 말아서 균형을 무너뜨리고 말았다.

이러한 상태가 얼마간 계속되나, 왼쪽 허리를 전방으로 밀어내듯 하면서 왼쪽 다리를 뻗도록 하는 원조를 행하는 동안에 조금씩 다리를 뻗을 수 있게 되었다. 그리고 드디어 왼쪽 발도 바닥에 붙일 수 있게 되어, 처음으로 양 발을 바닥에 붙이고 선 자세를 취했을 때 그는 「굉장해, 기분 최고야!」하고 함성을 질렀다.

그에게 물어보자 양 발을 땅에 붙이고 발바닥 전체로 밟는 것이 가능하자, 무릎에 힘이 전달되고 다음으로 허리도 쑥 들어가는 느낌이 들며 지금까지 노력해 왔던 불필요한 긴장도 없어진다고 한다. 그리고 앉은 자세나 무릎으로 서기보다도 눈에 보이는 세계가 전혀 다른 것으로 바뀌고, 그뿐만 아니라 선 자세로 바닥을 자신의 발로 밟았을 때에 무엇보다도 가장 선명하게 「세계가 변하는 느낌」―과장되게 표현하면 「세계를 정복한 느낌」이 들었다는 것이었다.

2 _ 서는 것의 의의

나루세(1987)는 동작훈련의 기법을 「수직계열 동작훈련법」이라고 해서, 더욱 발전・체계화시켰는데 그것은 다음과 같은 생각에 근거하고 있다.

몸을 수직으로 만든다―중력에 대응해서 몸을 수직방향으로 위치시키는 것은 대지가 있고 중력이 존재한다는 물리적 법칙을 지니는 외적 환경 속에 자신을 중심으로 한 축이 형성된다는 것이다. 이와 같은 체험은 자신의 존재를 안정된 확실한 것으로 만들어 자신이 주체적으로 활동하는 자신의 세계를 만들어 간다. 그것은 바깥 세계 속에 자신이 들어가는 것이 용납되는 체험이 아니라 스스로의 세계 속에 바깥 세계를 넣어가는 체험이 되는 것이다.

병상생활을 하는 중도의 아동이 앉은 자세나 무릎으로 서기 그리고 선 자세에서 몸을 곧게 만드는 것이 가능하게 되면 마치 사람이 변한 듯이 표정이나 행동에 생기가 넘치게 되어서 스스로 적극적으로 주위의 사람이나 사물에 작용하게 되는 것을 자주 보게 되는데, 이것도 병상이라는 이차원적인 평면 세계에서는 수동적인 존재에 불과했던 것이 몸을 수직으로 만드는 것이 가능하게 되면서, 비로소 능동적으로 환경에 작용하는 존재로서의 자기 자신이 태어나는 것에 다름 아니다.

몸을 중력에 대해 수직으로 맞춘다는 것은 앉은 자세나 무릎으로 서기 자세에 있어서도 체험할 수 있지만, 특히 선 자세에서는 머리에서 발끝까지 전신을 수직으로 만들지 않으면 안 된다. 그 때문에 자신을 중심으로 한 축이 가장 명확해 지고 주체적으로 활동하는 자신의 세계도 보다 안정되고 넓은 것이 된다. 대지에 발을 단단히 붙여서 살아가는 세계를 확립한다고 하여도 과언이 아닐

것이다. Y군이 처음으로 설 수 있었을 때 말한 「세계를 정복한 느낌」이라고 하는 것은 그야 말로 그것을 말하고 있는 것이라 생각된다.

06 보행과 훈련법

걸을 수 있는 조건

트레이너(훈련자)가 트레이니(훈련을 받는 쪽)의 몸의 소유자이자 몸의 움직임을 조절하는 「주체」(동작법에서는 이것을 「자기」라고 부른다)에 대해 신체를 통해 어떤 식으로 작용을 가할 것인가, 이것이 지체부자유 동작법에 있어서의 트레이너에게 부과되어 있는 주요 과제이다. 아래에 훈련 방법에 대해 기술하겠지만 본문 중의 신체 부위에 대한 명칭과 실제 신체의 부분을 대응시키기 위해 **그림 50**에 나루세(1993)가 제시한 그림을 여기에 게재해 두고 싶다. 신체 부위의 명칭 뒤에 괄호 안에 제시한 숫자는 **그림 50**에 제시되어 있는 숫자와 대응된다.

1 _ 지면을 밟고 서다.

보행 훈련을 행할 경우 전제로서 혼자서 서있을 수 있는 것이 조건이 된다. 이 때 단순히 혼자서 서 있을 수 있는 것만으로는 불충분하며, 단단히 지면을 밟고 서있는 것이 중요하다.

우선 발을 놓는 방법인데, 좌우 발의 엄지발가락에서 발꿈치까지의 선이 평

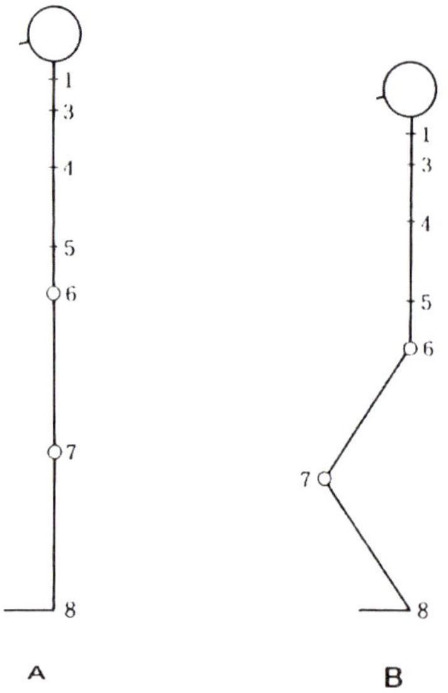

출전: 나루세 고사쿠 1993 『임상동작법』, 심리재활치료연구소

[그림 50] 선 자세

행이 되도록, 그러면서도 5cm 전후의 거리가 되도록 배치한다. 이 상태에서 발꿈치를 확실하게 바닥에 붙이고 그 위에 목(1), 어깨(3), 등(4), 허리(5), 가랑이(6), 무릎(7)을 곧은 수직으로 싣고 힘을 넣고 있을 수 있는가가 매우 중요하다. 단 곧은 상태로 힘을 넣고 있을 수 있는 것만으로는 선 자세를 유지하는 것은 불가능하다. 각 부위에 혼자 서 있는 것을 유지하는 데에 필요한 미묘한 조절을 할 수 있는 만큼의 움직임이 존재하는가의 유무, 특히 발목(8), 무릎, 가랑이에 이 움직임이 존재하는가가 문제가 된다. 여기서 "움직임"이라 하는 것은 실은 정확한 표현이 아닌데, 이것은 스스로 움직이게 할 수 있다는 의미이다. 이 훈련법에서는 움직이는가 움직이지 않는가가 아니라 스스로 움직이게 할 수 있는가 아닌가가 중요한 문제인 것이다. 보행동작을 위한 이 전제조건이 마련되지 않은 경우에는 이들 훈련부터 시작하게 된다. 선 자세를 취했을 때 무릎이 과도 신전되어 다리를 자유롭게 쓸 수 없는 경우는 자주 관찰된다. 겉보기에 이것은 무릎만의 문제로서 파악되기 쉬운데 실제로는 발목, 무릎, 가랑이의 사용법에 문제가 있는 것이다. 선 자세의 상태로 상체를 곧게 세운 채로 무릎을 천천히 굽히거나 펴거나 할 수 있도록(그림 50, ⓑ) 훈련하는 것에 의해 동시에 발목·가랑이의 사용법도 익히고 발목·무릎·가랑이에 여유를 가지고서 세울 수 있게 된다.

상체가 곧게 다리 위에 실리고, 발목 · 무릎 · 가랑이를 어느 정도 움직일 수 있으며 여유를 가지고 선 자세를 유지할 수 있게 되었을 때, 또는 이러한 훈련을 하면서 드디어 「지면 밟기」 훈련을 하게 된다. 서 있을 때에 트레이니가 주로 발바닥의 어느 위치로 바닥을 밟고 있는가를 트레이너는 이해하고 있지 않으면 안 된다. 극단적인 예를 들자면 발가락에 힘이 들어가서 굽어서 발가락 끝이 하얗게 되어 있다면 주로 발끝 쪽으로 바닥을 밟고 있다는 증거가 된다. 이때에는 어깨나 등이 앞으로 굽어져서 상체가 약간 전방으로 기울어지게 되는 경우가 많다. 발가락이 바닥에 단단히 붙어있지 않으면 주로 발꿈치 쪽으로 바닥을 밟고 있는 것이다. 이 경우에는 등이나 허리가 젖혀져 상체가 약간 후방으로 기울어지는 경우가 많다. 발바닥의 어느 위치로 바닥을 밟고 있는가 하는 것은 단지 발끝과 발꿈치의 문제만이 아니다. 주로 발바닥의 엄지발가락 쪽으로 밟고 있는가 또는 새끼 발가락으로 밟고 있는가 하는 것도 크게 문제가 된다. 바닥에 붙어 있는 상태인 발의 발꿈치 쪽에서, 또는 발끝 쪽에서 살펴보면 이것도 잘 알 수 있다. 안쪽으로 밟고 있는 경우에는 발바닥의 장심의 형성이 충분하지 않은 경우도 있다. 위의 내용은 눈으로 살폈을 때의 관찰 포인트인데, 실제 훈련에서는 눈으로 보이는 것에만 의존해서는 안 된다. 트레이니의 허리의 좌우로 가볍게 손을 대었을 때 트레이너의 손에 전달되는 느낌으로 그것을 알 수 있어야 하는 것이 중요하다. 이때의 보조 방법, 손을 대는 방법은 어디까지나 가볍게 살며시 손을 놓는 정도로 하도록 주의하지 않으면 안 된다. 즉 트레이너의 손이 센서의 역할을 맡고 있다는 것이다.

밟는 법은 지체부자유아동의 경우만큼 현저하지는 않지만 정상인에게도 각자 특징이 존재한다. 필자와 함께 훈련에 참여하고 있는 학생들 중 많은 수가 좌우 발의 밟는 법이 서로 달랐으며, 잘 보면 좌우 발의 모양은 대칭이 아니다. 그러나 밟는 법을 바꾸도록 훈련을 하는 중에 발 모양이 변하는 것을 알 수 있다.

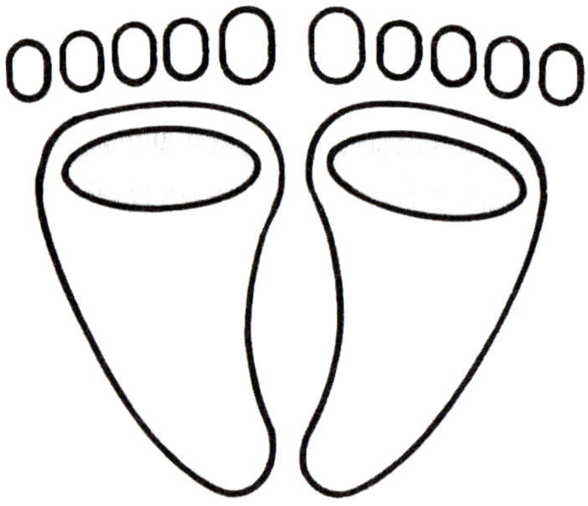

[그림 51] 발바닥으로 밟는 부분

각설하고, 선 자세에 있어서의 밟기 훈련에 관한 것인데, 이상적으로는 필요에 응해서 발바닥의 다양한 부분으로 단단히 지면을 밟을 수 있도록 되는 것이 좋다. 그러나 가장 중요한 훈련과제는 **그림 51**에 보인 사선 부분으로 단단히 지면을 밟는 것이다. 이 부분으로 처음부터 바닥을 밟는 것은 어렵기 때문에 훈련의 순서로서는 우선 발바닥으로 바닥을 밟고 있다는 것을 트레이니에게 실감시키는 것부터 시작한다. 즉 발바닥으로 바닥을 찬찬히 맛보는 것에서부터 시작하는 것이다. 선 자세를 취하게 하고 조금만 앞으로 기울여서 주로 발끝으로 밟는 것을 체험시킨다. 또 조금만 뒤로 기울여서 주로 발꿈치로 밟고 있는 것을 체험시킨다. 이런 식으로 해서 다양한 방향으로 몸을 조금씩 기울여 기울게 해서 발바닥의 여러 부분으로 바닥을 밟는 느낌을 파악하게 한다. 조금씩만 기울이는 것은 너무 기울이면 자세전체가 무너져서 밟는다는 동작과제가 불명확하게 되어버리기 때문이다. 이 과정에서 전술한 사선 부분으로 밟는 것도 물론 포함시켜 둔다. 그리고 이 부분에 다리, 상체의 전 체중을 걸어서 바닥을 밟는 것이 선 자세 중에서 가장 안정감을 실감하게 해주는 것이다. 조금씩 천천히 기울여가는 과정에서 트레이니가 스스로 선 자세를 유지할 수 있는 동안은 트레이너의 보조는 가볍게 한다. 단, 갑자기 균형이 무너지는 트레이니도 있으므로 언제 무엇이 일어나도 괜찮도록 마음의 준비만은 해두는 것이 중요하다.

그런 다음 지금까지 트레이너의 타동적인 원조로 행해온 이 사선부분으로의 밟기를 트레이니 스스로의 노력으로 가능하게 만든다. 트레이너의 보조가 너무 강하고, 트레이니의 몸을 너무 잡아주고 있으면 트레이니 스스로가 어떤 식으로 노력을 하면 좋을지 알 수 없게 되기 때문에, 이런 경우에도 보조는 가볍게 하는 것이 중요하다. 발목・무릎・가랑이를 어느 정도 스스로 움직일 수 있게 되어 있지 않으면 좀처럼 이 사선부분으로 밟기를 행할 수 없어서, 그 때문에 허리로 반동을 더하거나 하는 경우를 볼 수 있다. 그렇게 하면 오히려 적절한 위치에서의 밟기가 곤란하게 되므로 이와 같은 경우에는 한 번 더 발목・무릎・가랑이를 움직일 수 있는지 어떤지 체크하는 것이 필요할 것이다. 선 자세에서의 밟기에 대해 코가(1991) 2)의 보행훈련에 대해서는 토오야(1991)가 각각 상세하게 기술하고 있다.

덧붙여서 히라사와(1992)는「현대인이 섰을 때, 발바닥에 낙하하는 중심의 위치가 점점 발꿈치 쪽으로 이행하기 시작하고」있으며「이대로 이 중심의 후퇴현상이 계속된다면」,「이윽고 스스로의 힘으로는 도저히 설 수 없게 되는 현상이 발생하지는 않을까 우리들은 위기감마저 느끼게 되었다」고 말하고 있다.

보행이 가능한 지체부자유아동에서도 선 자세에서의 밟기 훈련은 오래 계속하면 보기에도 괴로워 보인다. 보통 생활에서의 사용법과는 다른 발바닥의 사용을 익히는 과정에서 발바닥은 새빨갛게 되어서, 물어보면 매우 아프다고 한다. 트레이너는 이런 부분에 대해서도 주의를 해둘 필요가 있다.

2 _ 한쪽 발로 밟기

양 발로 확실하게 밟을 수 있게 되면 이번에는 한쪽 발로 바닥을 확실하게 밟는 훈련을 행한다. **그림** 52에 나타낸 것과 같이 트레이너는 트레이니의 허리를 가볍게 보조하고 천천히 중심을 한쪽 다리로 이동시켜 간다. 이때는 아직 양 발 모두 바닥에 붙어 있는 상태이다. 중심을 옮긴 쪽 다리에 괜히 불필요한 힘이 들어가지 않도록, 특히 무릎이 반장(反張)되지 않도록 주의 한다. 또한 중심을 옮긴 쪽으로 상체가 기울지 않도록 주의한다. 상체는 수직인 채로, 혹은 반대측으로 약간 기운 정도가 바람직하다. 옆에서 봤을 때 상체가 젖혀지거나 굽었거나 또는 엉덩이가 튀어나오거나 하지 않도록 한다. 이 훈련의 경우도 발바닥의 어느 위치로 바닥을 밟는가가 문제가 된다. 양 발로 밟는 경우와는 조금 달라서, 중심을 옮긴 쪽 발은 **그림** 51에서 보인 사선 부분의 중앙보다도 새끼발가락 쪽에 가까운 부분으로 밟을 수 있게 되는 것이 이 상태에서는 가장 안정적이다.

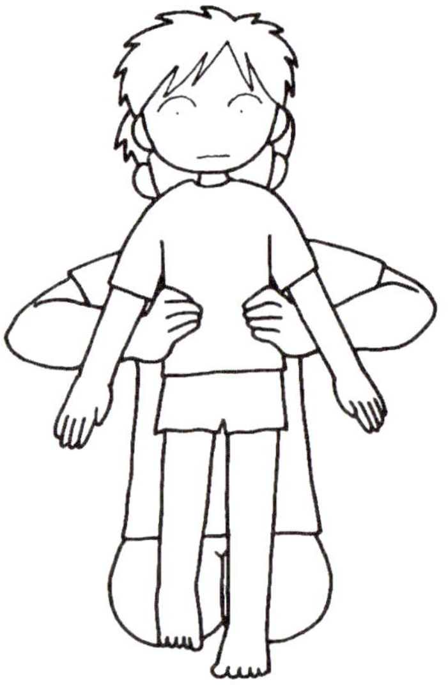

[그림 52] 한쪽 발로 밟는다.

3 _ 한쪽 다리를 든다.

한쪽 발로 밟는 것이 가능하게 되면 이번에는 **그림** 53에 나타낸 것과 같이 반대쪽 발을 바닥에서 완전히 떨어뜨려서 조금만 들어올렸다가 바로 원래의 위치로 내리는 훈련을 행한다. 이 때 발을 너무 올리면 전체 균형이 무너지기 쉬우므로 아무쪼록 조금씩만 올리고 바로 내리는 것을 철저히 지킨다. 또한 발

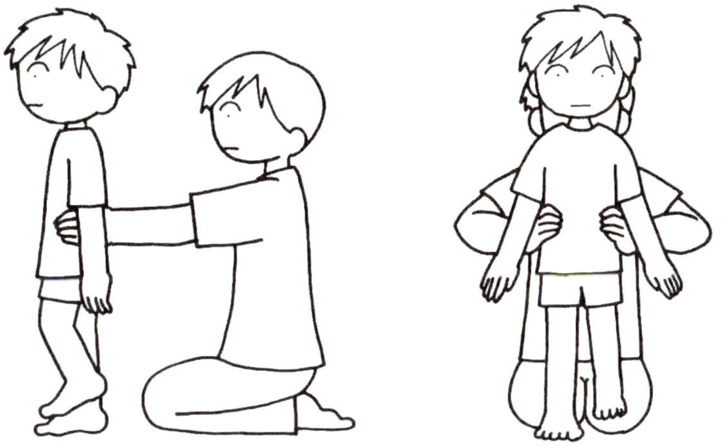

[그림 53] 한쪽 다리 들기

을 후방으로 올리는 트레이니도 있는데 그 때에는 무릎을 앞으로 내밀면서 발을 올리도록 시킨다. 밟고 있는 쪽 발쪽으로 상체가 기울지 않도록 하는 것은 양 발을 바닥에 붙인 채로 한쪽 다리에 중심을 옮겼을 때와 마찬가지이다. 발을 어찌해도 못 올리는 트레이니도 있는데 발을 올릴 수 없는 것이 아니라 한쪽 발로 확실하게 밟는 것이 불가능하기 때문에 다른 쪽 발을 올리고 싶어도 못 올리는 경우가 많은 듯하다. 단단히 발로 바닥을 밟아 체중을 싣고 있는 쪽 다리를 「실린 다리」라고 부른다.

4 _ 다리를 내딛다.

한쪽 다리에 중심을 옮기고 발로 단단히 바닥을 밟고 반대측 발을 올리는 것을 할 수 있게 되면, 이번에는 올린 발을 그대로 원위치로 돌리는 것이 아니라 전방으로 내딛는 훈련을 행한다. 이 전방으로 내딛는 다리를 「나간 다리」라고 부른다. 발을 곧게 앞으로 내밀 것, 또한 크게 내딛지 말고 작게 내딛는 것을 명심한다. 크게 내디디면 전신의 균형이 붕괴되기 쉽고 또한 다음 단계의 과제인 후방에 남아 있는 다리(실린 다리)에서 전방으로 내민 다리(나간 다리)로 중심을 옮기기 힘들게 되기 때문이다. 이때, 나간 다리 쪽의 허리가 전방으로 극단적으로 돌출되거나 어깨로 끌어올리듯이 다리를 내밀거나 하지 않도록, 또 내민 다리가 착지했을 때 상체가 앞으로 숙여지는 경우가 많으므로 그리 되지 않도록 주의할 필요가 있다. 이렇게 해서 좌우 발이 전후로 벌어졌을 때, 서 있을 수 없게 되는 트레이니도 있기 때문에 아무쪼록 트레이니를 넘어뜨리지 않도록 트레이너는 신경을 쓴다.

다리를 내딛는 경우에는 한쪽 다리를 올리기만 하는 경우와는 달리 발바닥으로 밟는 위치는 그 과정에 의해 미묘하게 변화한다. 다리를 올리는 단계까지는 **그림** 50의 사선부분의 새끼발가락 부근으로, 올린 다리를 앞으로 내밀어가는 과정에서는 밟는 위치를 사선부분의 엄지발가락 부근으로 이동시키면서 하게 된다. 나간 다리가 전방에서 바닥에 닿을 때에는 발끝부터가 아니라 발꿈치부터 착지하도록 만든다.

5 _ 내디딘 다리에 체중을 싣는다.

교대로 내딛기를 행하기 위해서는 나간 다리가 바닥에 닿은 시점에서 이번에는 실린 다리로부터 나간 다리로 중심을 이동시키지 않으면 안 된다. 실린 다리가 지탱하고 있던 상체를 나간 다리 위에 올리는 것이 필요하게 된다. 이때 주의하지 않으면 안 되는 것은 나간 다리 위에 상체가 온전히 실리기 전에 나간 다리의 무릎을 펴는 경우가 자주 보이는 것이다. 그렇게 되면 결과적으로 나간 다리 쪽의 허리가 뒤로 빠지고 만다. 따라서 나간 다리 쪽의 허리가 돌아가지 않게 하면서 곧게 전방으로 내밀어서 나간 다리 위에 상체를 올리는 노력을 시키지 않으면 안 된다. 동시에 나간 다리 쪽으로 상체가 기울지 않도록 한다.

6 _ 뒤에 있는 다리를 앞으로 내민다.

나간 다리 위에 중심이 옮겨가고 단단히 바닥을 밟게 되면(이때 나간 다리는 실린 다리가 된다), 후방에 있던 실린 다리는 발꿈치를 들면서 발끝으로 바닥을 차고(이때 실린 다리는 나간 다리가 된다) 곧게 전방으로 내밀지 않으면 안 된다. 이 경우도 어깨・등・허리 등의 움직임은 다리를 내미는 경우와 마찬가지로 불필요한 것, 즉 바른 동작(正動作)을 방해하는 것이 나오지 않도록 주의한다.

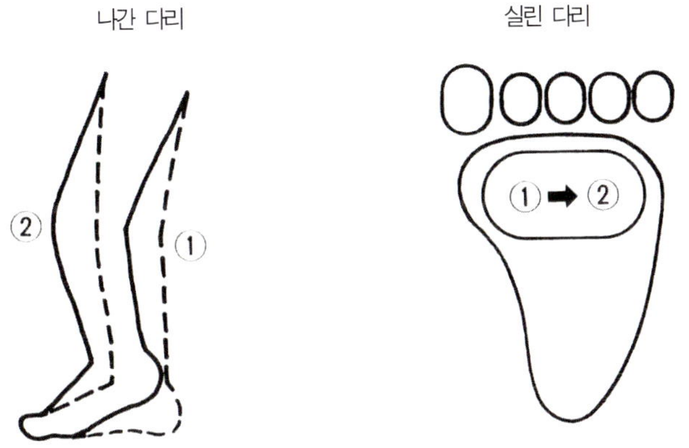

실린 다리의 새끼발가락 쪽에 밟는 위치를 어긋나게 하면서 나간 다리를 올린다.(① → ②)

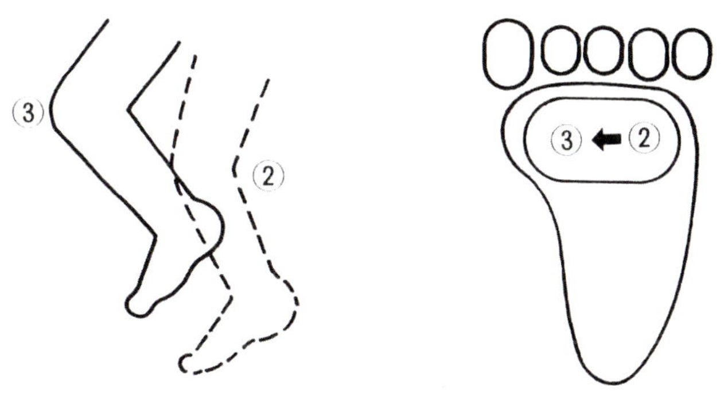

실린 다리의 새끼발가락 쪽에서 엄지발가락 쪽으로 밟는 위치를 어긋나게 하면서
나간 다리를 올린다.(② → ③)

[그림 54] 보행의 첫 내딛기에 있어서의 실린 다리의 밟는 위치 변화

이렇게 해서 한 발 한 발 교대로 내딛는 훈련을 행하는데 어디까지나 좁은 폭에서 내밀기를 장려하는 것이 중요하다.

7 _ 보행

교대 내딛기에서 걸음수가 늘어가면 그것이 연속적으로 행해졌을 때 보행으로 이어진다. 처음은 곧게 어디까지나 소폭으로 행한다. 교대로 연속적으로 내딛고 있을 때에는 트레이니의 신체 부분 여기저기에 불필요한 긴장이 발생하는 일이 많다. 다리를 내밀 때마다 발생하는 이러한 긴장을 트레이니는 스스로 항상 이완시켜 두는 노력을 해야 하며 트레이너는 그 원조를 해야 한다.

연속적으로 좌우의 다리를 교대로 내디뎌갈 때 발바닥으로 밟는 위치는 계속 변화한다. 3)에서 기술한 한쪽 다리 들기 훈련의 경우는 미리 **그림 51**의 사선부분의 새끼발가락 쪽으로 밟는 연습을 했지만 보행의 경우에는 새끼발가락 쪽으로 밟는 위치를 옮기면서 반대쪽 다리를 드는 동작을 동시 진행할 필요가 있다. 올린 다리를 앞으로 내밀 때에는 이번에는 엄지발가락 쪽으로 옮기면서 하게 된다(**그림 54**). 이와 같이 보행의 경우에는 다른 쪽 다리의 움직임에 맞춰서 동시에 밟는 위치를 바꾼다는 꽤나 복잡한 것이 트레이니에게 요구된다.

또한 우리는 일상생활 속에서 항상 똑바로 걷고 있지만은 않다. 따라서 방향을 전환하면서 보행을 하는 훈련도 필요하게 된다. 오른쪽으로 돌기 · 왼쪽으로 돌기 · S자 보행 등을 매끄럽게 행할 수 있게 하는 것도 보행훈련의 과제가 된다.

보행에 이르기는 지금까지의 훈련을 나루세(1984)는 보행동작훈련표로 정리하였다. **표 8**에 제시하였는데 이 표는 각각의 과제의 평가가 가능함과 동시에 훈련의 방법, 순서도 알 수 있게 되어 있다. 실제 훈련을 함에 있어서 이용되었으면 한다.

[표 8] 보행동작훈련표

보행동작훈련표

ee ______ · 에서
Er ______ · 까지

시점	훈련기법	부위 · 참고	평가단계						
			1	2	3	3	5	6	7
준비조건	혼자 서기	똑바로	·	·	·	·	·	·	·
	중심을 어느 정도 이동 가능	좌우(전 · 후)	·	·	·	·	·	·	·
	무릎을 이완시키고 설 수 있음	반장이 아님	·	·	·	·	·	·	·
	발목을 이완시키고 설 수 있음	순각(純角)이 되지 않도록	·	·	·	·	·	·	·
	발꿈치 들기 · 발꿈치 밟기	무릎 굽히기 · 펴기	·	·	·	·	·	·	·
	다리 · 허리 위로 상체를 세울 수 있다.	허리가 뒤로 안 빠짐	·	·	·	·	·	·	·
실린다리 · 나간다리	안정된 혼자 서기		·	·	·	·	·	·	·
	실린 다리로 중심 이동	오른쪽(왼쪽) 실린 다리 지지	·	·	·	·	·	·	·
	나간 다리의 내딛기	실린 다리 체중싣기	·	·	·	·	·	·	·
	나간 다리에 중심을 싣는다.	왼쪽(오른쪽) 체중의 전방이동	·	·	·	·	·	·	·
	나간 다리를 실린 다리로 바꿔 중심을 싣는다.	왼쪽(오른쪽)	·	·	·	·	·	·	·
다리교환	다음 나간 다리를 내딛는다.	오른쪽(왼쪽)	·	·	·	·	·	·	·
	나간 다리에 중심을 실은 뒤 정지	왼쪽(오른쪽)다리를 오른쪽(왼쪽) 다리에 맞춘다.	·	·	·	·	·	·	·
	나간 다리 · 실린 다리 교체	좌우 복수 걸음	·	·	·	·	·	·	·
	소폭 교대 반복	교체 반복	·	·	·	·	·	·	·
보행	다수 걸음	직진	·	·	·	·	·	·	·
	보행중 방향전환	우회전, 좌회전	·	·	·	·	·	·	·
	S자 보행		·	·	·	·	·	·	·

*평가단계 1: 강한 타동으로도 형태를 취할 수 없.다 2: 강한 타동으로 형태를 취할 수 있다. 3: 가벼운 타동으로 형태를 취할 수 있다. 4: 단시간이라면 혼자서 가능하다. 5: 겨우 혼자서 가능하다. 6: 쉽게 혼자서 가능하다. 7: 방해를 견디며 혼자서 가능하다.

출전: 나루세 고사쿠 1985 『동작훈련의 이론』, 성심서방

걸을 수 있기에 변화하는 삶의 방식

「걸을 수 있게 되고 싶다」하는 것은 뇌성마비 아동으로부터 자주 듣게 되는 말 중의 하나이며, 우리들 또한 그 소원을 이뤄줄 수 있도록 노력하고 있다. 그들이 하는 말의 내면에는 「걸을 수 있었으면…」하는 희망이라고도 체념이라고도 보기 힘든 그저 막연한 마음 이상으로 「걸을 수 있다면 이것을 할 수 있는데…」하는 좀 더 구체적인 마음이 담겨있는 듯이 느껴진다. 혼자서 자유롭게 걸을 수 없기 때문에 다른 사람들이 하고 있는 것에 같은 조건으로 참가하는 것은 어려우며, 스스로 무언가를 조금 확인해 보고 싶다고 생각해도 그것을 간단하게 해낼 수 없는 현실이 존재한다. 따라서 걸을 수 없다는 것이 그 사람의 행동을 상당한 범위로 제한하고 있다. 그리고 이 제한은 행동뿐만이 아니라 마음의 작용까지도 위축시키는 결과가 되고 있는 것이다.

일단 걷는 것을 익히게 되면 행동범위는 넓어지고 무엇보다도 적극성이 증가한다. 그리고 표정도 생생해진다. 언젠가 여름방학을 이용해서 강행군으로 미국을 여행하고 있는 도중에 걸을 수 없게 되어 그 상태로 훈련을 위한 캠프에 참가한 트레이니가 있었다. 표정도 좋지 못하고 완전히 자신감을 상실하고 있었다. 그래서 훈련시에 다리로 버티는 과제를 주어도 좀 더 힘냈으면 하는 부분에서 아무리 해도 무너지고 말았다. 그는 양호학교 고등부 1학년 시절에 그때까지의 기나긴 훈련이 결실을 맺어, 그제야 겨우 10걸음 정도 넘어지지 않고 다리를 내밀 수 있게 되어 그 후 반년 정도는 순조롭게 보수를 늘려가고 있었다. 그 시점에서 일어난 일이다. 그 반 년 여의 기간은 훈련을 하고 있어도 그 이전까지 있었던 현실의 훈련 장면과 자신과의 접점이 결여되는(무언가 다른 세계에 들어가 있는 듯한 느낌으로, 트레이너가 말을 걸면 그제야 「아아」하고 정신을 차리는) 듯한 일도 없어지고 표정도 풍부하며 언동도 분명하게 되어가고 있었다. 우리들은 그의 자신감을 회복시켜 주고자 2걸음이라도 3걸음이라도 좋으니 쓰러지지 않고 다리를 내밀 수 있다는 목표를 설정하고 훈련을 거듭했다. 결국 캠프 중에 목표 이상의 것을 달성하고 그 또한 적극성을 되찾게 되었다.

이와 같이 걸을 수 있게 되는 것과 마음의 활성화는 매우 강한 관련성을 가지고 있다. 단지 이 관련성은 몸의 움직임이 좋아졌기 때문에 마음도 활성화되었다는 식의 단순한 것은 아니다.

나루세(1987)는 「수직계열 동작훈련법」이라는 명칭을 써서 이 동작훈련법을 한층 더 체계화된 것으로 만들었다. 그 기본원리 속에 신체를 「수직」으로 만드는 것의 의미 · 유용성에 대해 아래와 같이 기술하고 있다.

① "사람"이 살아가는데 있어서 각별한 중요성
　말 · 글쓰기 · 발성 · 인지 · 지적 활동보다 우선
② 이차원적 공간 → 삼차원 · 사차원의 세계에서 살아감
③ 신체만이 지니는 법칙성으로부터
　자신의 신체 - 환경계에 대한 시시각각의 대응으로
④ 환경과의 삶의 접촉

대지 위에
- 중력을 느낌
- 중력에 대응함

자신의 신체와의 삶의 접촉
자신의 신체로의 삶의 접촉

또한 훈련과제는 「ⓐ앉은 자세(책상다리 앉기), ⓑ무릎으로 서기, ⓒ한쪽 무릎으로 서기, ⓓ선 자세(혼자 서기), ⓔ보행」의 다섯 가지로 보았다.

그 후 1989년 봄을 전후해서 「밟기」라고 하는 것이 강조되고 있다. 「밟기」란, 그 말이 쓰이기 시작한 당시에 「지면을 밟는 것이 중요」하다는 설명과 함께 쓰인 점도 있어서 선 자세 훈련에 있어서 신체를 똑바로 수직으로 만들어, 다리 및 발로 자신의 체중을 지탱하면서 지면을 발로 단단히 밟는 것이라고 필자는 이해했다. 그러나 사람이 수직이 되면서 변화하는 심리적 메커니즘으로서, 나루세(1991)는 「이차원 평면에서 삼차원 공간으로」, 「그리고 사차원 세계에 대한 대응」이라는 말을 하였다. 구체적으로는 전자는 「평면생활에서 입체공간에서의 생활로」, 「중력과 처음으로 대면」한다, 「물리적・역학적 법칙성을 지닌 외계 환경에 직면」한다, 「자기 신체의 무거움을 인지, 중심의 조작」을 하는 것 등이며, 후자는 「외계에 입체 공간이 있다」는 것을 안다, 「자기 자신의 세계(자기세계)를 형성」한다, 「세계 안에 있어서의 현실존재의 체험」을 하는 것 등이 기술되어 있다. 결국 단순히 신체를 수직으로 만들어서 중력에 대응해서 대지 위에 자신의 몸을 적절하게 위치시키는 것뿐만이 아니라 오히려 지면과 접하고 있는 발・다리・체간에 버티는 힘을 입력하여 대지에 대해 신체를 고정시키는 「밟기」 훈련이 이러한 심리적 메커니즘을 바꾸어 가는 키포인트가 된다고 나루세는 생각하였다. 실제로 필자도 신체를 수직으로 만드는 것, 밟는 것에 중점을 두는 훈련을 함으로 해서 상당한 효과가 있음을 실감할 수 있었다. 더구나 이 「밟기」훈련은 선 자세나 보행 훈련뿐만이 아니라 앉은 자세, 무릎으로 서기 훈련에서도 상당히 중요한 역할을 하는 것을 체험적으로 알 수 있었다. 자폐적 경향을 동반한 지체부자유 아동에 대해 무릎으로 서기 훈련을 했을 때에 제대로 허리에 힘이 들어가게 되고 얼마간 버티고 있는 동안에 눈을 활짝 열고 있거나 초점이 맞는 눈으로 주위를 돌아보거나 하는 것은 그야말로 나루세가 말하는 사차원 세계로의 대응을 보이고 있는 것이라 생각된다.

07 장애의 정도에 대응하는 훈련 진행방법

장애의 정도의 종합적인 파악

뇌성마비 아동을 중심으로 한 지체부자유 동작법에서는 먼저 장애의 정도에 대해 종합적으로 명확화하고, 그리고 나서 훈련은 적절한 동작과제를 구체적으로 설정해서 진행시켜 나가게 된다. 지체부자유인 아이는 최근 중도화・중복화・다양화가 지적되고 있는 바와 같이 증상이 다양한 경우가 많기 때문에 장애에 대해 전체적으로 상세하게 분석・검토해서 정확하게 파악해둘 필요가 있다. 기본장애인 지체의 부자유에 대해서는 물론이고 다른 수반적인 장애도 지니고 있는 경우가 많기 때문에 장애의 실태를 정확하게 이해해서 대응되는 유효한 훈련을 진행시켜야 하는 것이다.

실제로 장애의 정도를 어떤 식으로 보고 어떤 식으로 생각하며 어떤 식으로 파악해서 훈련을 전개하는가 하는 판단은 그것이 복잡하고 다양하다는 점도 있어서 곤란한 경우도 있다. 얼마나 정확하게 평가하고 파악하기 위해 노력하는가가 과제가 된다. 특히 중심장애인 지체 부자유에 대해서는 어떤 식의 동작이 어떤 식으로 부자유스러우며 어떤 동작상의 특성이나 문제가 존재하는가의 내용을 상세하고 명확하게 해두어야 한다.

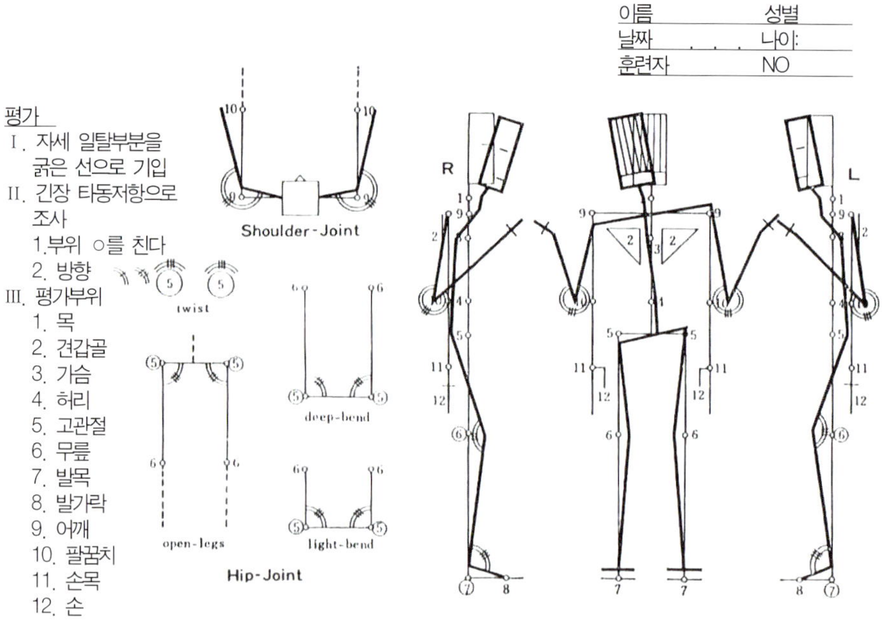

[그림 55] 보디 다이나믹스

지체부자유 동작법에서는 이미 다채로운 평가법을 이용해서 제 동작의 실태를 파악하고 있다. 예를 들면 **그림 55**는 보디 다이나믹스에서 바라본 뇌성마비 아동의 선 자세 동작의 특징을 나타낸 것인데(이케다, 1977, p.46) 자세나 신체부위의 긴장도를 이해할 수 있다. 그리고 그 밖에 「앉은 자세」, 「무릎으로 서기」, 「선 자세」, 「보행」 또한 「이완」, 「단위동작」 등의 평가와 훈련내용이 일체화된 방법에 의해 각 동작의 특징의 해명에 힘쓰고 있다.

각각의 동작에 대해 어느 동작이 어느 정도 가능한가 또는 불가능한가 동작의 자세상태나 신체부위의 긴장의 유무나 정도 등의 특성을 구체적으로 명확하게 하게 되는데, 특히 오늘날 가장 중심적인 훈련과제가 되고 있는 앉은 자세나 무릎으로 서기 선 자세 동작은 면밀하게 평가 받게 된다. 또한 동시에 동작의 측면 이외의 다른 수반장애나 지적능력 · 이해력 · 언어능력 · 성격이나 정서면 부모나 가정에 대해 의학적 · 생리학적인 사항 등도 전반적으로 정확하게 파악해 두지 않으면 안 된다.

장애의 정도의 파악은 부자유 동작을 비롯해서 모든 실태를 명확하게 함으로 해서, 한 사람 한 사람에게 대응해서 적절하면서도 효과적인 훈련을 검토하고 실시해 가게 되는데, 능력차나 개인차가 다양한 것을 고려해서 종합적으로 어떤 특성이나 문제 등이 있는가를 신중하게 배려해야 한다. 동작법은 당사자의 내적인 심적 활동을 극히 중시하고 있기 때문에 동작과의 관련이나 다른 제 요인도 모두 고려해서 인간학적인 관점에서 정확하고 깊게 이해해 두는 것이 중요하다. 바람직한 동작 체험에 의해 주체적인 심리적 활동 및 활성화를 달성 · 실현할 수 있도록 파악되지 않으면 안 된다.

단순하게 동작 장애가 가볍다 · 무겁다 하는 견해뿐만 아니라 거기에 내재되는 심리과정이나 활동 상황과 같은 장애를 지니고 있는 한 사람의 인간 · 사람으로서 실태를 파악해 가야 한다. 장애의 정도를 횡단적이면서도 종단적으로 이해해서 동작법의 본래의 목적에 부합되는 종합적인 인간성 이해가 행해지는 것이라고 할 수 있기 때문에 장애의 파악으로는 기본적으로 인간학적인 견지나 통찰이 요구된다고 할 수 있다.

동작과제의 설정과 훈련

장애의 정도에 대해 실태가 종합적으로 명확해지면 다음으로 대응되는 유효한 훈련법을 고찰하게 되는데 훈련과제로서 어떠한 동작을 적절하게 설정하는가가 중요하게 된다. 바람직한 일정한 또는 특정한 동작과제의 판단과 결정이 필요하게 된다.

현재의 지체부자유 동작법에서는 오랫동안 여러 가지 이론적 · 실천적인 연구 속에서 이미 몇몇 유효하고도 적절한 동작과제가 실증되어 적용되고 있다. 가장 효과적인 훈련기법으로서 「수직계열 동작훈련」 방법이 제창된 이래로 앉은 자세 · 무릎으로 서기 · 선 자세의 각 동작이 타당한 과제로서 설정되는 경우가 많다. 장애의 정도나 특징에 따라서도 다르지만 통상적으로는 먼저 앉은 자세 동작이 설정되어 훈련되는 것이 일반적이며 원칙이 되어 있다. 그리고 훈련의 경과나 변화에 따라 무릎으로 서기나 선 자세 동작 순으로 설정된다.

동작과제의 설정은 훈련의 과제이기도 하기 때문에 어떤 동작이 바람직한가 하는 훈련의 당면한 과제와 목표 과제가 예측적 · 계획적으로 설정되지 않으면 안 되지만 대부분의 경우 맨 처음 단계로서 앉은 자세가 설정되는 것이 보통이다. 기본적으로는 앉은 자세를 시작으로 무릎으로 서기, 선 자세 수직계열 동작이 중핵적인 과제로 여겨지고 있다. 최근 이들 수직계열 동작의 훈련효과가 널리, 또한 다른 많은 장애아에 대해서도 현저하게 나타나고 있기 때문에 한층 더 중요한 방법으로서 국제적으로 주목받고 있다.

동작 및 훈련의 과제는 당사자의 주체적인 의도나 노력에 의해 어느 정도 동작이 가능해지고 달성되는 것이 적절하다고 생각되기 때문에 한 사람 한 사람의 실태에 대응해서 유연하게 탄력적으로 설정될 필요가 있다. 주체성이 존중되고 실현하기 쉬운 과제설정의 판단이 중요해진다. 또한 장애의 특성이나 정도에 따라서는 이완이나 단위동작의 훈련이 유효한 경우도 있기 때문에 적절한 대응이 요구된다.

동작과제는 해결 · 달성과정에 있어서 당사자가 얼마나 동작체험을 실감하고 그 장면에서의 심리적 활동이 얼마나 주체적으로 행해지며 자기의 활성화가 최대한으로 실현되도록 설정되어 있는가가 중요하기 때문에 최근의 장애의 다양화도 고려해서 앞으로 더욱 유효한 동작과제의 검토가 더해져서 발전되어 갈 것이라 기대된다. 동작이 지니고 있는 인간학적 해명이나 인간성의 이해, 개선 · 향상에 대한 연구가 더더욱 필요하고 중요해지고 그 공헌과 기여는 큰 것이며 상당히 의미 있는 것이라 할 수 있다. 새로운 심리학이나 교육 등의 문제로서 더더욱 방향성을 부여 받아 갈 것이라 생각된다.

장애의 정도와 훈련의 진행방법

훈련은 한 사람 한 사람의 장애의 정도에 따라 훈련의 내용이 되는 일정한, 또는 특정한 동작과제를 적절하게 설정해서 진행시켜 가기 때문에 기본장애인 지체 부자유에 대해서는 물론, 각종 특성이나 문제 등도 포함해서 충분하게 고려해서 종합적인 파악이나 이해에 입각해서 인간학적인 입장에서 실시되는 것이 바람직하다. 어디까지나 실태에 즉시 대응되고 있어야 한다고 생각된다.

동작법에서는 많은 경우가 수직계열 동작훈련의 기법을 이용하기 때문에 중심과제인 앉은 자세나 무릎으로 서기 · 선 자세 동작에 대해서는 상세한 분석이 필요하다. 각 동작을 단순히 할 수 있다 없다 하는 평가만 할 것이 아니라

[표 9] 동작 아웃라인 테스트에서 본 입위동작

설수없다	1	허리를 지지해도 상체가 안정되지 않는다.	23
	2	허리를 지지해도 상체가 안정되지 않는다.	0
	3	무릎으로 서기	0
	4	허리를 지지해주면 설 수 있다.	14
	5	붙잡고 서기	3
	6	붙잡고 겨우 일어서기	23
설수있다	7	설 수 있지만 금방 넘어진다.	6
	8	바른 자세지만 오래가지 못한다.	0
	9	불안정하지만 지속가능하다.	9
	10	형태는 나쁘지만 안정되어 있다.	9
	11	바른 자세로 안정되어 있다.	14

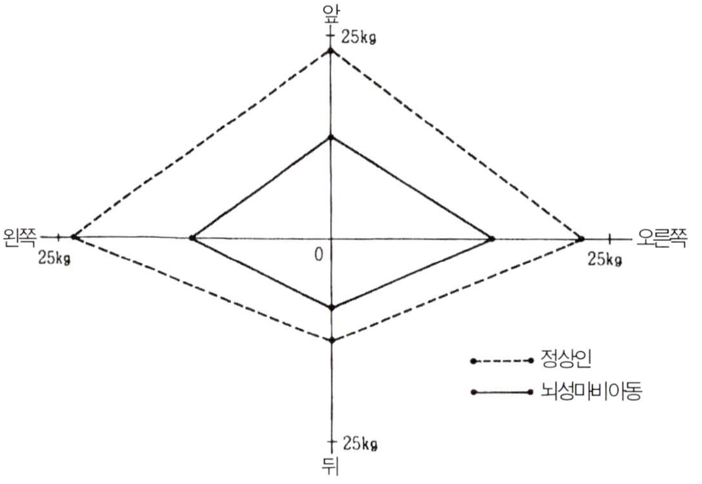

[그림 57] 뇌성마비 아동과 정상인의 선자세 동작의 경사 범위

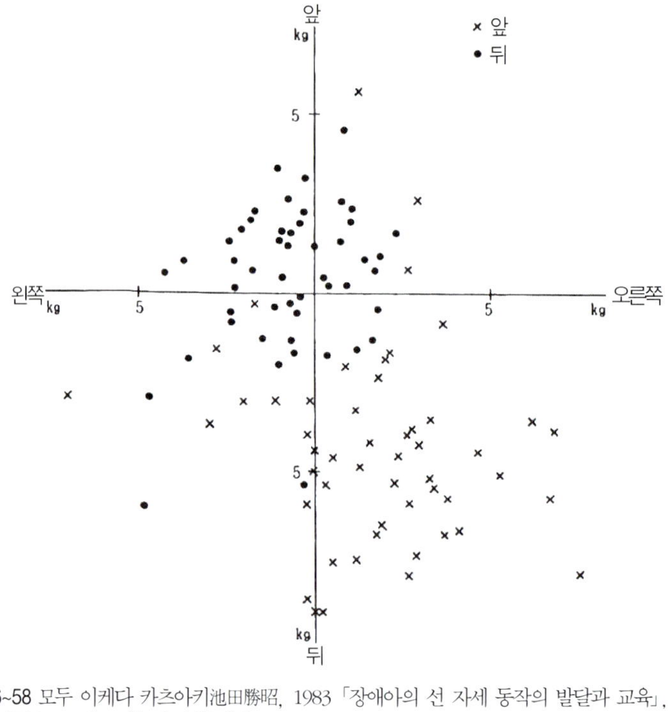

출전: **그림 56~58** 모두 이케다 카츠아키池田勝昭, 1983「장애아의 선 자세 동작의 발달과 교육」, 아이치 교육대학연구보고, 제32집(교육과학)에서

[그림 58] 뇌성마비 아동의 중심 피드백 전과 후

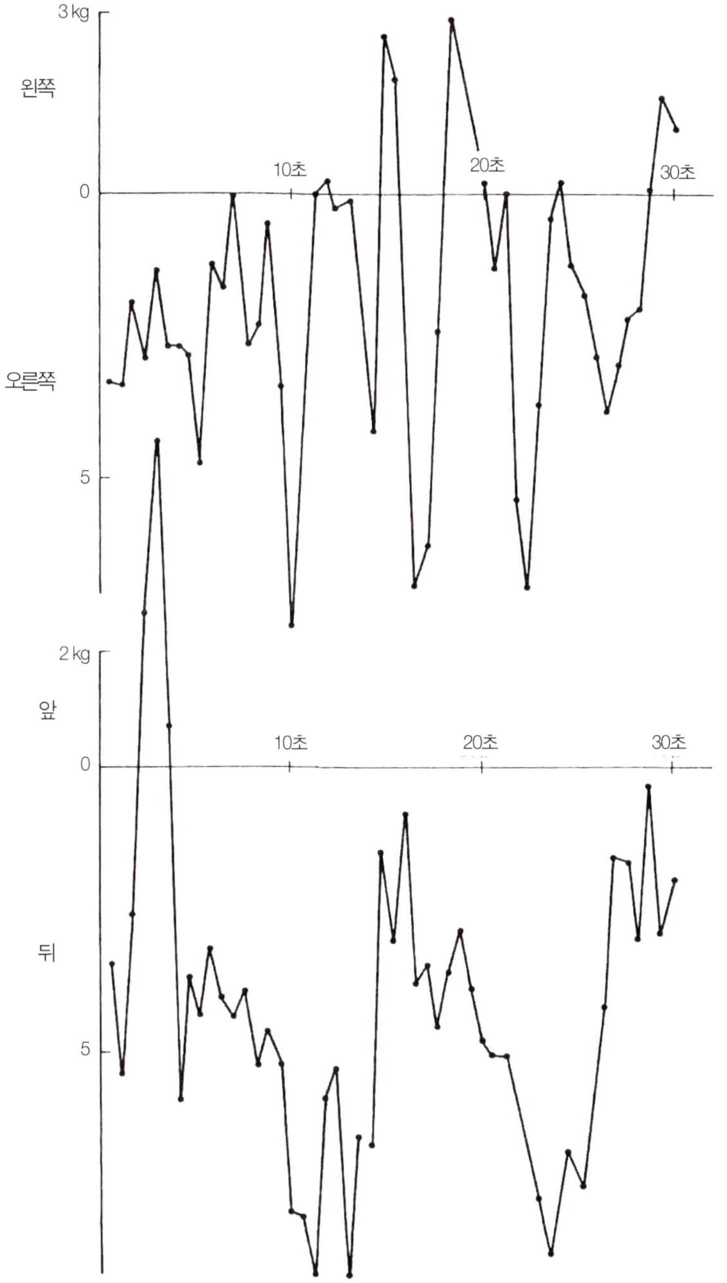

[그림 56] 뇌성마비아동의 선 자세 동작의 중심 상태

그 정도가 어떠한가가 중요한 점이다. 예를 들면 선 자세 동작의 경우 설 수 있는가 없는가 하여도 그 속에는 다양한 상태가 존재하기 때문에 그 특성에 대해 명확하게 해 두어야 한다. **표 9**는 뇌성마비아동 78명에 대해 평가한 것인데(이케다, 1976, p.45) 설 수 있더라도 또는 못 서더라도 그 정도는 여러 가지가 있으며, 다른 특성을 지닌다. 또한 선 자세에서의 중심에 대해서도 **그림 56**, **그림 57**, **그림 58**과 같이(이케다, 1983, pp.231~232) 설 수 있어도 지극히 불안정하며 중심의 경사범위도 좁고, 제어도 떨어지는 특성이 보인다. 이와 같이 선 자세 동작에 대해서는 상태나 특성을 상세하게 분석하고 파악하고 이해해 두어야 한다. 이것이 선 자세 동작을 과제로 해서 훈련할 경우에 중요하게 된다. 그리고 개개의 특성에 대응해서 훈련의 내용이나 단계가 적절하게 설정되어 진다.

또한 선 자세 동작의 상태나 특성에 관련해서 어느 신체부위에 부당긴장이 강한가 그 움직임은 어떠한가 그렇다면 어떻게 훈련을 하면 되는가 하는 구체적인 훈련과제가 분명해진다. 어떠한 경우라도 훈련의 내용을 명확하게 해서 진행시켜 가야 하는데, 추가로 다른 요인으로서 아이의 제반 능력이나 연령, 이제까지의 훈련경험의 유무 등도 충분히 고려해서 보조나 원조의 방법, 훈련상의 인간관계, 언어지시 등의 촉진 조건을 적절하게 가미해서 종합적으로 실태에 대응해서 신중하게 진행시켜 가야 한다. 훈련은 동작과제를 얼마나 깊게 파악하고 이해해서 진행하는가 하는 것이 중요하며 또한 인간학적인 대응이 매우 중요하다.

각 동작을 중심으로 한 여러 관련 특성의 분석에 대응해서 유효한 훈련을 진행시켜가는 경우에 항상 유념해두어야 하는 가장 기본적이면서 중요한 것은 동작과제의 해결・달성과정에 있어서의 당사자의 심리적 활동에 대한 파악과 이해이며, 더 나아가 그 최대한의 주체적인 자기활동의 실현이다. 다음 도식의 「의도→노력→신체운동…」과 같은 나루세(1992, p.44)의 운동도식에 있어서의 주체자로서의 심리적 과정이 극히 중요한 과제가 된다. 이 동작의 일련의 과정이 당사자에게 있어서 얼마나 주체적으로 실현 가능한가 하는 것이다. 동작의 감각이나 주동감 등의 체험에 내재·개재되는 심리적 활동, 즉 자기 활동, 자기 활성화의 동작법의 본래의 목적이 얼마나 달성될 수 있는가 하는 동작과제, 동작의 체험, 자기활동·활성화의 관련이 충분하게 고려되지 않으면 안 된다.

장애의 정도에 따라, 특히 극도로 장애가 무거운 경우에는 여러 다양한 곤란이 동반되기 쉽기 때문에 여러 배려나 고안이 필요하며, 달성될 때까지 반복해서 원조되지 않으면 안 된다. 훈련의 촉진을 위한 제 조건의 적절한 설정이 지극히 중요하다. 또한 장애가 경도이고 단순히 부당긴장만이 문제가 된다면 이완이나 단위동작의 훈련만으로도 상당한 동작개선·향상을 볼 수 있는 경우가 있기 때문에 각 장애의 특성에 정확하게 대응해서 훈련을 진행시켜가야 한다. 동작의 주체자로서 의도, 노력 등의 일련의 심리적인 제 활동이 얼마나 바람직하게 전개 될 수 있으며 목적하는 훈련으로서 얼마나 달성될 수 있는가 하는 보다 깊은 인간학적인 대응이 요구되는 것이다.

훈련의 본질과 과제

적절하면서도 유효한 훈련을 위해서는 아이를 장애를 지닌 인간으로서, 얼마나 종합적으로 깊이 이해해서 진행시켜나가는 것이 중요한데, 구체적으로는 동작과제의 설정과 달성과정에 있어서의 당사자의 심리적 과제의 파악과 대응이 중요하다. 동작법의 일정한 원칙에 따라 주체성이 충분히 존중되면서 성장·발달이 고려되어야 하며, 목적이 되는 자기의 활성화를 실현해야 한다. 그것이 동시에 부자유동작의 개선·향상에 크게 관련된다.

교육의 본래의 과제는 자기존재, 자기 안정, 자기 실현·활성화라고 여겨지고 있는데, 이러한 점에서 동작법의 목적과 부합된다고 할 수 있다. 인간의 본질인 자기를 문제로 삼고 있는 심리적 · 교육적 활동이라 생각되기 때문에, 좀 더 인간성 그 자체를 과제로 한 활동이라는 넓은 개념으로 이해 · 인식될 수 있을 것이다. 현존하는 한 사람의 인간성의 본질을 과제로 하는 고차원적인 활동으로서의 의미를 부여할 수 있으리라 생각된다(이케다, 1988, p.141; 1990, p.151; 1994, p.132; 2001, p.94).

동작법은 동작과제와 체험의 관계와의 과정으로 달성되는 자기의 활성화를 중시하고 있는 점에 최대의 특징이 있으며, 지극히 유효한 교육 방법으로서 주목되고 있는데 동작과 인간성에 대해 앞으로도 계속적인 개발이 요구된다. 생을 부여받아 살아가는 역사적인 존재로서의 인간성 교육, 인간학적인 교육활동으로서의 연구가 과제이며, 한층 더 진보가 필요하다고 생각된다. 깊은 인간성 해명과 이해에 근거한 자기 개념을 중추로 하는 입장에서 확실하게 자리매김하여 새로운 전망이 자라나는 것이다.

그 밖의 지체부자유자로의 적용 04

01 심인성 지체부자유

본 절에서 예로 드는 2사례 중 한 예는 어느 날 갑자기 허리에 격통을 호소하고 그 이후로 서지도 걷지도 못하는 상태가 되었으며, 다른 하나는 어느 날 갑자기 다리가 꼬여서 넘어진 뒤로 보행곤란 상태가 되었는데, 어느 경우나 그 이후 소아과 · 정형외과 · 정신과 등에서 각각 수년간에 걸쳐 치료를 받았지만 증상의 변화는 없었으며 그러는 사이 심인성 질환이 아닐까 의심되어 심리요법의 입장에서 동작요법을 적용해서 비교적 단기간에 증상이 소실, 치료에 성공했던 예이다.

사례 1

1 _ 클라이언트

K 남자(심리치료개시 당시 14세, 중학 2학년)

2 _ 문제

8세 때 갑작스레 발증한 허리의 격통이 아직까지 사라지지 않으며 서는 것도 걷는 것도 불가능하다.

3 _ 가족

부친(공장 노동자)과 모친(주부)과 차남, 그리고 삼남으로 구성된 5인 가족이다. 어머니와의 면접에서 어머니가 말한 바에 따르면 당시 부친은 평소에는 얌전하고 성실하지만 술을 마시면 사람이 변해서 아내나 자식에게 폭력을 휘두르는 일이 이따금씩 있었다고 한다. 모친은 신경질적인 타입으로, K의 발증 당시 자율신경 실조증으로 병원을 다니고 있었다.

4 _ 생육이력

출생시 재태 9개월 1,850 g인 미숙아로 출생, 19일간 보육기에 들어갔지만 그 후는 순조롭게 발달해서 특기할 만한 기왕력은 없다. K가 5세 때 N시에서 T시로 이사해서 지역 보육원에 다니었고, 그리고 초등학교에 취학한다. 취학하고 나서는 두통・복통 등의 신체적 이상을 자주 호소하고 조퇴나 결석경향이

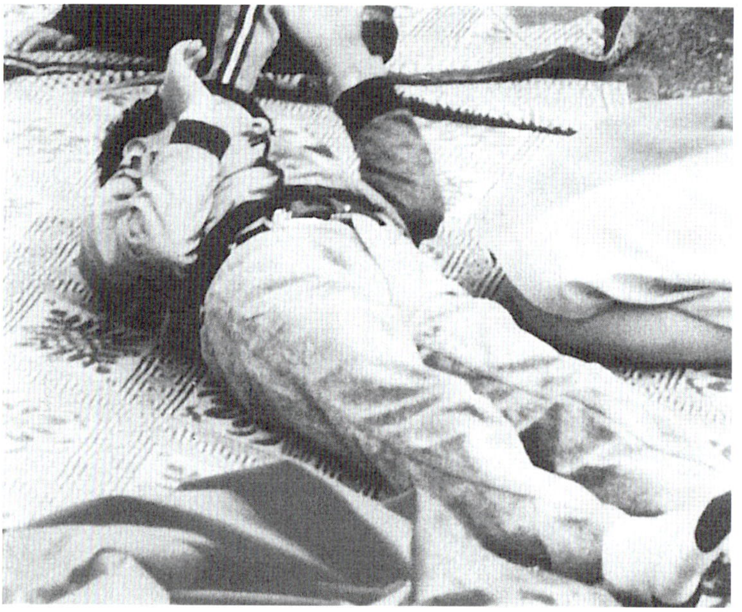

[그림 59] 발병당시의 K

눈에 띄었다고 한다. 또한 교유관계에 있어서는 괴롭힘 받기 쉬운 존재였으며 학업성적은 반에서 중간 정도였다.

5 _ 현재 병력과 동작요법적용까지의 경과

K가 초등학교 3학년(8세, 1972년 5월) 때, 일요일 오후 3시 무렵, 누워서 TV를 보고 있었는데 물을 마시기 위해 일어서려고 했을 때 갑작스레 허리에 격통이 느껴져 「나 허리가 아파」하고 고함을 지르고 설 수 없게 되었다. 당일 K병원 소아과에서 진찰 받는데 3일 정도로 나 것이란 말을 들었다. 그러나 낫지 않았기 때문에 10일째에 다시 K병원 정형외과에서 진찰 받아 근섬유가 손상되었다 진단받고 파스 등을 처방 받았지만 전혀 좋아지지 않았다. 그래서 6월 N대병원에서 진찰받아 1주일간 입원해서 정밀검사를 받았는데 이상이 없다는 말을 들었다. 그 후도 증상은 전혀 좋아지지 않아서 7월에 N시 T병원에 20일간

입원해 정밀검사를 받았지만 여기서도 이상이 없다고 진단받았다. 그러나 여기서는 심리적인 것이라고도 말을 듣고 양친은 여러 가지 지도를 받지만(부친은 술버릇을 지적 받고 술을 자제하게 된다) 그 뒤로도 K의 증상은 호전되지 않고 8월에 아이치현립 심신장애아 요육 센터에 입소하게 된다(그림 59).

입원 후는 생리학적 레벨에서의 질환을 의심한 정형외과의의 경과 관찰을 근거로 치료는 훈련사에 의해 기능회복훈련이 행해져서 코르셋을 장착하거나 보조구를 장착하고 평행봉 등에서의 선 자세나 보행 훈련이 1977년 5월까지 약 5년간 행해져 왔다. 그러나 요부의 아픔 그 자체는 전혀 해소되지 않고 선 자세도 보행도 할 수 없는 상태가 계속되었다. 그러한 탓도 있어서 다리의 기능도 상당히 저하되어 있었다. 그리고 일상생활은 발증 이래 휠체어 없이는 생활할 수 없는 상태가 되어 있었다. 이 동안에 모 정신과의의 진단을 받았는데 구체적인 방침도 서지 않고 증상의 변화도 나타나지 않았다. 그리고 입원생활이 길어지면서 K의 생활상의 문제도 나타나고 있었다. 예를 들면, 직원이나 원아들에 대해 쌍절곤 등의 공격적인 원구를 휘두르는 등 폭력적인 행동을 취하거나 한 달에 몇 번 찾아오는 모친에 대해 사람 눈이 없는 곳에서 「바보 새끼」, 「너 때문에 이렇게 되었잖아」하고 큰소리로 매도하거나 모친의 몸을 때리는 등의 폭력을 휘두르거나 하는 행동도 보이고 있었다. 그리고 주기적인 토기·구토·복통 등의 신체적 이상을 호소하고 학교(양호학교)를 쉬는 일이 다른 아이에 비해 많았다. 그리고 생활태도가 무책임하고 학습의욕도 없어서 생활의욕 면에서도 문제시되고 있었다. 상기와 같은 경과 속에 1977년 5월, 입원 이래 4년 9개월째에 필자에게 심리학적 접근방법(심리치료)을 받기 위해 보내져 왔다.

6 _ 치료계획

그래서 지금까지의 K에 대한 접근방법을 검토해 보면 K가 호소하고 있는 허리의 아픔이나 선 자세 · 보행 불능상태 증상을 생리학적 레벨에서 파악하고자 하는 접근방법뿐이었다. K가 보이고 있는 증상에 K 자신이 어떤 식으로 인지하고 어떤 식으로 하고자 하고 있는지, 또한 K 자신이 치료적으로 노력을 하고 있는가 하는 부분이 문제시되지 않았다. 또한 K에 대한 심리요법에서의 접근을 생각했을 경우, K 자신의 동작을 이용해서 행하는 동작요법 쪽이 보다 효과적일 것이라 생각했다. 또한 구체적 동작을 다룸으로 해서 K의 자기활동의 활성화를 촉진하는 것이 가능하지 않을까 생각했다. 그리고 K에게 동작요법 적용의 동의를 구해 1977년 5월부터 치료를 개시하게 되었다.

7 _ 치료경과

치료의 전개에서 단락 지어진 시기를 Ⅰ기, Ⅱ기, Ⅲ기로 구분해서 기술하겠다.

Ⅰ기: 동작요법의 수용에 의한 치료의욕의 고양

■ 치료방침

초회 동작면접에서 확인한 체간계의 만성 긴장을 자기 이완할 수 있도록 작용하는 것과 적절한 긴장으로 앉은 자세 · 선 자세를 취할 수 있도록 작용하는 것을 치료방침으로 삼았다. 그리고 구체적 대응으로서는 체간의 뒤틀림과 허리 펴기에 의한 이완과 선 자세를 취할 수 있게 되기 위한 상체 세우기 · 무릎으로 서기 · 직립 앞으로 기울기 · 붙잡고 서기 · 혼자 서기를 동작과제로 설정했다.

■ 경과와 주된 변화점

체간의 뒤틀림, 허리 펴기에 의한 체간의 이완이 진행됨에 따라 요부의 아픔에 대한 인지가 점차로 분명해졌다. 즉 어떤 식으로 하면 어떤 부위에 어느 정도의 아픔이 발생하는가, 또 그 아픔이 어느 정도까지 중화될 수 있는가 하는 점에 대해 인지할 수 있게 되었다. 제4섹션 시점에서의 일이다. 그리고 게다가 허리에 발생하는 아픔을 견뎌서라도 노력하고자 하는 치료의욕과 같은 것이 나타났다. 그러한 심적 변화에 상응하는 듯이 동작면에서도 변화가 나타났다. 앉은 자세에서 허리를 세울 수 있게 되었다. 또 책상에 스스로 붙잡고 설 수 있게 되었다. 이것은 치료개시 1주일째(7섹션) 시점에서의 일이며 발증 이래 한 번도 할 수 없었던 일이다. 그 날을 계기로 날로 놀랄 만큼의 속도로 변화하여 가서, 8월 말에는 심리판정실내의 벽을 붙잡으면서 걷는 것은 거의 가능하게 되었고 또 선 자세 유지도 26초간, 혼자 힘으로 할 수 있게 되었다. 그리고 1개월 뒤인 8월 27일(57섹션 때) 휠체어를 K의 일상생활에서 제거하게 되었다.

Ⅱ기: 자기계 활동의 활성화

■ 치료방침

이 시점에서 K는 선 자세는 어떻게든 가능하게 되었으나 불안정하고 선 자세 유지 시간이 짧아서 오래 서있지를 못했다. 그래서 선 자세 훈련으로서 혼자 서기, 선 자세 유지 동작과제를 설정했다. 그리고 이 동작과제가 달성됨에 따라 추가로 동작과제를 중심이동(**그림 60**), 무릎 굽히기(**그림 61**), 발꿈치 들었다 내리기(**그림 62**), 한쪽 발 올리기, 발로 밟기, 한쪽 발로 내딛기, 교대 내밀기, 다수 걸음 내딛기, 정지, 방향 바꾸기 등의 보행동작달성을 위한 동작과제를 설정해서, K에 제시하고 점진적으로 진행시켜 갔다.

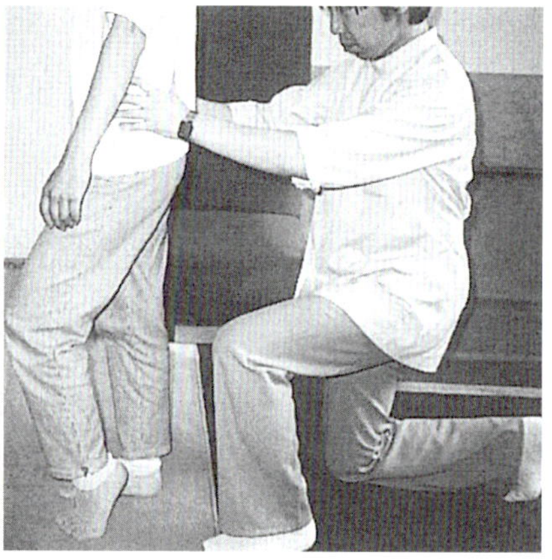

[그림 60] 중심이동

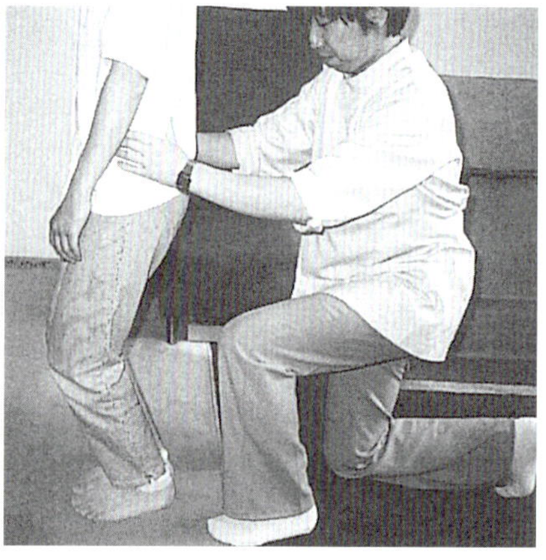

[그림 61] 무릎 굽히기

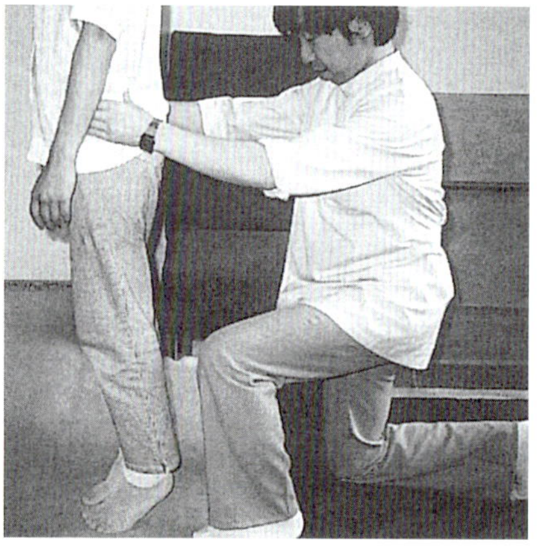

[그림 62] 발꿈치 올렸다 내리기

■ 경과와 주된 변화점

8월의 시점에서는 선 자세 유지가 26초간 유지하는 것이 한계였으나 치료횟수를 거듭함에 따라 유지시간도 늘어나서 9월에는 55초, 10월에는 9분 20초, 그리고 11월 시점에서 20분 이상 가능하게 돼서, 선 자세 동작은 거의 완전한 것이 되었다. 보행동작에 대해서는 9월 시점에서는 모두 붙잡고 걷기이고, 벽이 없으면 걸을 수 없는 상태였지만, 10월 시점에서 3 m 정도의 공간이라면 어떻게든 보행이 가능해지고, 기 이후 치료횟수를 거듭함에 따라 3~5 m 정도의 공간의 보행은 안정되어 갔다. 그리고 그 후 점차로 자력을 통한 보행거리를 늘려가서 10월 시점에서 30 m 정도 걸을 수 있었다. 그리고 11월에는 걷는 모습은 앞으로 기울어져서 좋지 않았으나 30분 정도는 계속 걸을 수 있게 되었다. 또한 12월에 들어갔을 즈음에는 런닝이 조금씩 가능하게 되었다.

이와 같이 선 자세 유지 동작이 안정되어감에 따라, 또한 보행동작이 안정되고 확립됨에 따라 허리의 통증에 대한 특별한 치료적 접근은 하지 않았지만 9월 시점에서 「꽤나 괜찮아졌다」고 하던 것이 10월 시점에서는 「이제 안 아파」라고 말하게 되었고 「아픔은 전혀 없다」고 하게 되었으며 K의 가장 큰 문제였던 허리에 발생하던 통증은 소실되었다. 또한 학원내의 생활에서 보였던 어머니에 대한 폭력이나 타 아동이나 직원에 대한 난폭한 면은 없어졌다.

Ⅲ기: 자기 확실감의 획득

Ⅱ기 말 무렵에는 K 주된 증상은 완전히 없어지고, 동작법의 적용의 필요성은 없었다. 그러나 약간 보행 모습이 나쁜 것과 사회성이 결여라고 하는 점에 문제가 남았다. 예를 들면 남들 앞에 나서려고 하지 않았다. K에게 물어보면 「부끄럽다」고 말한다. K를 지역 상점가에 장보기로 데려갔을 때 점

원과 능숙하게 대응을 할 수 없는 등, 아직 K의 사회적 대응이라는 점에 자아 레벨의 약함이 문제가 되었다. 그래서 K가 제안했었던 런닝 · 축구 · 야구(캣치볼과 배팅) · 자전거 타기 · 사이클링 외에 상점가에 가서 장보기 · 전차 · 버스 타기, 또 치료소에서의 치료와 사회 대응과의 균형 조절로 자아의 강화를 노렸다.

■ 주된 변화점

1977년 12월 시점에서 어깨를 긴장시키고 걷는 모습이던 것이 점차로 개선되어서 1978년 5월 시점에서는 보행 모습은 정상인과 다르지 않는 정도까지 이르렀다. 또한 런닝 · 축구 · 캣치볼 · 배팅 등, 점차로 그 스킬이 향상되어 K 자신도 자신감을 가지게 되었다. 또 이즈음부터 고교로의 진학의욕도 생기기 시작했다. 또한 지역사회에서의 사람과의 관계도 예를 들면 상가의 가게에서 점원에게 「이거 얼만가요?」하고 좀처럼 물을 수 없어서 우물쭈물하던 K였지만 점차로 대응할 수 있게 되어서 6월 무렵에는 훌륭히 해낼 수 있게 되었다. 이러한 경과 속에서 이미 충분하게 K는 사회에 적응해 할 수 있다고 판단하여 1978년 8월, 심리치료개시로부터 1년 3개월 만에 치료를 종결했다.

사례 2

1 _ 클라이언트

P(여성, 19세)

2 _ 주 증상

「몸이 지친다」, 「무릎에 힘이 없고 떨린다」, 「일어서는 것이 어려움」, 「계단을 오르내릴 수 없다」, 「다리가 꼬인다」…… 등의 신체 권태감과 보행곤란.

3 _ 가족

부친은 큐슈에 단신부임 중, 학생시절에는 육상 선수로 체전에 나갈 정도는 아니었지만 꽤 오래 했었다. P에 관해서는 초등학교 때부터 육상에 대한 것을 여러 가지 가르쳤었다. 모친은 가까운 아동원에서 파트타임 근무, 여동생은 P와 같은 고교 2학년이다. 가족에게 정신과적 위전부인은 없다.

4 _ 생육 이력

출생시・영유아기・유아기・학동기를 거쳐 특기할 기왕력은 없다. 학업성적은 초등학교 때는 중상위권 정도, 중학교 때에는 상위에 있었다고 한다. 부친의 영향도 있어서 육상(단거리달리기)을 좋아해서 초등학교 5~6학년에 걸쳐 기록을 의식하며 열심히 했었다. 6학년 때에는 스스로도 놀랄 만큼의 기록을 냈었다고 한다.

5 _ 현재 병력 및 동작요법 적용까지의 경과

중학 1학년 2개월 무렵, 육상부에 재적하고 있었는데 부활동으로 운동장을 달리고 있다가 갑자기 「발이 꼬여서 달리 수 없다」고 호소. 가까운 병원(외과)에서 진찰받고 X-RAY 사진 등을 찍었지만 이상이 없다고 진단됨. 이 발이 꼬여서 달리 수 없게 되기 전 2~3일 전부터 감기에 걸려서 모친은 감기열로 다리가 꼬인 것이라고 생각하고 있었다. 이 증상은 이후로도 계속되어 중학 2학년이 되어도 계속되었기 때문에 중 2학년 1학기에 T정형외과 병원에서 진찰을 받고 거기서 근육통이라고 진찰받아, 얼마 동안 마사지를 받았지만 변화없음. 이 동안에 A정형외과에서도 진찰을 받고 X-RAY 검사 등을 받지만 이상 소견은 보이지 않았다. 2학기에 들어서 한층 더 「무릎이 떨린다」, 「다리가 꼬인」 등의 신체증상이 분명해졌다. 그리고 체육 수업에 나갈 수 없게 된다. 이 동안에 제2 푸른새 정형외과에서 진찰을 받았지만 잘 알 수 없어서 경과를 관찰하기로 하였다. 중3이 되어서도 이 증상은 계속되어 11~12월에 걸쳐 H병원에 검사를 위해 입원. 여기서는 심신증이라 진단 받고 심료내과를 권유받는다. 이즈음부터 표정까지 어두워졌다. 고교를 수험하고 합격과 동시에 H대학병원에서 진찰을 받은 결과 4월에 정신과로 보내져 정신과 의사에 의해 입원을 권유받고 반년간 입원한다. 여기서는 P에 대해 주로 레크리에이션 요법이 행해지고 약물 투여(정신안정제)도 받았으며, 모친에 대해 카운슬링도 행해졌다. 또 학교는 1년간 휴학하게 된다. 퇴원후도 증상은 좋아지지 않아서 K병원에서 진찰을 받아 10~12월 동안 입원하게 된다. 여기서는 심신증의 하나인 기능성 장애라고 판정받고 생활요법이 행해진다. 이 동안에 A대병원에서도 검사 입원을 하였으며 검사결과는 이상 없음이었지만 다리의 근력이 약해져 있다는 말을 들었다. K병원에서는 일단은 나아졌다는 말을 듣고 퇴원했지만 증상은 그대로 계속되고 있었다. 1년 늦게 고교생활에 들어갔지만 등하교는 모친의 차로 행하였다. 이 동안에 N병원의 정형외과에서 진찰을 받고 정신과를 권유받으나 가지 않았다. 그 후로도 증상은 계속되어 고 2학년 1월경, 보다 빈번히 「나른하다, 나른해」라고 신체의 이상을 호소하게 되었다. 그리고 고 3학년 5월경부터 더욱 안 좋은 상태가 되어서 가족 전체가 어두워진다. K병원에 재입원을 생각했지만 P의 강한 거부로 가까운 개업의에게 상담. 「본인의 의지를 중시하면 어떻는가」하는 의견을 듣고 K병원으로의 재입원은 그만 두었다. 그러던 중 동작요법에 관해 알게 되고 6월이 되어서 당 센터의 정신과에서 진찰을 받고 동작요법을 희망한다고 신청하였으며, 그 적용을 받게 된다.

6 _ 치료계획

초회 동작면접부터 P에 대한 동작과제 설정은 아래의 내용으로 하였다. 체간 뒤틀기, 어깨 젖히기로 체간계의 이완을 도모한다. 그리고 앉은 자세에서 등 언저리를 수직방향으로 입력할 수 있도록 원조한다. 그리고 무릎으로 서기 자세에서 상체를 유지하기 위해 무릎으로 버티도록 원조한다. 그리고 선 자세가 안정화되도록 선 자세에서의 무릎 굽히기와 뻗기가 가능하도록 원조한다. 그리고 보행이 향상되고 안정화되도록 원조한다.

7 _ 치료경과

제 I 기: 동작요법의 수용(제1회~5회)

동작과제는 체간의 이완으로, 체간의 뒤틀기와 어깨의 젖히기로 행하였다. 처음에는 체간 뒤틀기 등에서는 딱딱한 만성긴장이 있었지만 5회째 경부터는 거의 정상인에 가까운 이완이 얻어졌다. 그리고 매회 운동요법을 전반 40분 행하고, 후반은 주로 치료내용의 검토나 감상에 초점을 맞춰서 카운슬링적인 치료접근도 행하였지만 2회째와 3회째 정도 때는 「나는 대학에 진학하는 것을 포기하려고 생각하고 있다. 나는 지금의 몸 상태로는 도저히 고교생활을 해나갈 수 없기에 퇴학하고자 생각한다. 급우들에게도 폐를 끼치고 있고……」 등과 같이 자신에 대한 부정적인 감정을 드러내거나 했으나 필자는 「그래……」 하는 정도의 반응만 해두고 치료장면에서 가능했던 사실(긍정적인 것)을 끄집어내서 「신체를 이완시킬 수 있었네」라던가 「이완시켜가는 감각을 잡았구나」하는 내용으로 확인을 구했다.

제Ⅱ기: 동작의욕의 향상(제6회~14회)

체간의 이완에 의해 이완한다는 자체조작이 가능해짐에 따라 구체적인 동작과제로서 앉은 자세에서의 지주 세우기, 무릎으로 서기에서 상체 젖히기, 무릎모아 앉은 자세에서 무릎으로 서기 자세로 이행, 또한 선 자세에서의 무릎 굽히기와 펴기 등을 과제로 해서 점진적으로 진행했다. 그 결과 횟수를 거듭할 때 마다 과제가 달성되어 13회째 즈음에는 상기한 동작과제는 대부분 달성하였다. 또한 이러한 동작개선의 변화는 P의 현실생활 장면에서도 변화를 보이기 시작했다. 신체권태감을 호소하던 것은 적어지고 생활의욕이 솟아나기 시작했다. ……7회째 섹션 중 「저 자퇴하지 않고 대학에 진학하고 싶다고 생각하고 있어요」, 「지금부터는 국립은 무리니까 사립으로 할래요」하는 식으로 지금까지 자포자기하는 생활태도가 의욕적으로 바뀌었다. 또한 계단의 오르내리기 등은 가정에서는 모친과 조부에게 업혀서, 학교에서는 급우에게 도움을 받아 하고 있었지만 조금씩이긴 하지만 확실하게 스스로 할 수 있게 되기 시작했다.

제Ⅲ기: 생활의욕의 향상(제15~20회)

9월 이후는 선 자세에서 훈련을 행하는데 중심이동・무릎 굽히기와 펴기・

발꿈치 들기 · 발꿈치 밟기 · 발꿈치의 교대 밟기 · 밟기 · 한발 내딛기 · 교대 내딛기 · 다수 걸음 내딛기를 동작과제로 설정해서 치료에 착수했다. 이들 동작과제는 19회까지는 달성되었다. 그리고 보행은 거의 정상보행이 되었다. 현실의 생활장면에서는 가정이나 학교의 계단 오르내리기는 문제없이 할 수 있게 되었다. 또 근처에 장보러 갈 수도 있게 되었다. 그리고 대학으로의 진학의욕도 생겨나서 수험공부에 진지하게 힘을 쓰기 시작했다. 이와 같이 증상도 사라지고 생활의욕도 전향적으로 되었기 때문에 20회째의 치료에서 치료를 종결했다.

정리

동작요법의 목적은 치료자에 의해 설정된 동작과제를 달성화함으로 해서 주체적인 자기활동의 활성화 및 확립을 도모하는 것이라 여겨지고 있다. 본절에서 예로 든 두 사례에 대해서도 그들이 동작과제를 달성하기 위해 노력하는 과정에서 그들의 자기활동의 활성화 및 확립을 해가며 자기변모를 이룩했다고 할 수 있을 것이다. 그런데 본 절의 제목이 심인성 지체부자유라고 되어 있다. 그래서 이 「심인」이라고 했을 경우 정신분석학 등의 역동론적인 입장에서 보자면 증상의 배경에는 심인을 묻게 되는 증상형성에 이르는 발증 메커니즘이 가족력 혹은 생육력 속에서 발견되는 것이라 하여, 치료적 단서를 여기서 찾고, 분석적으로 관계하게 될 것이다. 여기에 예로 든 두 사례는 어느 것이나 역동론적 입장에서 보자면 심인적 배경은 충분히 생각될 수 있을 만한 것을 가지고 있다. 그러나 직접적으로는 심인을 취급하지 않으면서 심리치료를 진행하고 있다. 취급한 것은 클라이언트의 신체를 통해 현실적인 동작인 자신의 신체조작의 방법이라는 체험과정에 초점을 맞춰서 심리치료를 진행해간 것뿐이다. 그리고 그 결과로서 비교적 빠른 시기에 치료적 변화(성과)가 나타났다. 이것은 심리치료의 효율적 유효성이나 클라이언트의 경제적 부담액의 경감화 등을 고려했을 경우 시사하는 바가 있다고 할 수 있다.

02 이분척추

이분척추의 개략

이분척추란 단순히 등뼈의 결손을 나타내는 용어이고, 태아기에 척수나 척추의 발생도중의 형성이상에 의한 등뼈의 후방부분의 결손과 척수의 이상을 이분척추증이라 한다.

그것은 등뼈의 결손부로부터 척수가 주머니형상으로 돌출되어 있는 것으로, 출생시에 발견되기 쉽다. 그러나 드물게 그와 같은 상태를 보이지 않고, X-RAY 촬영에 의해 등뼈의 이상을 알게 되는 경우가 있다. 이것을 「잠재성 이분척추」라고 한다. 많은 경우 「낭종성 이분척추」(등골의 결손부에서 척수가 돌출되어 있는)이고 출생직후, 폐쇄수술이 행해진다.

이분척추의 발생률은 거의 1,000분만에 0.5~1명이라 여겨진다.

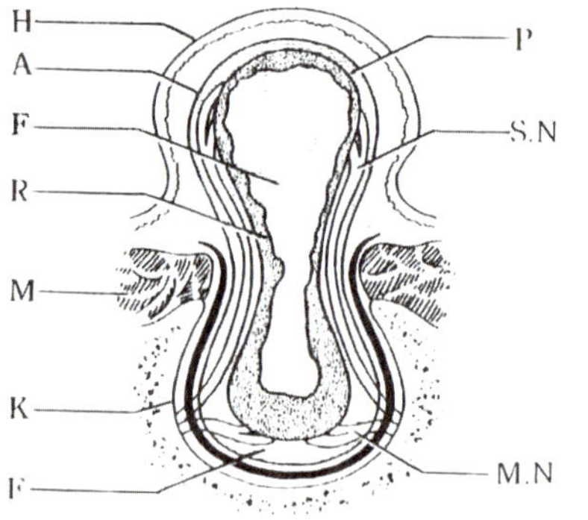

[그림 63] 척수수막류

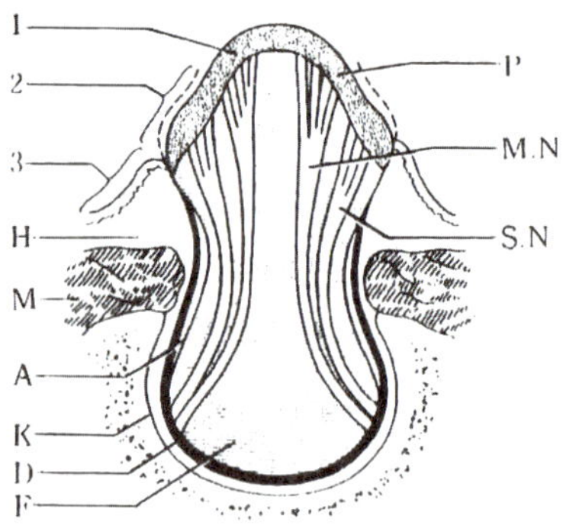

[그림 64] 척수낭류

이분척추의 분류

1 _ 잠재성 이분척추

X-RAY사진 상에서만 확인되는 등뼈의 비정상이다. 피부의 표면에는 이상이 없는 경우도 있는데, 다모(多毛), 모반(母斑: 반점), 지방종, 푹 들어간 피부 등이 보이는 경우가 있다.

2 _ 낭종성 이분척추

등뼈의 결손부에서부터 주머니모양으로 척수가 체표면에 돌출된, 이른바 낭포(囊胞)가 보이는 것이다. 척수수막류(그림 63), 척수낭류(그림 64)가 있다.

발생원인

가족 내 발생, 동포발생의 보고도 보이지만 유전적 요인은 이차적인 것이고 환경요인이 크다고 생각된다. 동물실험에서 비타민A의 과잉투여, 방사선 노출 등으로 발생한 적이 있다. 이들 투여에 의해 이분척추 외에 뇌탈출, 무뇌증 등이 보인다. 분명한 결과를 얻은 것은 아니다.

이분척추증의 증상

이분척추 아동의 많은 경우는 하지의 운동장애 · 하지의 지각장애 · 방광직장장애를 가지고 있다. 이러한 장애의 정도는 척수의 어느 부위에 장애인가에 따라 결정된다.

1 _ 하지의 운동장애

흉수까지 장애를 받고 있는 경우는 보장구를 사용하더라도 보행이 매우 곤란하다. 제1, 제2 요수가 장애를 입고 있지 않다면 보장구와 지팡이로 실내를 걷는 것이 가능하지만 휠체어로의 이동이 실용적이다. 그 이하의 장애의 경우는 보장구와 지팡이로 보행이 가능하다. 선수 이하의 장애에서는 거의 보조구를 필요로 하지 않고 혼자서 걷는 것이 가능하다.

각 관절부위의 근긴장에 불균형이 있고 고관절 탈구 · 족부의 변형 · 관절의 구축 등을 일으키기 쉽다. 또한 등뼈의 기형이나 마비 때문에 배주측만이나 후만 등의 자세 비정상이 보인다.

2 _ 지각장애

지각장애는 하반신에 많이 보이며, 장시간 앉은 자세나 보행 등으로 둔부나 족저부에 욕창(압박에 의한 혈행부전 때문에 피부가 상함)을 일으키기 쉽다. 또한 아픔을 느끼지 않기 때문에 염좌나 하지를 골절해도 모르는 경우도 있다.

3 _ 방광직장장애

이분척추증에서는 방광직장장애는 반드시 일어난다. 「요의(尿意), 변의(便意)를 느끼지 못하고 배뇨근, 괄약근 등의 마비에 의해, 요・변실금, 심한 변비를 유발하고 사회생활 상 큰 지장을 초래한다」. 배뇨장애는 배뇨근이나 괄약근이 마비되어 있기 때문으로 그들 근을 수의적으로 수축할 수 없어서 본인의 의도와는 관계없이 배뇨하고 마는 일이 많다. 또한 저뇨감(貯尿感)이 없으며 방광염이나 신우신염을 일으키고 게다가 신부전으로까지 발전하여 생명에 위험을 초래하기도 한다.

4 _ 수두증과의 합병

이분척추증의 약 70~80%는 수두증을 합병증으로 지닌다. 그 때문에 소뇌실조증상(본인의 의도와 관계없이 안구나 손가락이 떨리는 상태)이나 평형기능장애(중력에 대해 머리나 사지를 정상적인 위치로 유지하려는 작용이 평형기능이며, 그 중추는 소뇌에 있다고 생각된다. 이것이 장애를 받으면 균형을 잡을 수 없어서 전도되거나 한 방향으로 치우쳐서 걷거나 한다)을 보이는 경우가 있다.

5 _ 지능

수두증 합병의 유무에 따라 지적장애가 좌우되는 경우가 많다. 특히 동작성 능력(그림 그리기 · 모사 등)이 저하되는 경우가 많다. 수두증이 합병되지 않는 경우는 거의 정상이라 여겨지고 있다.

이분척추아동의 동작훈련

이분척추 아동은 앞서 기술한 바와 같은 병상을 이유로 영유아기 때부터 주로 의료적 치료나 훈련을 받는다.

낭종성 이분척추는 출생시 곧바로 발견되기 때문에 24시간 이내에 낭류의 폐쇄수술이 행해진다. 또한 수두증 합병아에게는 단락튜브를 뇌실에서 복강이나 우심방에 설치하는 수술을 행한다. 그 다음은 주로 운동훈련 · 정형외과적 치료 · 비뇨기과 치료가 개시된다.

이분척추아동의 운동장애는 주로 하지에 집중된다. 척수의 장애를 입은 부위에 따라 선 자세가 곤란한 아동부터 거의 정상아동에 가까운 아동까지 있다.

1 _ 사례

개요

필자가 동작훈련을 실시한 여아(5세)는 이완성 하지마비로 긴 하지보장구를 장착하고 지팡이를 사용해서 보행 훈련을 행하고 있다. 또 지각장애도 있으며 오래 앉아 있으면 엉덩이의 밑바닥에 욕창이 생기기 쉽다. 게다가 방광직장장

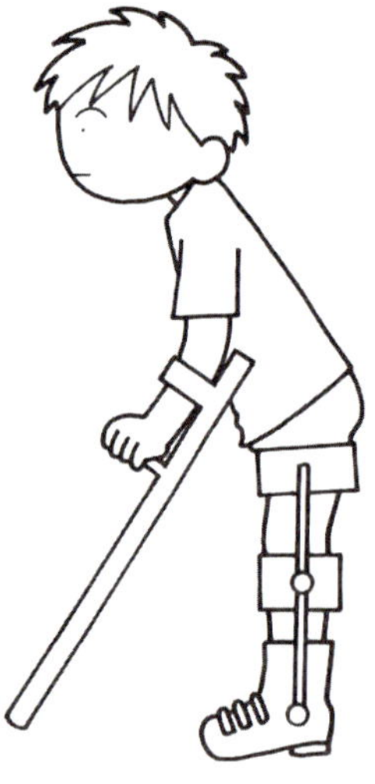

[그림 65] 긴 하지 보장구 착용시의 자세

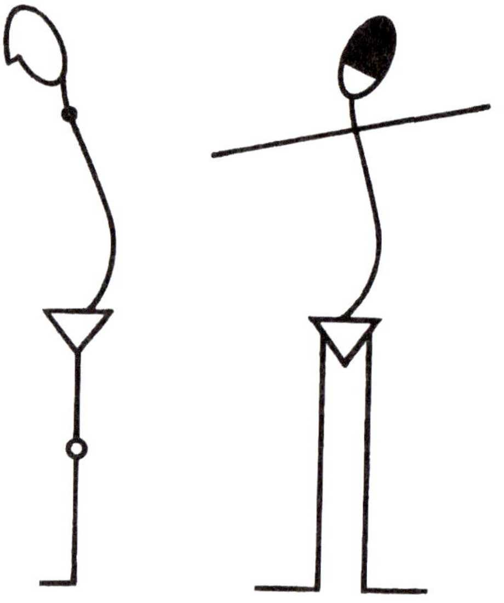

[그림 66] 선 자세 (좌측과 뒤쪽)

애가 있으며 일상에서는 귀저기를 사용하고 배뇨는 수압배뇨를 하고 있다. 지적장애는 없다. 이분척추에 많이 보이는 수두증은 합병되지 않았다.

본 아동의 동작훈련의 목적은 허리·고관절 부위의 이완과 의도적으로 배뇨가 가능한 것이다.

동작의 상황

긴 하지보장구를 착용한 자세는 **그림** 65와 같다.

긴 하지보장구를 장착한 보행은 이른바 사점보행이다. 무릎 연결부는 드롭록 방식이고 신전위에서 고정되어 있다. 좌우의 다리가 교대로 나가기 힘들고 허리를 약간 전방으로 흔들면서 걷는다.

허리는 약간 후방으로 빠져있으며, 지팡이(로프스트랜드 크래치)를 사용하고 있기 때문에 양 어깨 모두에 힘이 너무 들어가서 목이 붙어 부분에 만성 긴장이 보인다.

어깨는 약간 오른쪽으로 올라가고 척주는 조금 오른쪽 커브를 보이고 있다(약간 우측만, **그림 66**). 긴 하지보장구를 떼면 양 다리에 상체를 지탱하는 힘은 거의 들어가지 않으며 선 자세는 곤란하다. 허리에서 위는 거의 장애가 없으며 앉은 자세의 유지나 상지로 하는 작업에는 거의 지장이 없다. 무릎으로 서기는 체간을 뒤에서 지지해주면 어떻게든 가능하나 직립 자세는 곤란하고, 본 아동은 그 감각을 잘 파악하지 못하는 듯하다.

허리의 후부나 고관절의 전방으로 만성긴장이 있으며 선 자세나 무릎으로 서기를 방해하고 있는 듯하다. 대퇴부에서 아래는 타자가 만져도 그 느낌을 잘 느끼지 못하는 모양이다. 그러나 발가락 끝은 조금 알 수 있는 듯, 「발가락을 움직여 보렴」하고 말하면서 발가락이 붙은 부분에서 발가락 끝까지에 걸쳐서 살짝 눌려주면 아주 약간이기는 하지만 움직이고자 하는 의도가 느껴진다. 이것은 이후 본 아동의 동작훈련에 대한 의욕으로도 이어졌다. 무릎 펴기나 굽히기는 스스로의 손으로 행하고, 의도적으로 움직이는 것은 곤란하다.

배뇨의 상황

배뇨는 하복부를 양손으로 누르면서 행하고 있다(수압배뇨 · 크레데법). 실금이 많기 때문에 보통 때는 귀저기를 사용하고 있는데 유치원에서는 시간배뇨를 행하여 실금을 최소한으로 줄이고 있다.

트레이니를 둘러싼 제 조건

① 동작훈련을 받는 동기는 본 아동이 통원하고 있는 같은 유치원에 동작훈련을 받고 있는 장애아동(뇌성마비아)이 있어서, 그 모친의 권유에 의함.

② 동작훈련은 보통 유치원에 통원하고 있기 때문에 월 1회, 월례훈련회에서 실시한다. 그 이외는 가정에서 모친이 훈련한다. 월례회에서의 훈련시

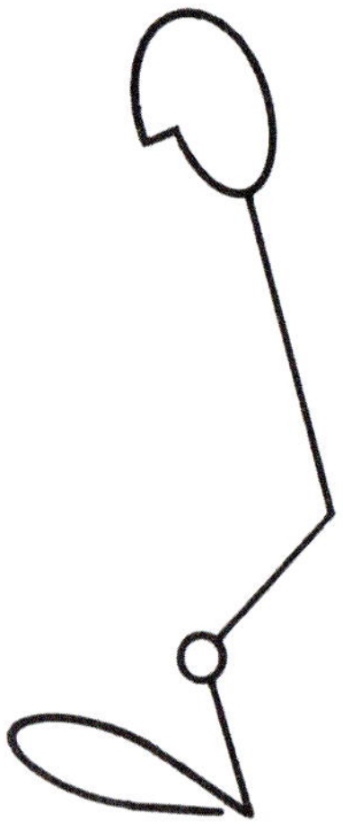

[그림 67] 책상다리 앉기자세

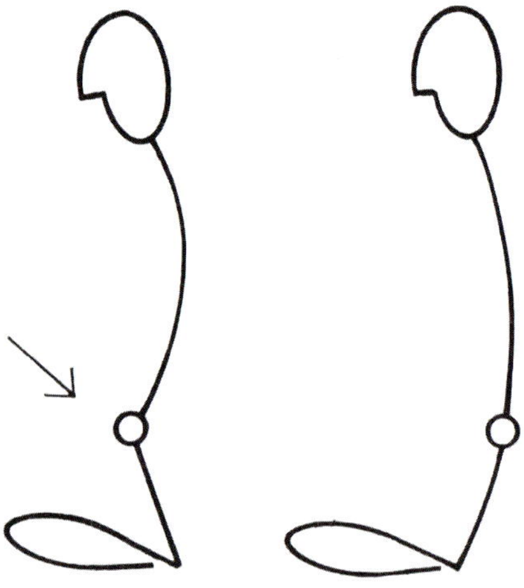

[그림 68] 복부를 보조한 허리 이완

간은 1회 1시간으로 3회 실시한다(중 1회는 모자 훈련). 9월부터 다음해 3월까지 7회 실시.

③ 본 아동은 밝은 성격이며 트레이너와의 인간관계도 취하기 쉽다. 훈련에 대한 동기는 높다고는 할 수 없지만 싫어하지 않고 월례회에 참가한다.

④ 지적인 지체는 없으므로 트레이너의 지시는 잘 알아듣는다. 보통 초등학교로의 입학을 강하게 희망하고 있다.

훈련경과

① 허리 및 고관절 부위의 이완훈련

책상다리 앉은 자세를 취하면 허리를 전방으로 젖히고 만다(그림 67).

허리를 조금씩 굽히도록 시킨다. 허리는 딱딱해서 굽히지 못하고 등에서 굽어버린다. 트레이너가 허리의 뒷부분을 보조하고 복부를 전방에서 밀어넣듯이 하면서 허리를 이완시키게 만든다(그림 68). 그러나 이 방법은 쉽게 이완되지 못하고 실금을 유발하기 때문에 훈련에 대한 의욕이 향상되

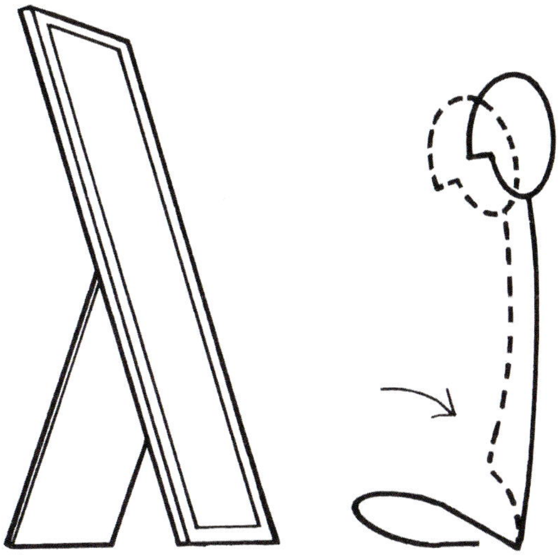

[그림 69] 거울을 이용한 허리 이완

지 않는다.

그래서 허리를 양쪽에서 보조하고 허리를 전방으로 이동시키면서 허리의 이완을 행한다. 이 방법은 허리의 전방이동이라는 움직임과 이완이 동시에 가능하여 유효하다. 지각장애가 있기 때문에 그 움직임을 쉽게 느끼지는 못한다[자체감(自體感)]. 자신의 몸의 움직임을 시각적으로 파악시키기 위해 거울을 이용한다. 거울에 비친 자신의 몸의 움직임을 봄으로 해서 어떤 식으로 움직이면 되는가(동작과제)를 이해할 수 있고 이 거울의 이용은 그 후의 훈련을 용이하게 하게 만든다(그림 69).

② 무릎으로 서기 훈련 때에도 고관절 이완이나 허리 낮추기, 낮춘 허리에서 일어서기와 같은 일련의 동작에 대해서도 시각적인 보조는 매우 유효하게 작용한다.

③ 무릎으로 서기 자세의 유지는 상체를 지지하는 것이 곤란하고 금방 허리가 낮아지고 만다. 이것은 고관절 부위의 앞부분에 만성 긴장이 있어서 이 부위가 완전히 펴지지 않고 굽어지고 만다. 엉덩이 뒷부분을 전방으로

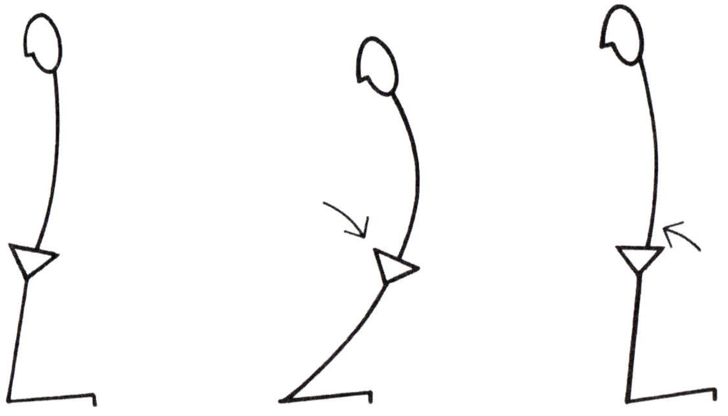

[그림 70] 무릎으로 서기 훈련

밀어넣으면서 이완시킨다. 타동적으로 어떻게든 이완되지만 버티기 위한 적성긴장이 잘 들어가지 않아서 금세 엉덩이가 내려간다(그림 70).

④ 우측만에 대해서는 책상다리 앉은 자세에서 체간을 오른쪽으로 비틀면서 오른쪽 뒷부분을 왼쪽 앞방향으로 밀어넣듯이 하면서 긴장을 이완시키면 동시에 바른 자세(체간을 곧게 만든 자세)의 유지를 하게 만든다. 이 바른 자세는 본 아동에게 있어서는 이해하기 어려우며, 체간이 뒤틀려 있는 듯이 느끼고 있다. 그래서 거울을 보면서 바른 자세의 유지를 행한다. 처음에는 시각적으로 알고 있어도 자체감을 쉽게 파악하지 못하는 듯하였다. 시각적으로 파악한 자신의 몸의 자세와 자신의 몸의 느낌으로서 파악한 자세와의 일치는 좀처럼 쉽지 않다. 반년간의 훈련에서 마지막까지 남은 훈련과제 중의 하나이다.

⑤ 배뇨훈련

배뇨훈련에 대해서는 유소년기 경부터 하복부를 손으로 압박하는 수압배뇨를 실시하고 있다. 동작훈련으로서는 등 대고 누운 자세를 만들고 복부에 힘을 넣도록 한다. 그 때 트레이너는 트레이니의 복부에 손을 대어 약

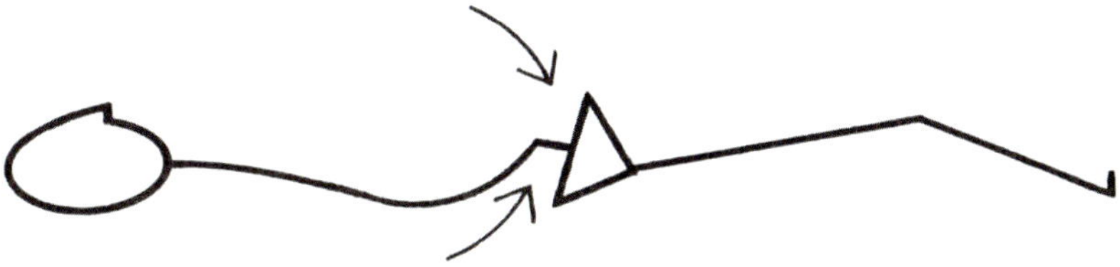

[그림 71] 복부에 힘을 넣는 훈련

간 누르듯이 해서, 압력의 느낌을 트레이니가 알 수 있도록 한다(그림 71). 압박의 느낌은 어떻게든 알 수 있지만 어떤 식으로 복부에 힘을 넣으면 되는지 잘 모르는 듯 했다. 그래서 복식호흡법을 훈련에 편입시켜서 복부가 부풀었을 때에 트레이너의 손 압력에 저항하도록 시킨다. 즉시 「지금 힘이 들어가고 있어요」하고 말에 의한 보조를 하고, 그 상태를 유지시켜 복부의 긴장을 알게 한다. 다음으로 숨을 뱉듯이 해서 힘을 빼게 한다. 이 반복에 의해 꽤나 복부의 긴장-이완 상태를 알 수 있게 된다. 그러나 7회의 훈련에서는 의도적인 배뇨에 이르지는 못했다.

본 아동의 훈련결과

① 허리 및 고관절 부위의 이완

만성 긴장은 거의 없어지고 그 결과 허리의 전후이동 및 무릎으로 서기가 편하게 되었다.

② 무릎으로 서기는 트레이너가 가볍게 허리의 후부를 지탱하는 정도로 상체를 지탱할 수 있게 되었다.

2 _ 사례의 정리

본 아동의 동작훈련에 대한 동기에 대해서는 앞서 기술한 대로이다. 겨우 반년간 월례회에서 7회, 가정에 있어서는 모친이 매일 훈련을 계속시켰다.

혼자 걷기는 곤란했지만, 긴 하지보장구가 짧은 하지 보장구로 바뀌고 지팡이는 가벼운 보조 정도로 걸을 수 있게 되었다.

배뇨의 자립은 역시 곤란했다. 이분척추증 특유의 지각장애가 큰 장벽이 되고 있다.

그러나 복부의 긴장 · 이완동작은 어느 정도는 할 수 있게 되었다.

동작훈련을 실시하는 과정에서 가정 큰 장벽은 이분척추 특유의 지각장애이다. 하지가 만져지고 있는 느낌, 움직임을 동반하는 동작감, 자세정형 등을 잘 파악하는 것이 곤란하다. 거울을 이용한 시각적 원조는 본 아동의 동작습득에 있어서 매우 유효하게 작용하고 있다.

게다가 동작훈련을 통해 동작의 개선뿐만 아니라 유치원의 보육장면에 있어서 그때까지의 소극적인 행동에서 적극적인 행동으로 바뀌었다. 스스로 선생님이다 친구들에게 「~ 해줘」, 「~ 하자」하고 말하면서 주체적으로 작용하는 행동을 많이 볼 수 있게 되었다.

가정에 있어서도 집에만 틀어박히기 쉬웠던 것이 근처 친구 집에 놀러가거나 또 친구를 집에 초대해서 노는 일도 많아졌다.

본 아동의 경우, 동작의 변화 이상으로 마음의 큰 변화에 모친이나 유치원 보모들도 놀랐었다.

이분척추증 아동의 종래의 의료나 훈련

이분척추증에 대해서는 낭류의 폐쇄수술을 주된 것으로 하는 의료분야에서의 치료나 훈련이 주류를 이루고 있다. 그 때문에 이분척추증 아동에 관한 동작훈련의 사례는 거의 없다. 그 이유로는 다음과 같은 것을 생각할 수 있다.

1 _ 척수손상 부위와 그 내용

척수의 손상부위에 따라 어느 정도 마비 수준과 하지의 운동기능장애가 예측 가능하다. 오키(1987년, p.132)에 의하면 다음과 같다.

① 제12흉수 레벨

하지근은 모두 마비되고 중력의 영향으로 하지는 고관절 외선・고관절 굴곡・족관절 저굴을 취하기 쉽다.

② 제1요수 레벨

장요근과 봉공근이 다소 작용하기 때문에 고관절은 굴곡외선위를 취하기 쉽다.

③ 제2요수 레벨

고관절의 굴근은 강력하고 내전근과 고관절의 신전은 아주 약간 작용한다. 고관절은 굴곡, 내전위를 취하기 쉽다.

④ 제3요수 레벨

고관절의 굴근은 정상이고 내전근 및 무릎 관절의 신근은 제2요수 레벨보다 강력하게 된다. 고관절은 굴곡, 내전위를 취하기 쉽고 슬관절은 신전위를 취하기 쉽다.

⑤ 제4요수 레벨

고관절의 내전근과 슬관절의 신근이 정상이 되고 족부에서는 전경골근이 작용하여 내반종족위를 취하기 쉽다.

⑥ 제5요수 레벨

고관절의 외전근은 약하기는 하지만 작용하며, 슬관절의 굴근이 강력해지고 후경골근도 작용한다. 하지는 고관절 굴곡·슬관절경도굴곡·족관절배굴위를 취하기 쉽다.

⑦ 제1선수 레벨

고관절은 대둔근이, 슬관절은 대퇴이두근이 약간 약한 것을 제외하고 정상이다. 족부에서는 하퇴삼두근과 발가락 굴근의 작용에 의해 여러 가지 족위를 보인다.

⑧ 제2선수 레벨

족부 고유근이 약한 이외는 정상이고, 발가락 굴곡변형을 보이는 경우가 있다.

⑨ 제3선수 레벨

운동마비는 거의 보이지 않는다.

또한 하지의 운동기능장애와 함께 고관절의 탈구나 아탈구도 보인다.

흉수 레벨에서는 통상적으로 탈구는 일어나지 않는다. 제1~2요수 레벨에서는 출생시, 고관절은 굴곡위를 취하고 그 이후 진행성 굴곡내전변형을 보이며 아탈구·탈구로 진행되는 일이 많다고 한다.

제3~4요수 레벨이 되면 조기에 아탈구·탈구로 나아가는 경우가 많으나 제1~2 선수 레벨이 되면 거의 문제는 발생하지 않는다.

이와 같이 장애의 상태에 따라 훈련목표가 어느 정도 명확하게 되어 있기 때문에 그 이상의 기대를 바라는 것이 적다고 생각된다.

따라서 훈련의 방법도 대부분이 보장구나 지팡이를 사용한 것이 주가 된다.

2 _ 합병증

합병증이 많다. 지각장애가 엉덩이나 하지에 많기 때문에 장시간 앉은 자세나 보행 등으로 욕창을 만들 위험성이 높다. 또한 선천성 기형이나 마비에 수반되는 족부 등의 변형도 많이 볼 수 있다.

게다가 이분척추증의 약 80%가 수두증을 지니고 있다. 뇌실 내에 생산되는 수액이 소뇌에서 뇌표면·척수표면으로 흘러가기 어렵기 때문에 뇌실이 확대되어 뇌가 압박을 받는다. 단락 수술을 받고 다른 병이나 장애가 병발하지 않도록 치료가 행해진다.

3 _ 방광직장장애

방광직장장애는 이분척추증에는 반드시 일어나며 방광염 등을 유발하지 않도록 의료적 치료를 필요로 한다. 지각도 체간에서부터 장애를 받고 있는 경우가 많고 요의나 변의를 느끼지 못해서 요·변실금이나 변비를 유발하여 일상생활에 큰 지장을 준다.

이와 같이 출생시부터 의료적 치료나 훈련과 연관이 강하다.

이분척추 아동의 동작과제

1 _ 동작훈련으로서의 과제

동작훈련은 뇌성마비 아동의 동작 개선을 도모하기 위해 개발된 훈련법이다. 동작이란 뇌성마비 아동 자신이 스스로의 몸을 움직일 때에 스스로의 의도에 근거하여 그것을 신체운동으로서 실현시키기 위해 노력한 결과, 의도한 운동 패턴이 발생했을 때, 그 전과정을 가리키고 있다. 이른바 의도 – 노력 –

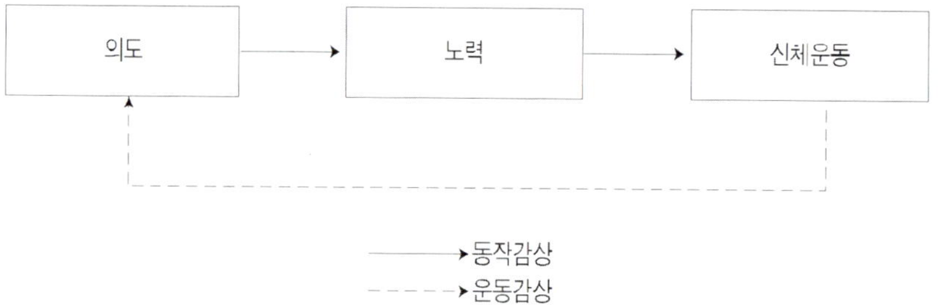

[그림 72]　동작의 정보도식

신체운동이라는 도식으로 나타내진다. 이 일련의 과정을 심리적인 활동이라 파악하고 있다. 의도-노력-신체운동의 심리적 활동을 정보로서 파악하고, **그림 72**와 같이 정보의 흐름을 도식으로 나타내고 있다.

뇌성마비아동의 경우 건강아동에 비하면 의도가 적극적이지 못하고 또한 노력의 방법이 정확하지 않기 때문에 그 결과로서 나타나는 신체운동이 의도와 일치하지 않는 경우가 많다.

이분척추아동의 운동장애도 동작이라는 일련의 심리적 활동으로서 마찬가지로 파악하는 것이 가능하다. 증상으로는 마비에 의한 운동장애 · 변형 · 구축 등, 앞서 기술한 바와 같다. 뇌성마비 아동과의 커다란 차이는 장애의 부위가 하지에 집중되어 있으며 게다가 지각장애를 동반하고 있는 점에 있다. 그 때문에 동작의 정보도식에 나타나는 운동감각이나, 동작감각을 알기 어려운 것은 아닌가 생각된다.

사례에서 기술한 바와 같이 허리의 움직임이나 무릎으로 서기 상태를 본 아동이 파악하기 어려웠던 것은 동작훈련의 과정에 있어서 본 아동이 트레이너와의 훈련관계를 통해 자신의 몸을 움직이는 노력을 하면서 자기라고 하는 존재와 활동을 실감적으로 체험하는 것이 어려웠던 것은 아닐까 생각된다.

거울을 이용한 시각적 원조는 이런 점의 곤란함을 어느 정도 보조할 수 있었으리라 생각된다.

지각장애를 동반한 장애아동에 대한 동작훈련의 응용은 사례도 거의 존재하지 않기에 앞으로의 커다란 과제 중의 하나이다.

2 _ 동작법으로서의 과제

동작훈련을 통해 동작의 개선에 그치지 않고 장애아의 행동의 변화에까지 효과가 나타나는 것을 알 수 있으며 자폐증이나 정신분열증 등 다른 장애아·인에게도 활용되고 있다.

본 사례에도 기재한 바와 같이 내성적이던 본 아동이 적극적으로 친구들 속에 들어가고, 성격도 밝아진 것에 모친도 유치원 선생님도 인정하게 되었다.

일반적으로 이분척추아동은 말을 잘 듣고 밝고 명랑하며 말하는 걸 좋아한다. 사회성이 있으며 감정도 풍부하다. 그런 반면 어리광쟁이이며 의욕이 적고, 집중력이 없다. 기분이 쉽게 변하고 쉽게 질린다고 여겨진다.

이와 같은 심리적 변화의 응용도 앞으로의 과제 중의 하나라 여겨진다.

03 뇌장애

뇌성마비 아동의 동작을 개선하기 위해 개발·발전해온 동작법(나루세, 1973; 1985)은 지체부자유의 원인이 되는 뇌의 병변·장애 그 자체를 취급하는 것이 아니라 뇌의 장애를 지니면서 발달하고 있는 장애아의 주체적인 제어활동에 초점을 맞추어 왔다. 동작법은 의학적인 접근이 아니라 스스로의 신체를 주체자인 자기가 어떤 식으로 조작할 수 있게 되는가를 원조하는 방법이며, 교육적·심리적인 접근이다. 동작법이 의학적 진단에 근거하는 처우와 다르기 때문에 동작법의 접근에는 다양한 의학적 진단명을 지니는 장애아가 참가하고 있다.

이 절의 목적은 다음과 같다.

① 뇌장애의 정의에 대해 간단하게 개설한다.

② 지금까지 「야스라기장」을 방문한 장애아 중 「뇌장애인 아이」에 대해 보고한다.

③ 「야스라기장」에서 뇌장애인 아동에 대해 동작법을 적용한 한 사례의 경과를 보고한다.

뇌장애란 무엇인가?

이 절에서 기술하는 뇌장애인 아이란, 문자 그대로 뇌에 있어서의 장애(병변 또는 외상)가 원인이 되어 그 장애의 후유증으로 지체부자유를 지닌 아이를 의미한다. 넓은 의미로는 뇌성마비도 당연히 뇌장애에 포함된다. 그러나 뇌성마비 아동의 문제에 대해서는 제1장에서 상세하게 기술되어 있기 때문에 이 절에서는 뇌성마비, 또는 뇌졸중 후유증을 제외한 뇌장애(뇌의 병변 · 외상)의 결과로서 지체부자유가 있는 아동에 대해 기술하기로 한다. 뇌성마비는 의학적 진단으로는 뇌의 발육 도중에 있어서의 장애이기 때문에 다른 뇌장애와는 구별된다. 뇌성마비의 정의는 「수태로부터 신생아(생후 4주 이내)까지의 사이에 발생한 뇌의 비진행성 병변에 근거하는 영속적인, 그러나 변화할 수 있는 운동 및 자세의 이상이다」(후생성 뇌성마비 연구반, 1968; 코이케, 1974)라고 정의되어 시기적인 구분이 이루어지고 있다. 이 시기적 구분에 대해 코이케小池(1974, p.27)는 의학적인 진단의 입장에서 다음과 같이 기술하고 있다.

> 어째서 이와 같은 시기적 구분에 신경질적으로 되는 것인가 하면, 그 첫 번째 이유는 원인이 되는 질환이 명확한 것은 그 질환을 표면으로 꺼내어 「뇌성마비」라고 하는 틀에서 제외해야 한다는 생각이 존재하는 것이다. 이와 같은 입장에서 보자면 이른바 후천적 원인에 의한 것은 예를 들면 「뇌염 후유증」이나 「두부 외상 후유증」이라고 불러야 하는 것이지 「뇌성마비」의 명칭을 다는 것은 타당하지 않다는 것이 된다.

그 이유로서 코이케는 선천성 혹은 주산기의 원인에 의한 경우와 비교해서 후천성 원인에 의한 경우는 마비의 부위에 있어서 약간 변칙적인 점이나 정형적인 분류에 집어넣는 것이 곤란한 경우가 적지 않은 점, 성격 · 행동의 이상을 동반하는 경우가 많은 것 같다는 점들로부터 어느 정도 간극이 보이는 경우가 적지 않다고 기술하고 있다. 따라서 이 절에서 기술하는 「뇌장애」는 생후 4주 이내까지의 뇌성마비와 성인이 된 후의 뇌졸중을 제외한 뇌장애에 의한 지체부자유를 지닌 아이들이다. 이들 아이들은 뇌장애의 의학적인 진단으로서 급성뇌증·Reye증후군·척수염·두부외상 등의 명칭을 달고 있다. 그러나 의학적으로 진단된 뇌장애가 원인이 되어 발생한 지체부자유의 경우에도 몸을 생각대로 움직일 수 없다는 점에서는 뇌성마비 아동과 마찬가지로 동작부자유 아동이며 이 관점에서 동작법에 의한 접근이 가능하다.

[표 10] 「야스라기장」에 방문했던 뇌장애를 지닌 아이의 내역

외상	4
수막염	3
바이러스성 뇌염	2
거미막하출혈	2
뇌내출혈	2
급성뇌염	1
뇌염	1
뇌류결손	1
Reye증후군	1
합계	17

「야스라기장」에 방문한 뇌장애를 지닌 아동

동작법은 뇌의 장애를 지니고 발달하고 있는 장애아를 다루는 것이기 때문에 각지의 캠프나 월례회를 포함하면 다수의 뇌장애의 후유증이라 진단된 아이들이 참가하고 있다. 그 한 예로서 후쿠오카현 아사쿠라군 야스정에 있는 사회복지법인 야스고원 복지촌 「야스라기장」에 방문한 아이를 예로 들겠다. 1993년 시점에서 「야스라기장」을 방문한 장애아(이하 트레이니) 중, 뇌장애라고 생각되는 진단명의 내역은 표 10에 제시한 대로이다. 이 진단명은 면담시에 보호자로부터 보고된 진단명을 그대로 기재한 것이다. 이들 트레이니는 야스라

기장에서 달마다 한 번씩 실시되고 있는 1박 상담 및 원칙적으로 매주 행해지고 있는 하루치기 상담에 참가한 트레이니들이었다(1주일 간 캠프에 참가한 트레이는 제외했다). 이들 진단명은 어느 것이나 그 병의 후유증으로서 지체부자유를 발생시킨 것이다. 더구나 외상 중 2명은 교통사고에 의한 후유증이며 1명은 두부 강타에 의한 외상, 1명은 열상뇌증이었다. 발증연령은 생후 6주에서 6세까지였다.

뇌장애가 있는 아동에 대한 운동법의 적용

뇌장애가 있는 아동은 동작법에 의해 어떠한 추이를 따르게 되는 것일까? 그래서 「야스라기장」에서 행해지고 있는 1박 상담이나 당일치기 상담에 참가했던 트레이니 중에서 뇌염 후유증이라고 진단된 한 트레이니에 대한 동작법에 의한 변화경과를 보고하겠다. 이 변화과정은 「야스라기장」에 남겨져 있는 담당 트레이너에 의한 기록에 근거한 것이다.

1 _ 면담시의 상태

대상아동: A군(남자)

면담시의 연령은 2세 10개월이었다. A군은 2세 2개월 때에 뇌염에 걸려 그때까지 심리적으로도 신체적으로도 통상적으로 발달해왔다. 내담경과는 2세 7개월 때에 큐슈대학 교육학부부속 장애아 임상센터에서 내담하고 야스라기장에서의 훈련을 소개받았다. 면담시에는 그때까지 하루에 3번 정도 일어나고 있던 발작이 면담을 하고 1주일 간 정도는 일어나지 않아, 약의 조합이 잘 맞는 것 같다고 하였다.

A군의 일상생활 양상

A군의 뇌염 후의 운동 재발달과정은 2세 3개월에서 목 가누기, 2세 4개월에서 돌아눕기, 2세 6개월에서 앉은 자세를 할 수 있게 되었다. A군은 혼자서 이동은 못하고 보조를 필요로 했다. 배설은 귀저기를 사용, 식사도 전면 보조로 이루어졌다. 이쪽이 하는 말은 거의 이해할 수 있지만 본인이 하는 발어는 매우 적은 수의 단어(발, 만화 등)로 한정되어 있었다.

지도기간

2세 10개월부터 6세 8개월까지(4년 8개월간)

면담시의 동작상황

■ 책상다리 앉은 자세

A군은 혼자서 책상다리 앉은 자세를 유지할 수는 있었지만 빳빳하게 신전한 상태로 앉아 있었다. 트레이너가 허리를 보조하고 뒤로 움직이는 단서를 제공하자 A군은 무릎을 펴게 되어 상체를 앞으로 기울이고 말았다. 그 때의 원조자의 느낌으로는 반복해서 같은 움직임을 A군이 하기 때문에 A군의 움직임은 마치 반사와 같은 움직임이었다.

■ 무릎으로 서기 자세

A군은 혼자서 무릎으로 서기를 유지할 수 없었다. 보조해서 무릎으로 서기의 자세를 취하게 하자 처음에는 거의 힘이 들어가지 않고 기대고만 있었다. 힘을 넣으려고 하자 A군은 허리에만은 힘을 넣지 못해서 전신을 신전시키고 상체를 젖히고 말았다.

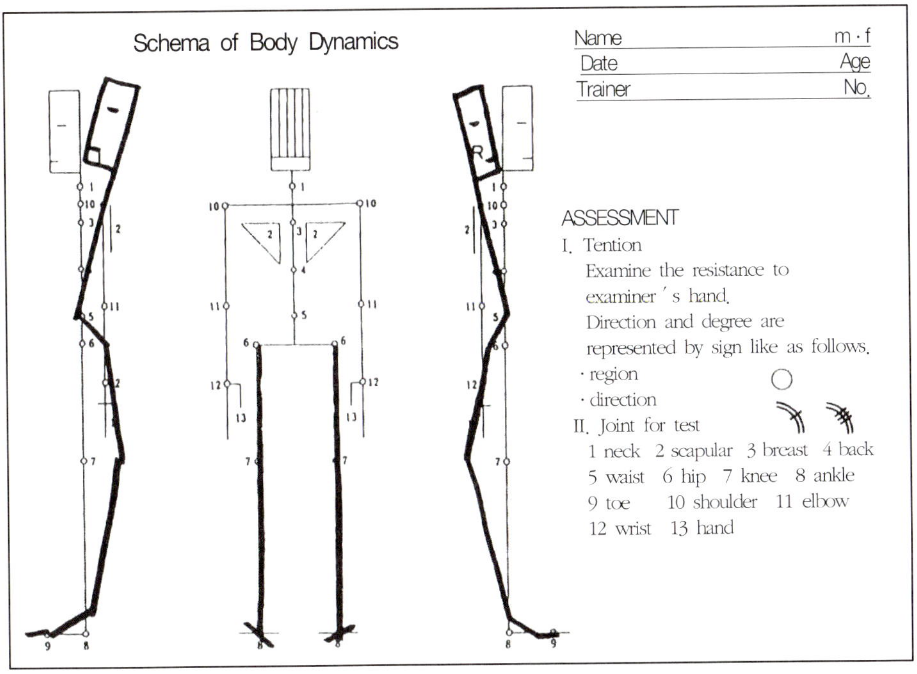

[그림 73] A군의 면담 시의 선 자세 (제1섹션)

■ 선 자세

A군은 혼자서 서는 것은 불가능했다. 허리를 보조해 주자 A군은 무릎을 반장이 되도록 허리를 빼고 상체를 젖히듯이 힘을 넣었다. 무릎을 가볍게 꺾은 다음 서게 하자 A군은 무릎을 펴서 상체가 젖혀지도록 힘을 넣었다. 선 자세의 개요를 **그림 73**에 제시한다.

전체의 A군의 움직임에 대한 트레이너의 인상으로는 약간의 원조로 A군이 몸을 움직이는 느낌은 들지만 신전하거나 나른하게 힘을 빼버리거나 해서 수직으로 힘을 넣고 지면을 밟는 느낌은 없었다.

[표 11] A군의 동작과제 추이

시기	섹션	연령	앉은자세	무릎으로 서기		선자세			보행	참여의문제
			허리의 움직임	전후 움직임	좌우	굴신	밟기	한쪽 다리 체중 싣기	보행	
1	1	2세 10개월	○	○		○				
	2	3세 1개월	○	○		○				○
	C1	3세 2개월	○	○		○				○
	3	3세 3개월	○	○						○
	4	3세 4개월	○	○		○				○
	5	3세 4개월				○				○
	6	3세 5개월	○	○						○
2	7	3세 6개월		○	○					○
	8	3세 6개월		○		○	○			○
	C2	3세 6개월		○	○	○				○
	9	3세 8개월	○	○		○				○
	10	3세 9개월		○		○	○			○
	11	3세 10개월		○		○				○
	12	3세 10개월		○		○				○
	13	3세 11개월		○		○				○
	C3	4세 2개월		○	○	○		○		○
	14	4세 3개월			○	○				○
	15	4세 5개월		○		○	○			○
	16	4세 6개월	○	○		○				○
	C4	4세 6개월		○	○	○		○		○
	17	4세 9개월		○		○	○			○
	18	4세 9개월		○		○				○
	19	4세 9개월		○		○				○
	20	4세 10개월		○		○		○		○
	21	4세 10개월		○		○				○
3	22	5세 1개월		○		○	○			○
	23	5세 3개월			○		○			
	24	5세 4개월		○	○	○	○	○		○
	25	5세 6개월		○	○	○				○
	C5	5세 7개월		○	○	○	○	○		
	26	5세 8개월			○		○	○		○
	27	5세 9개월		○		○	○			○
	28	5세 10개월		○	○	○	○			
	29	5세 11개월		○	○	○	○	○		○
	30	6세 0개월		○	○	○	○	○		
	31	6세 1개월		○	○		○			
	32	6세 3개월			○	○	○	○		
	33	6세 4개월		○	○	○		○		
	34	6세 6개월		○	○		○	○	○	
	35	6세 7개월			○	○		○	○	○
	C6	6세 7개월		○	○	○	○			
	36	6세 8개월		○	○	○	○	○		

※섹션의 숫자는 「야스라기장」의 당일치기 및 1박 상담을 나타내고 C는 1주일간 또는 3박 4일 숙박집단집중련(캠프)을 나타낸다.

2 _ 동작법에 의한 치료의 경과

동작법에 의한 경과는 **표 11**에 제시한 대로이다. 이 경과는 동작과제의 추이에 근거하여 3기로 나눠졌다. 동작과제의 추이에 근거한 분류는 동작과제가 1박 상담이나 캠프에 있어서 가장 절박한 과제였고, 그 때문에 선택된 과제가 그 아이의 상태를 보다 적절하게 나타내고 있었기 때문이다. 각각의 시기에서 동작과제와 과제로서 선택된 이유, 동작과제에 대한 A군의 참여 방식의 추이는 아래에 제시한 대로이다.

I기: 책상다리 앉기 · 무릎으로 서기 중심기(2세 10개월~3세 5개월)

■ 동작과제

이 시기의 동작과제는 책상다리 앉은 자세 · 무릎으로 서기에서의 허리 조작이 중심이었다. 구체적으로는 ① 책상다리 앉은 자세에서의 허리의 움직임, ② 무릎으로 서기 자세에서 내려간 허리에서 일어서기, ③ 선 자세에서의 무릎의 굽히고 펴기 등이었다. ① 이 과제로서 선택된 이유는 면담시의 상태에 제시한 바와 같이 A군은 책상다리 앉은 자세를 취할 수는 있지만 신전한 상태로 앉아 있어서 상황에 맞게 유연하게 허리를 위치시키는 느낌이 없었기 때문, ② 가 선택된 이유는 무릎으로 서기는 A군이 혼자서 자세를 유지할 수 없었기 때문, ③ 의 이유는 선 자세에서 A군이 무릎을 반장하고 상체를 젖히도록 힘을 넣었기 때문이었다.

■ 과제에 대한 참여 방식

거의 모든 트레이너가 A군을 동작훈련에 어떤 식으로 참여시킬 것인가에 관해 기록했었다. 구체적으로는 칭얼대고 과제에 착수하려 하지 않는다, 잠을 자버린다 등의 기술이었다. 이에 대해 기록되어진 고안법은 보조를 너무 하지 않는 등의 보조의 고안, 가능한 한 칭찬하자는 말 걸기, 같은 것의 반복이 되지 않도록 긴장감을 더하는 등 과제의 구성 방식 · 진행방식이었다.

Ⅱ기: 무릎으로 선 자세에서의 허리, 선 자세에서의 무릎 조작의 중심기
(3세 6개월~4세 10개월)

■ 동작과제

이 시기에 선택된 동작과제는 무릎으로 서기 자세에서의 낮은 허리로부터 일어서기, 선 자세에서의 무릎 굽히기 펴기에 의한 반장이 되지 않도록 무릎을 사용하는 것이었다. 이것은 Ⅰ기 중에서 책상다리 앉은 자세에서는 자세가 안정되어 다음 과제로서 무릎으로 서기, 더 나아가 장래에는 혼자 설 수 있도록 선 자세의 유지에 초점을 맞춘 것이었다. 접근 중에 무릎으로 서기 자세에서의 전후로의 허리의 움직임뿐만 아니라 좌우로의 허리 움직임도 운동과제로서 몇 번인가 들어 있다. 또 선 자세에서도 무릎의 굽히기 펴기뿐만 아니라 발의 앞부분으로 밟는 과제 혹은, 내측-외측으로 밟는 과제도 행해지기 시작했는데 반드시 매회 실시한 것은 아니었다.

■ 과제에 대한 참여

A군의 과제에 대한 참여방식으로서 Ⅰ기 때와 마찬가지로 담당 트레이너 모두가 A군을 어떻게 과제를 수행하게 하는가에 대해 언급하고 있었다. A군은 치료접근 중에 울거나 칭얼대고 과제를 수행하려 하지 않는다, 자버린다 등의 응답을 보이고 있었다. 대응방법으로서 동작과제의 설정 · 파악, 보조를 제거하는 방법, 휴식을 넣는 방법 원조의 방법 등이 언급되었다. 그러나 A군은 반드시 언제나 과제에 대한 착수에 대해 저항을 보인다고는 할 수 없어서 상태가 좋은 때에는 해당부위에 능숙하게 힘을 넣거나 동작과제

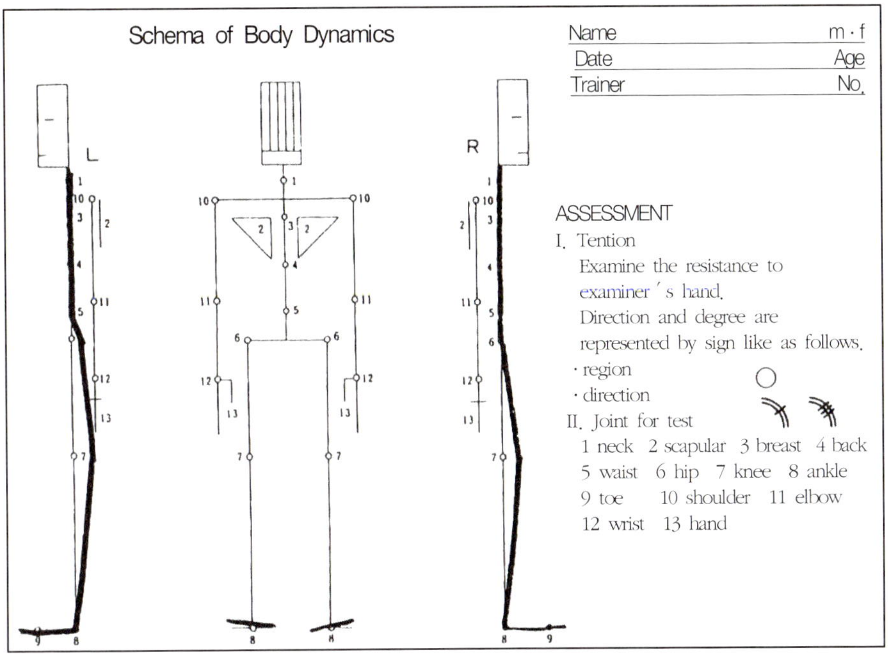

[그림 74] A군의 35섹션 시의 I선 자세

자세를 쉽게 취하기도 하였다. 또한 몇 명의 트레이너의 기록에서는 「특별 고문이 할 때에는 잘되다가 자신(트레이너)이 할 때에는 잘되지 않는다」라는 기술이 보였다.

Ⅲ기: 무릎으로 서기(전후좌우), 선 자세(밟기) 시기 (5세 1개월~6세 8개월)

■ 동작과제

Ⅲ기의 특징 중의 하나는 무릎으로 서기 자세에서의 전후의 낮은 허리에서 일어서기가 안정되기 시작했기 때문에 계속해서 좌우에서의 허리의 사용이 동작과제로서 선택되어 있는 것이었다. 이것은 보조의 손을 놓으려 하면 전후로는 허리가 빠지지 않고 멈춰 있으려고 하는 것에 비해 좌우로는 오른쪽으로 허리가 빠져서 버틸 수 있도록 힘을 넣는 감각을 지니고 있지 않

았기 때문일 것이다. 무릎으로 서기 자세에서 전후로 허리 빠지지 않도록 지면을 밟고 게다가 오른쪽으로도 빠지지 않도록 밟을 수 있는 것으로 인해 혼자서 무릎으로 서기 자세를 유지하는 것이 가능하게 된다. 실제로 앞으로 조금만 더하면 손을 떼도 될 정도까지 허리에 힘을 넣고 자세를 유지하는 듯이 지면을 밟는 느낌이 나오고 있었다.

또한 선 자세에서도 좌우로 확실하게 실리게 하기 위해 한쪽 발 서기에서의 지면 밟기가 과제로 선택되었다. 3이 말 무렵의 A군의 선 자세는 그림 74에 보인 대로이다.

과제에 대한 접근

과제로의 접근의 변화는 기록 속에서 접근에 대한 저항이라 생각되는 표현이 적어진 것이다. 반대로 「훈련이 잘될 때에 스스로 열심히 하려고 노력한다」, 「본 아동으로서는 잘한 편이다」, 「보조를 되도록 적게 하고 스스로 힘내고자 해 주었다」 등 지금까지와 비교해서 본 아동이 과제에 대한 참여에 대해 저항을 보이는 일이 감소하고 능동적으로 참여하고 있는 기술이 늘었다.

동작법에 의한 주된 변화

동작법에 의한 섹션에서의 변화뿐만이 아니라 이 기간에 발생한 일상에서의 움직임의 변화로서 아래의 사건이 보고되었다.

배 대고 기기가 가능하다(3세 3개월), 네발 기기가 가능하다(3세 10개월), 붙잡고 서기가 가능하다(4세 9개월), 2~3초 설 수 있다(6세 4개월).

뇌장애가 있는 아이에게 있어서의 동작법에 관계되는 의미

1 _ 움직임의 특징과 변화

뇌장애가 있는 아동의 경우, 발증연령, 뇌장애의 부위 · 정도에 따라 결과로서 발생하는 지체부자유의 정도는 다양하므로 의학적인 진단명에서 동작특징을 규정하는 것은 어렵다. 발증연령이 어리면 어릴수록, 또한 장애의 정도가 중도일수록 뇌성마비아동의 움직임의 특징과 마찬가지이고 동작법에서의 접근 속에서 뇌성마비 장애를 구별하는 것은 어렵다. 그러나 발증연령이 높은 경우에는 신체 그 자체도 완성되었고 또한 자신의 신체를 스스로 제어한 경험이 있기 때문에 뇌성마비 아동과 비교해서 짧은 기간에도 변화를 볼 수 있는 경우가 많다. A군의 경우에도 면담시의 트레이너의 인상으로서, 약간의 기간만에 몸을 움직이는 느낌이 나오기 시작했다. 그러나 해당부위를 움직이고자 하면 전신에 힘이 들어가 신전하거나 나른하게 전신의 힘이 빠지거나 둘 중 하나로, 뇌성마비 아동의 만성긴장과 같은 딱딱함은 보이지 않았다. 뇌장애인 아동은 구축이나 변형, 만성긴장과 같은 딱딱함을 본래 지니고 있지 않기 때문에 보다 조기에 동작법에 의한 접근이 이루어짐으로 해서 움직임을 재학습하는 것을 통해 적어도 변형을 방지하는 것은 가능할 것이다.

2 _ 과제에 대한 참여의 문제

일반적으로 뇌장애를 지니는 아이의 경우, 행동과다성 · 충동성 · 사회성의 성립곤란 · 감정 조절의 곤란상 등, 심리적인 대응의 어려움을 동반할 가능성이 높다고 지적되고 있다(Forman etc., 1983). A군의 경우, 과제에 참여시키는 것의 곤란성이 많은 트레이너에 의해 지적되었다. 그러나 뇌장애가 있는 아이가 과제에 참여하는 것이 어렵다고 결론을 짓는 것은 너무 빠르다. 왜냐 하면 본 사례가 2세부터 6세까지의 기간으로, 제1차 반항기라고 불리는 자아의 형성시기이며, 다른 장애아와 마찬가지로 발달상, 과제의 착수에 어려움을 지니기 때문이다. 오히려 트레이너가 뇌장애를 지닌 아이를 대응하기 어려운 아기라고 낙인을 찍고 자신의 작용이 잘 되지 못한 점을 아이의 장애 탓으로 돌리고, 트레이너로서의 작용을 포기해 버리는 편이 더 문제이다. A군의 경우 「트레이너가 잘 못하더라도 특별고문이 하면 잘 되었다」라고 하는 기술에서 생각하면, A군에 대해 적절한 작용이 행해졌을 때 A군은 그것에 호응하는 것이 가능했던 것이다. 트레이너와 특별고문과의 차이는 ① 아이의 상태에 대응되는 작용, ② 원조의 고안 등의 두 가지 점일 것이다. ① 은 A군과 관계를 형성하는 속에서 그 시간 계속해서 과제를 의식시켜서 행하는 것보다도 시간의 절반쯤을 놀면서 해도 좋으니까 나머지 절반의 시간에서 동작과제 속에서의 관계가 이루어질 수 있는 것이 중요하다. ②는 「트레이니가 잘 하게 되면 보조의 손을 놓는다」 등 보조의 방법을 고안하는 기술적인 측면이다. 설령 뇌장애가 있는 아이가 심리적 대응에 어려움이 있다고 하여도 신체를 통한 의사소통은 언어에 의한 의사소통과 달리 동작과제 속에서 트레이너와 트레이니가 소통을 행함으로 인해 아이에게 직접적으로 작용을 가하여 아이를 직접적으로 파악하는 것이 가능한 방법이다. 동작법에 의해 A군의 동작과제에 대한 참여가 늘어나고 심리적 변화가 발생하여 결과적으로 일상생활의 움직임의 변화가 발생한 것이리라.

3 _ 부모의 장애 수용 문제

뇌장애가 있는 아이의 부모는 다른 장애아의 부모 이상으로 자기 자식의 장애의 수용에 문제를 지닌다. 뇌장애라고 진단된 다른 사례(모리시타, 1993) 속에서 부모가 발증이전의 이미지로 아이를 보려고 하는 어려움이 있었다. 또한 이 문장을 정리함에 있어서 모친의 심리에 대해 인터뷰를 행하였을 때 많은 뇌장애가 있는 자식을 지닌 부모는 발증에 이르는 과정이나 그 후의 수용 문제 등을 눈물 없이 말할 수가 없었다. 저자 자신도 부모가 되어서, 어느 시기까지 장애 없이 자라고 있던 내 아이가 갑작스레 장애를 입게 되면 어떤 심정일까 새삼 생각하게 되었다. 내 아이를 뇌성마비라고 진단받은 부모는 아이의 장애를 받아들이는 것이 결코 용이하지 않다(나루세, 1981). 한편 뇌장애를 입어 결과적으로 지체부자유를 낳은 아이를 지닌 부모는 발증 이전의 아이의 이미지가 계속 따라다녀 그 이미지를 소중히 하면서 눈 앞의 자신의 아이의 상태를 받아들여 간다는 뇌성마비 아동과는 다른 부모의 내 자식에 대한 현실의 수용과 양육이라고 하는 부모로서의 발달과정을 겪을 것이다. 그러나 A군의 어머니도 포함해서 부모 자신이 동작법을 배우고 몸을 통해 아이와 접하며 관계 맺어 감에 의해 눈 앞에 있는 아이 상태를 부모가 직시하는 것으로 이어지고 있을 것이다. 따라서 부모가 내 자식의 장애를 수용하고 양육을 하기 위해서도 동작법에 의한 소통은 중요함에 틀림이 없다.

*사사: 본고를 작성함에 있어서 협력해 주신 A군과 A군의 어머님에게 깊은 감사의 말씀드립니다.

■ 후기

편자들이 뇌성마비라고 하는 장애를 지닌 사람들과 만난 것은 30여 년 전도 더 된 일이다. 당시는 배리어 프리와 같은 발상은 없었고 시설이나 양호학교 등, 특정 장소로 향하지 않는 이상 좀처럼 장애를 지닌 사람들과 접할 수 없었다. 그와 같은 시기이긴 했지만 장애인에 관한 연구가 일본심리학회에서 발표되는 등, 늦기는 해도 심리학계에 있어서도 장애에 관한 문제에도 눈을 돌리게 되었다.

이와 같은 시기에 나루세 고사쿠 큐슈대학 조교수(현 명예교수)를 중심으로 한 연구자 집단이 장애아·인의 문제에 접근하기 시작했다. 1966년에 문부성 과학연구비 보조금(시험연구)나 같은 해 아사히신문사에서의 「최면법에 의한 뇌성마비자의 재활훈련에 관한 연구」에 대해 아사히 학술장려금을 받아, 공적인 연구로서 사회에 인지되었던 것이 일대 계기가 되었다. 아사히 신문에 소개된 것도 있어서 전국에서 문의가 쇄도했다. 장애아를 지닌 부모로부터 온 편지나 전화가 주된 것이었지만 TV나 매스컴 회사들로부터의 문의도 많았고 그 대응에 기는 나날이 이어졌다.

우리의 감각에서 말하자면 눈앞에 있는 아이의 문제를 어떤 식으로 이해하는가가 중요한 문제이며 뇌성마비라고 하는 뇌의 질병이 아닌 뇌성마비라고 하는 핸디캡을 지닌 아이들을 한 사람 한 사람의 인간으로서 바르게 이해하고 적절한 원조를 행하는 것이 커다란 과제였다. 매스컴의 눈으로 봤을 경우 의학의 영역이 아닌 교육학부의 심리학 영역의 연구자가 뇌성마비아의 장애 문제를 정면에서 파악하고자 하고 있는 점이 신선하게 비친 듯했다.

병원과 같은 시설이 없는 연구자집단에게 있어서 대학의 연구실이 유일한 받침이 되었고 사회의 기대에 대해 한정된 범위 내에서 세세하게 대응할 수밖에 없었다. 가능한 한 많은 장애아・인의 기대에 부응하고 새로운 이론・방법의 개발을 촉진하기 위해서는 보다 대범한 방책을 취하지 않으면 안 되었다. 숙박집단집중 훈련방식으로 행하여지는 심리 재활훈련 캠프가 그것이었다. 1967년 봄에 처음 10일간에 걸친 캠프가 쿠루메시에 있는 정신병원의 병실을 빌려서, 그 여름에는 아사히 신문 후생사업단 주최의 1주일간 캠프가 후쿠오카 현 야오기야마 숙박시설에서 각각 실시되었다. 그 이후로도 꽤나 장기에 걸쳐 그러한 캠프들이 실시되었는데, 현재에는 1주일간 캠프를 모델로 해서 후쿠오카현 아사쿠라군에 있는 복지시설 야스라기장에 있어서 계속적으로 실시되어, 전국 60개소 이상 확대되었고, 더 나아가 한국이나 말레이사, 타이, 이란 등의 해외에서도 적극적으로 이루어지게 되었다. 이 정력적인 전개의 과정에 있어서 지체부자유 아동들의 문제를 「그릇된 노력의 방식」이라 파악하는 참신한 발상을 근거로 동작법 이론과 기법이 대성했던 것이다. 이 발상은 지적 장애아나 자폐증 아동이나 행동과다 아동, 중도・중복 장애 아동 등의 다른 장애아동에게도 적용되게 되었고 인간이 지니는 여러 문제에 대한 유용한 대응을 위한 기본적인 관계 방법으로서 자리매김해 갔다.

현재에는 동작법은 교육이나 심리임상 등의 실천장면에서 각종 문제를 지니는 사람들에 대한 유용한 이론・기법으로서 폭넓게 활동되고 있는데 이 원점이 되는 지체부자유 동작법은 교육의 장에서의 활용도 지극히 유용하다는 것을 언급해 두고 싶다. 장애아나 그 부모를 비롯하여 학교교사나 시설지도원·학생·연구자 등이 한몸이 되어 기거를 같이하고 같은 식사를 취하면서 장애아가 지니는 신체부자유라고 하는 문제에 정면에서 접근하여 그 해결을 향해 전력을 쏟아붙고 성과를 계속 내어온 동작법의 역할은 매우 중요하다. 새로운 지도요령을 근거로 한 자립활동 프로그램을 실천하는데 있어서도 중요한 역할을 맡을 수 있음은 말할 것도 없다. 장애를 지닌 아이에게 전신경을 집중하고 한 사람 한 사람의 특징에 대응되는 감정을 행하고, 개별 지도 프로그램을 입안하여 구체적이면서도 적절한 방법을 구사해서 문제해결을 위한 접근을 행한다. 그 때 아이의 주체성이나 능력을 중요시하면서 그릇된 노력의 방법을 개선시키기 위해 행해지는 지도자와 아이의 공동작업은 교육의 본질에 관한 행위로서 평가할 만한 것이다.

이러한 배경을 근거로 편집된 본서가 드디어 간행을 맞이하게 되었는데, 본서의 출판을 위한 번잡한 업무를 정성스럽고 끈기 있게 노력해주신 코바야시 히데키 씨를 비롯한 가쿠엔샤学苑社의 편집부 여러분들의 각고의 노력에 대해 여기서 마음 깊이 감사의 뜻을 표하고자 합니다.

2001년 4월 길일

오오노 히로유키

쇼우치 마사토

■ 인용문헌(알파벳순)

安中康子 1970「腦性マヒ兒の 集團遊戱と機能訓鍊」九州大學教育學部紀要(教育心理學部門), 14(2).

Bobath, B. A. 1963 Neuro-developmental Treatment of Cerebral palsy. *Physiotherapy*, 49.

Bruner, J. S. 1969 *Precesses of Cognitive Growth ; Infancy.* (平光昭久訳 1971「乳兒の 認知成長過程」. 黎明書房)

Courts, F. A. 1942 Relations between muscular tention and performance. *Psychol, Bull.*, 39.

江草安彦・山村健 1987「醫學における治療と 指導法への助言」大野淸志・江草安彦編「腦性マヒ」日本文化科學社.

Forman, M. A., Hetznecker, W. H., & Dunn J. M. 1983 Psychosocial Dimensions of Pediatrics. In Behrman, R. E. & Vaughan, C. V. eds. *Nelson Textbook of Pediatrics.* (中山健太郎・奥田六郎監役 1986「ネルソン小兒科學第12版」醫學書院サウンダース)

深野佳和 1989「運動・動作理論に関すゐ一考察」「動作とこころ」九州大學出版会.

福島亭・冨永郎僖 1995「腦性マヒ兒への 動作訓練におゐ援助タイプと筋電圖パタン」特殊教育學硏究, 32(4).

Gesell, A. & Thompson, H. 1929 Learning and growth in identical infant twins. An experimental study by the method of co-twin control. *Genetic Psychology Monograph*, 6.

平沢彌一郎 1992「足の裏は語ゐ」*LIFE SCIENCE*, 19(3).

池田勝昭 1976「養護・訓練としての肢体不自由兒教育にけゐ入位・步行動作の 分析的硏究」愛知教育大學治療教育學硏究, 第1輯.

池田勝昭 1977「重症兒の座位からつかまり立ちまでの訓練」成瀨悟策編「続心理リルビリテイション」誠信書房.

池田勝昭 1983「障碍兒の立位動作の發達と教育」愛知教育大學硏究報告, 第32輯 (教育科學).

池田勝昭 1988「 ルビリテイションとリルビリテイション」「心理リルビリテイション」久留一郎編「臨床援助の心理學」北大路書房.

池田勝昭 1990「肢体不自由兒の指導」林邦雄・細村迪夫・柚木馥編「障害兒教育総論」コレール社.

池田勝昭 1994「肢体不自由兒の心理」田中農夫男編「心身障害兒の心理と指導」福村出版.

池田勝昭 2001「運動障害・肢体不自由者の心理」田中農夫男・池田勝昭他編「障害兒の心理と支援」福村出版.

今井康雄 1983「私の訓鍊法」ふぇにっくす, 第25号 心理リルビリテイション硏究所.

伊藤正男編 1983「腦と運動」平凡社.

Jacobson, E. 1938 *Progressive Relaxation.* Chicago Univ. Chicago Press.

Keele, S.W. 1968 Movement controls in skilled motorperformance. *Psychological Bulletin*, 70.

木村駿 1968「腦性マヒ者の精神運動性書學動作測定による一考察」成瀨悟策編「催眠シンポヅウムⅠ心理學的リルビリテイション」誠信書房.

古賀精治 1991「立位訓練」ふぇにっくす, 40号. 心理リルビリテイション硏究所.

小池文英編 1974「腦性麻痺・その他の肢体不自由」醫歯薬出版株式会社.

Kornhuber, H. H. 1974 Cerebral cortex, cerebellum and basal ganglia: An introduction to motor functions. In F. O. Schitt & F. G. Worden eds. *The neuroscience ; third study program.* MIT Press.
態谷英子 1994「肢体不自由兒の姿勢・動作と認知」日本特殊教育學会第32回大会論集.
Lansing, R. W., Schewartz, F., & Lindsley, D. B. 1959 Reactiontime and EEG activation under alerted and nonalerted conditions. *J. exp. Psychol.*, 58.
Levin, K. 1935 *A dynamic theory of personality.* (相良守次・小川隆訳 1957「パーソナリティの力學說」岩波書店.
Maekawa, K. & Ochiai, Y. 1975 Electromyographic Studieson Flexor Hypertonia of the Extremities of Newborn Infants. *Development Medicine Child Neurology*, 17.
McGraw, M.B. 1943 The neuro-muscular maturation of the human infant.
三澤義一他 1993「養護・訓練担当教員の資質向上に関する基礎的研究」平成4年度科學研究費補助金一般研究(C)報告書.
三井報恩会編刊 昭和12年「肢体不自由者保護事業に就いて」(資料第23号).
宮田敬一 1992「カウンセリングと動作法」成瀬悟策編「臨床動作法の理論と治療」至文堂.
宮崎昭 1999「肢体不自由養護學校の養護・訓練に関する調査」肢体不自由教育, 141号.
Moore, C. & Dunhum, P.J. eds. 1995 *JONIN ATTENTION.*
森下德行 1993「一週間キャンプで, 訓練関係を深めることが難しいと思われていた兒童との 訓練関係の変容過程」心理リルビリテイションの会第19回全國大会事例報告.
文部省 昭和28年「特殊兒童判別基準とその解說」.
文部省 昭和43年「生徒の心身障害に関する調査報告書-昭和42年度-」.
村田茂 1977「日本の肢体不自由教育」慶応通信.
永島利明 昭和47年「障害者と見世物芸人- 障害者の処遇史に関する一考察」特殊教育學研究, 第10巻, 第2号. 日本特殊教育學会.
中村惠子 1987 母親指導 障害兒臨床ツソポヅアム, vol.2「心理リルビリテイションキャンプ」九州大學教育學附屬障害兒臨床セソター
成瀨悟策 1968a「心理リルビリテイション」誠信書房.
成瀨悟策 1968b「腦性まひ兒の心理リルビリテイション」教育と醫學, 第16巻, 1-12号. 慶応通信.
成瀨悟策 1968c「催眠面接法」誠信書房.
成瀨悟策 1973「心理リルビリテイション」誠信書房.
成瀨悟策 1981「この子と生きる I」ブレーソ出版.
成瀨悟策 1984「入位・歩行動作の評定と訓練」リルビリテイション研究所.
成瀨悟策 1985「動作訓練の理論」誠信書房.
成瀨悟策 1987a「タテ系動作訓錬法」心理リルビリテイション研究所.
成瀨悟策 1987b〈訓練キャプ〉について 障害兒臨床シソポジウム II「心理リルビリテイションキャンプ」九州大學教育學部附屬障害兒臨床セソター.
成瀨悟策 1988a「タテ系動作訓錬法」心理リルビリテイション研究所.
成瀨悟策 1988b「人がタテになることの意味」リルビリテイション心理學研究, 第12巻 日本リルビリテイション心理學会.
成瀨悟策 1988c「自己コソトロール法」誠信書房.
成瀨悟策 1990「身体運動障害兒の心理療法」鱸幹八郎・村上英治・山中康裕編「發達障害兒の心理療法」.
成瀨悟策 1991「臨床運動法附タテ系動作訓錬法」心理リルビリテイション研究所.
成瀨悟策 1992「臨床運動法の心理療法」成瀨悟策編「臨床運動法の心理論と治療」至文當.
成瀨悟策 1993「臨床運動法」心理リルビリテイション研究所.
成瀨悟策 1995「臨床運動法基礎」學苑社.
成瀨悟策 1999「臨床運動法」心理リルビリテイション研究所.

沖高司 1982 「二分脊椎症兒の股關節下肢機能評價」伊丹康人, 西尾篤人編集主幹 「二分脊椎とその周辺疾患」(整形外科MOOK) 金原出版.
恩田彰 1992「坐る」「現代のエスプリ別册・健康とスポ-ツの 臨床運動法 」至文當.
大野轉之 1968「催眠弛緩と弛緩訓練」成瀨悟策編「催眠とソポウム I 心理學的リルビリテイション」誠信書房.
大野轉之 1972 「筋電圖法による催眠弛緩の研究」「催眠とソポウム IV 心理學的リルビリテイション」誠信書房.
大野轉之 1987「臨床心理學的原理と應用した訓練の技法」文部省編「肢體不自由教育における養護・訓練の手引」.
大野轉之 1972「肢体不自由兒の心理リルビリテイション」橋本重治編著「肢体不自由教育総說」金子書房.
大野轉之 ・ 村田茂 1976「腦性まひ兒の養護・訓練 」慶応通信.
ポッパ-, K.R. ・ エクルズ, J.C. 1986「自我と腦」(大村裕・西脇与作訳) 思索社.
ポラニー, M. 佐藤敬三訳 1980「暗默知の次元」紀伊國屋書店. (polanyi, M. 1966 The Tacit Dimension. Routledge & Kegan Paul Ltd., London)
Scaife, M. & Bruuner, J.S. 1975 The capacity for joint visual attention in the infant. *Natue*, 253.
Schmidt, R.A. 1975 A schema theory of discrete motor skill learning. *Psychological Reviews*, 4, pp.229-261.
Schults, J.H. 1932 *Das Autogene Training*. Stuttgardt ： George Thieme.
塩野順子 1983「私の体驗談」ふぇにっくす, 第25号. 心理リルビリテイション研究所.
Sperry, R. 1982 *Some Effects of disconnecting the cerebral hemispheres*. Columbia University Press.
鈴木唱夫・春木豊 1992「伛幹と顔面の角度が意識性に及ぼす影響」心理學研究, 62.
高木憲次 昭和29年「肢体不自由兒の療育のあり方」小兒科診療, 第17卷, 第1号. (「高木伝」資料編)
高木憲次 1960 腦性小兒マヒ治療療育, 1
冨永郎僖 1995「閉じこめられたこころと身體」河合隼雄編「心を蘇らせる」講談社.
德永豊 1998「訓練技法-立位訓練-」ふぇにっくす, 33号 心理リルビリテイション研究所.
德永豊 1992「月例会を地域サポ-ト定例会へ」ふぇにっくす, 42号.
湪失浩一 1991「步行訓練における留意点」ふぇにっくす, 40号.
辻(國武) 京子 1966「筋運動に及ぼす心的緊張と弛緩の效果-主として腦性小兒痲痺の催眠效果について-」九州大學教育學部卒論.
上田敏 1983「リルビリテイションを考える」青木書店.
全國肢体不自由養護學校長会編 2000「兒童生徒病因別調查」全國肢体不自由養護學校長会.

옮긴이 이근희

1992년 아이들의집 근무
1992~1997년 동아대학교병원 근무
1996~2004년 부산보이타임상연구회 회장
1998~2004년 강동병원 근무
2000~2003년 부산시물리치료사협회 회장
2004년 대구대학교 물리치료전공 박사학위 취득
2004~현재 이근희소아운동발달연구소 소장
2002~현재 마산대학 물리치료과 겸임교수
2000~2002년 부산가톨릭대학교 물리치료학과 외래교수
2010~현재 부산시물리치료사협회 회장

2000년 역서- 아이의 자세운동발달
2011년 역서- 뇌성마비와 기능훈련
2011년 역서- 지체부자유 동작법
논문- 수두증 환아의 Vojta치료 외

지체 부자유 동작법

2011년 3월 3일 초판발행

편저자 · 나루세 고사쿠
옮긴이 · 이 근 희
발행자 · 윤 진 영
발행소 도서출판 대학서림
110-530
서울특별시 종로구 혜화동 78-2
전화 : (02) 766 - 1210, 745 - 1220
팩스 : (02) 744 - 1210
등록번호 : 1965. 1. 20 제1 - 88호
http//www.daihaks.com

ISBN : 978-89-8016-860-6 93510

정가 20,000원